瑜伽从入门到精通

美梓　张秀丽/ 编著

天津出版传媒集团

天津科学技术出版社

图书在版编目（CIP）数据

瑜伽从入门到精通 / 美梓 , 张秀丽编著 . -- 天津：
天津科学技术出版社 , 2018.8

ISBN 978-7-5576-5464-1

Ⅰ . ①瑜… Ⅱ . ①美… ②张… Ⅲ . ①瑜伽—基本知
识 Ⅳ . ① R161.1

中国版本图书馆 CIP 数据核字（2018）第 142675 号

责任编辑：张　萍
责任印制：兰　毅

天津出版传媒集团　出版
天津科学技术出版社

出版人：蔡　颢
天津市西康路 35 号　　邮编：300051
电话：（022）23332490
网址：www.tjkjcbs.com.cn
新华书店经销
北京德富泰印务有限公司印刷

开本 720×1 020　1/16　印张 25　字数 500 000
2018 年 8 月第 1 版第 1 次印刷
定价：48.00 元

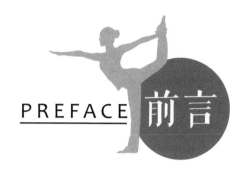

瑜伽可以减肥，瑜伽可以美容，瑜伽可以丰胸，瑜伽可以塑形……

曾几何时，瑜伽已成为一种功利性如此强的活动形式，离瑜伽的本源越来越远。而该怎么进行瑜伽练习，瑜伽练习应该遵循什么样的原则，什么样的瑜伽练习才是正确的，这些最基础的问题反而越来越不受关注，以致因为错误地练习瑜伽体式所带来的伤害也越来越多了。有些瑜伽教练，更是只简简单单地接受了3个月的培训就开始授课，他们自己对瑜伽的正确认知尚不具备，又怎能正确、科学地带领学员进行练习呢？

简单地说，瑜伽练习应该是一种身体与心灵的双重修炼方式。印度瑜伽大师艾杨格（K.B.S Iyengar）对此这样说："如果你呵护树根，花朵会自然开放并散发芬芳；如果你呵护身体，心智及心灵会自然成长提升。"在进行瑜伽练习的过程中，我们应该去除"功利"的因素，学会倾听自己身体的声音，凭直觉去选择让你最舒服的瑜伽，缓慢且逐渐有控制力地进入和退出体式，这样就能避免伤害，保障练习的效果。

不过，瑜伽练习的功利性本身也并没有错——你总希望从瑜伽中获得好处，对不对？但是这种功利性应该在可控制的范围内，在你可以正确处理的范围内。比如说，你是为了减肥才练习瑜伽，那么，首先要确保你修炼的瑜伽动作是正确的，再根据目的选择适合的瑜伽体式正确地进行练习。也就是说，在任何目的驱使下进行的瑜伽练习，你首先都应该确保每一个瑜伽动作的正确性，确保你所练习的是科学的正位瑜伽。

　　本书是从最基础的瑜伽动作出发，为瑜伽练习者建立身体各部位的正位中心打好基础，并对站姿、坐姿、跪姿、仰卧、俯卧这五大瑜伽体式进行从初级到高级的详细的阐述，让每一位练习者都能从正确的角度出发，练习正确的瑜伽，从而唤醒生命的正面能量，使身心获得提升和超越，做一个健康快乐的"瑜"美人。

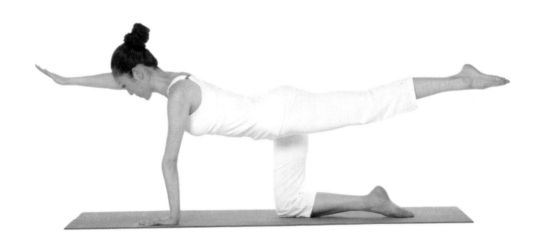

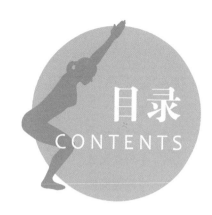

目录
CONTENTS

第一章 练习瑜伽，
激活身心正能量

第二章 瑜伽的
初级动作

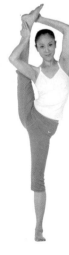

第三章　瑜伽的中级动作

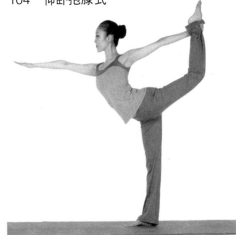

第四章　瑜伽的高级动作

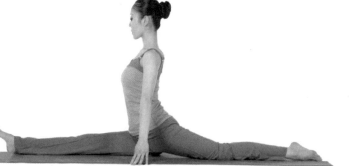

第五章 瑜伽与健身球

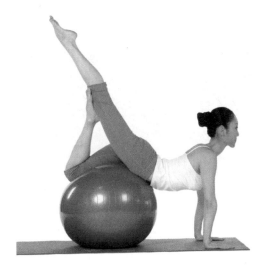

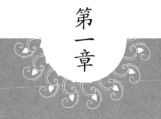

练习瑜伽，
激活身心正能量

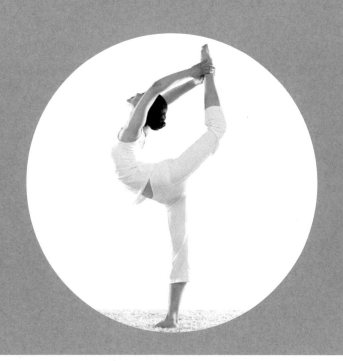

瑜伽，养护身体一生健康

瑜伽是一种古老且易于掌握的运动方式，它不仅能修炼身心，还有瘦身、塑体、养颜等功效。因为感受到瑜伽的神奇功效，以及瑜伽的安全性高，所以越来越多的人开始热衷于这项运动，瑜伽练习逐渐成为一种时尚。

1 拒绝伤害，坚持练习科学的瑜伽

因为瑜伽具有减肥、消压、塑身、调节内分泌等功效，以及它所具有的低伤害率和柔和的运动形式，使得这个有着"时尚运动"之称的锻炼方法迅速风靡全球，成为都市年轻女性所推崇的至爱运动。

但随着练习人数的增加，因不当练习受伤的案例也逐年增加，其中受伤者很大一部分就是瑜伽老师。这些伤害多是由于动作错误或者肌肉和关节的伸展方向不对所造成的。最常见的"瑜伽病"主要集中在韧带拉伤、软骨撕裂、关节炎症、神经痛等方面。

澳大利亚的一项调查研究显示，1/4的瑜伽练习者都受过伤，因此在开始练习瑜伽前，初学者一定要建立正确的瑜伽修炼观念，坚持正确科学的方法进行练习，方能让你的身体对伤害说"NO！"

○ 从最基础、最正确的动作开始练习

瑜伽大师强调，瑜伽最重要的是练习的过程，而不是练习的结果，切忌为了瘦身、塑形等神奇的练习功效，强迫身体扭转，从而引发脊椎歪曲、腰背扭伤等问题。

要保证瑜伽练习正确科学地进行，第一，应先了解正位的概念——以科学的方式，通过垂直、水平、与地心引力等对照方法，建立起身体各部位的正位中心线，为精进体位准备好科学准则。第二，要掌握身体各部位的活动正位，包括手掌、脚掌、盆腔、肩膀等部位的正位，如果身体出现歪斜，可及时运用正位概念将身体拉回正位。第三，要正确练习关键的基础正位，包括站姿、坐姿、跪姿、卧姿等，从而循序渐进地切实掌握正位瑜伽的各种体位法。第四，还要了解基础的身体解剖知识，熟悉人体的主要肌肉群和其主要作用，正确锻炼各部位肌肉。此外，在进行瑜伽练习时要学会正确的呼吸方式，呼吸有了问题，身体的循环系统、消化系统、排泄系统都会受影响，大量毒素会蓄积在身体各部位，从而成为致病之源。

想快速、简洁地掌握这些练习技巧，要学会聆听自己身体的声音，它会告诉你是

对了还是错了，是够了还是过了。每次练习瑜伽时，先调整好呼吸，再用最基本、最正确的正位概念来操控身体，不要勉强身体超出负荷，或以不正确的姿势过度拉伸筋骨、肌肉与肌腱。只要练习过程中感到不舒畅、不舒服，就应警觉自己的姿势是否正确，是否过度勉强了自己。

○ 避免过重负荷，保持适可而止的态度

具体进行瑜伽体位法的练习时，应该遵循量力而行、循序渐进的原则，针对各人的身体状况找到合适的练习方式。因为瑜伽体位法基本都是直接作用于脊柱的，只有运用正确的方法才能达到强化脊柱和肌肉的目的。如果习练不得当，体位法不正确，或是练习时操之过急等，都可能引起肌肉、韧带的损伤，造成脊椎的移位。比如，某人平常不热爱运动，练瑜伽完全是一时兴起，此时若不按照循序渐进的原则来练习，突然对身体进行牵、拉、扭、挤等练习，就极易引发肌肉疲劳、韧带拉伤等问题，进而造成脊椎移位，引发脊椎病或其他相关疾病。

因此，瑜伽练习者，尤其是初学者一定要从最基础、最正确的正位开始练习，循序渐进地进入其他体位的练习。初学者最好不要进行单侧伸展式的练习，因为很容易引起肌力不平衡或身体重心失衡，而应多进行全伸展式的练习，练习时还要检查身体的各部位是否有倾斜，只有这样才能全方位杜绝运动伤害。

② 建立身体各部位的正确中心线

要确保正确地进行正位瑜伽练习，首先要在心中建立身体的正位概念——指进行瑜伽体位法的修炼时，肢体必须保持在对的位置、方向和伸展上，从最基础、最正确的动作出发，开始锻炼身体的呼吸、肌肉、肌腱和骨骼，从而避免错误的体位动作给身体带来的伤害。学会自我审视动作是否正位。通常情况下，可在镜子前利用立体解剖和部位解剖的方法，一步步调整身体到正位来练习正确的瑜伽体位。

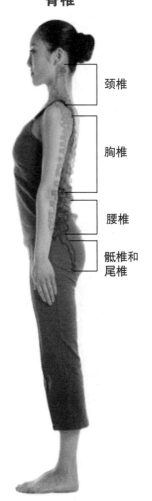

脊椎

颈椎

胸椎

腰椎

骶椎和尾椎

○ 正确姿势立体解剖

以站姿为例，解剖正确姿势。正确的站姿是指人体挺直站立，双脚平贴地面，脚尖向前；手臂自然下垂，贴于大腿两侧；头部摆正，目视前方。

此时对身体进行解剖，应符合以下几种标准。

▨ 矢切面——即人体的正中垂直切面

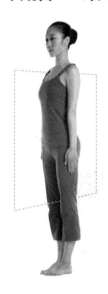

以身体前后侧中心线为基准，向前向后延伸，形成切面，垂直从身体前侧穿过后侧，将身体分为左右平衡的两部分。

▨ 额切面——即人体的侧面垂直切面

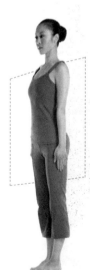

以两肩、两膝连线为基准，向两侧延伸，形成切面，垂直从身体左侧穿过右侧，将身体分为前后平衡的两部分。

▨ 横切面——即人体的水平状切面

将两耳连线，做一条与此垂直的线，两线形成的切面应水平切过身体，与地面保持平行。同理，将两肩、两胸腺、左右骨盆、两膝、两脚踝连线，做一条与它们垂直的线，形成的各切面都应水平切过身体，与地面保持平行。

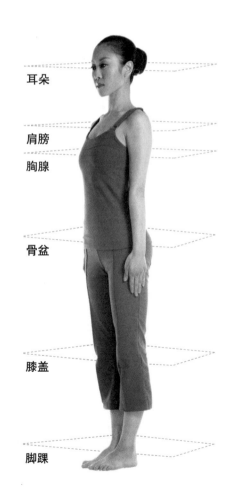

耳朵

肩膀

胸腺

骨盆

膝盖

脚踝

○ 细剖身体各部位正确姿势

对身体各部位进行解剖，也应符合以下几种标准：

脚部

进行正位站姿瑜伽练习时，双脚脚掌应平贴地面，脚趾放松打开并紧贴地面，脚尖向前。此时脚踝向腿部延伸的直线应与地面垂直，形成90度夹角。

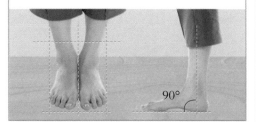

90°

脚掌

站姿正位时，双脚应平行向前，此时脚跟应分开1~2指宽，才能使双脚掌呈现正确的姿势。

脚掌正位　　　　　歪斜的脚掌

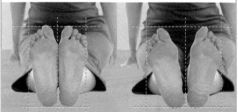

手掌——当手指向外伸展时

手指打开，指尖向外伸展，中指指尖应从手部中心线向外张开。

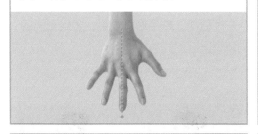

手掌——当手指自然并拢时

手指自然并拢，指尖向外伸展，五指应向手的中心线靠拢。

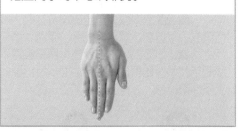

脚部动作

压脚板 脚部沿腿向前伸展时，应从脚踝处伸展，使脚板下压。　　**勾脚板** 脚踝弯曲，脚板向上勾起。

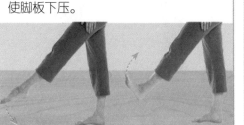

盆腔

不论是进行坐姿、站姿、卧姿，还是倒立、扭转等练习，左右骨盆都应保持在同一水平线上，不要出现盆腔翻转或左右盆腔高低不平的现象。

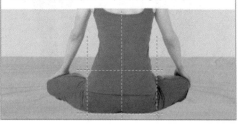

肩膀

进行瑜伽练习时，如同盆腔正位一样，左右肩膀应在同一水平线上，不应出现高低肩、前后肩等问题。

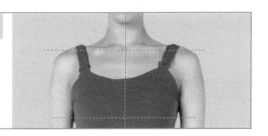

3 从基础动作开始练习

站、卧、坐、跪，四个人体运动的最基础动作，也是瑜伽运动中最基础、最讲究正位的动作。如果能掌握好这四大基础动作，做到准确、自然，那么进行瑜伽体位法练习时，必能事半功倍。

○ 站姿

进行站姿正位体式练习时，应先练好以下基础动作。

正面

从正面看，从头顶向下，与印堂、鼻头、下巴、胸口、肚脐、耻骨、两膝的中点、两脚踝的中点，直至脚掌合并处，应该成一条直线，垂直于地面。同时，两耳、两肩、两胸口、左右髋部、两膝的连线应与此条直线垂直，并与地面平行。以上条件都符合，才是正确的站姿正位。

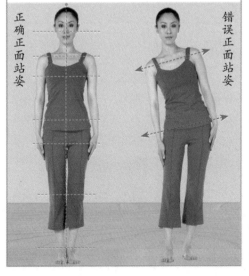

正确正面站姿　错误正面站姿

侧面

从身体侧面看，头顶、耳尖、肩膀、手肘、髋骨、膝侧，至脚踝应该成一条直线，并与地面垂直，才是正确的站姿正位。

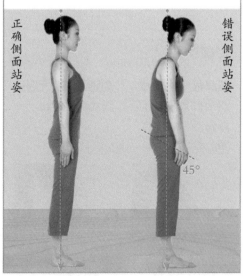

正确侧面站姿　错误侧面站姿

45°

背面

从身体背面看，头顶、颈椎、脊椎、腰椎、尾椎、两膝的中点，至脚、两脚踝的中点应该成一条直线，并与地面垂直，才是正确的站姿正位。

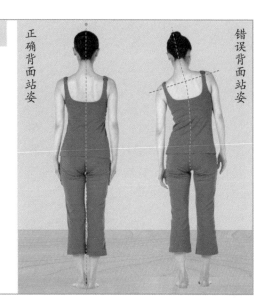

正确背面站姿　　错误背面站姿

○ 坐姿

进行坐姿正位体式练习时，应先练好以下基础动作。

正面

从正面看，由耻骨往上，肚脐、锁骨中点、下巴、鼻头、眉心，至头顶都应在一条直线上，才是正确的坐姿正位。

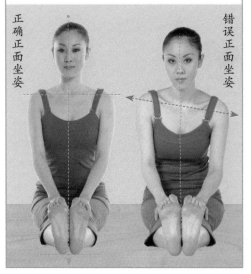

正确正面坐姿　　错误正面坐姿

侧面

从身体侧面看，由坐骨往上，髋骨、肩膀、耳朵，至头顶都应在一条直线上，才是正确的坐姿正位。

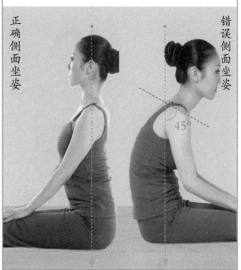

正确侧面坐姿　　错误侧面坐姿

45°

背面

从身体背面看，由尾椎往上，腰椎、脊椎、两肩连线的中点、颈椎、两耳连线的中点、头顶都应在一条直线上，才是正确的坐姿正位。

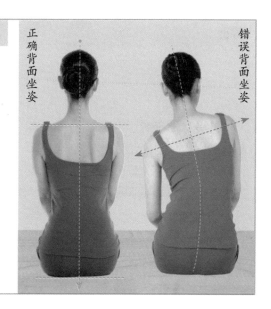

正确背面坐姿　错误背面坐姿

○ 跪姿

进行跪姿正位体式练习时，应先练好以下基础动作。

正面

从正面看，两膝连线的中点、肚脐、锁骨中点、下巴、鼻头、眉心，至头顶都应在一条直线上，才是正确的跪姿正位。

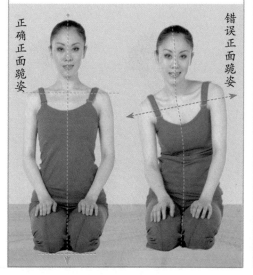

正确正面跪姿　错误正面跪姿

侧面

从身体侧面看，由坐骨往上，髋骨、肩膀、耳朵，至头顶都应在一条直线上，才是正确的跪姿正位。

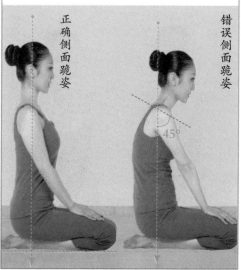

正确侧面跪姿　错误侧面跪姿　45°

背面

从身体背面看，由两脚连线的中点往上，腰椎、脊椎、两肩连线的中点、颈椎、两耳连线的中点、头顶都应在一条直线上，才是正确的跪姿正位。

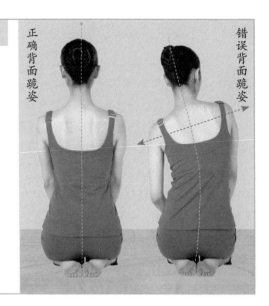

正确背面跪姿　　错误背面跪姿

○ 卧姿

进行卧姿正位体式练习时，应先练好以下基础动作。

正面

从正面看，由两脚连线的中点向上，耻骨、肚脐、两肩连线的中点、下巴、鼻头、眉心、头顶都应在一条直线上，才是正确的仰卧正位。

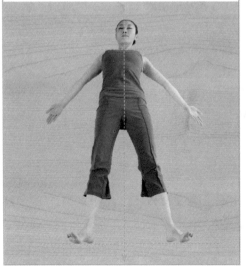

背面

从背面看，尾椎、腰椎、两肩连线的中点、头顶都应在一条直线上，才是正确的俯卧正位。

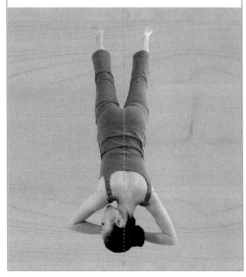

4 呼吸、定点、位置正确、伸展，自我检视身体是否端正

身体姿势出现错误时，应立刻恢复到开始的动作，重新开始练习。要保证动作的正确进行，就需要练习者学会自我检视，仔细聆听自己身体的呼吸、定点、正位、伸展的进行情况，确认身体姿势的端正，使身体与肌肉在正位之下完成练习。

不同的人在进行瑜伽练习时，应按照自身肌肉和骨骼的柔韧度、技巧层次，选择合适的练习体式，并对其练习技巧进行深入的了解。不论是练习基础的简易坐，还是高阶的拱桥式，身体都应保持端正、平稳，心中时时有正位概念，时时有身体的中心线，时时有肢体部位正位……只有内心加强对体位的精确和准确的认识，身体才能时时保持端正，避免错误动作与运动伤害，瑜伽练习也才能产生治疗、纠正、矫正的功效。

练习瑜伽的注意事项

瑜伽特别强调动作的准确、正确与正位。它是瑜伽体位练习的基础概念，是练习瑜伽或教学瑜伽的基础与标准。

1 练习前的准备

在开始瑜伽练习前，你必须有如下准备。

○ 环境

尽可能找一个安静、通风、温度适宜的地方，比如草地、海边、开窗的小屋等，只要是能够让你感觉安静、舒适的环境就可以。练习时在地上铺一块垫子或毯子，周边尽量没有遮挡物，以免妨碍身体舒展。

○ 饮食

练习前1~2小时内不宜进食，让身体保持在空腹状态下进行练习，以免给肠胃造成过大的压力。但也不要练习前几个小时都不进食，身体有过强的饥饿感时会影响精力集中，影响练习的正常进行。

○ 沐浴

练习前后一小时应避免沐浴。练习前沐浴会加快血液循环，影响练习时呼吸和精神的集中；练习后全身的毛孔都呈打开状态，马上沐浴容易使"外邪"侵体，使身体出现毛病。

○ 服装

一般来说瑜伽服上衣有长袖、中长袖、短袖、背心、吊带几类，而裤子则有直筒裤、喇叭裤、灯笼裤、七分裤等类别，通常按照自己的喜好随意搭配即可，但需注意瑜伽服整体最好是能遮住肚脐，以免丹田之气外泄。

瑜伽服的材质则以棉、麻、竹纤维等天然制品为佳，要避免使用化纤类制品，以保证练习时身体可以自由伸展，呼吸顺畅。

此外，首饰、手表最好摘掉，夏天最好赤足，冬季可穿软底布鞋。

2 练习中的注意事项

练习瑜伽时多方留意，才能预防瑜伽练习过程中的意外损伤，让你的瑜伽练习做到零受伤。

○ 坚持练习

任何运动只要持之以恒地练习，就能收到预期的功效。现代人事务繁忙，常因意外事件而中断练习。其实练习的时间不在长而在坚持：每天进行15分钟的练习但很专注，即使时间很短也会比每周一次有效得多。

○ 放慢动作

瑜伽练习最重要的是过程，练习时应按部就班，慢慢地伸展肌肉，切忌贪图效果贸然勉强达成某种姿势，以防止因动作过猛而造成的肌肉拉伤等运动伤害。

○ 缓慢呼吸

所有瑜伽体位法务必要配合缓慢的呼吸，没有教练的特殊要求，不要闭气屏息。最好用鼻腔呼吸，因为鼻黏膜和鼻毛会帮助过滤空气中的尘土及细菌，有效保证吸入体内的空气质量。

○ 神情专注

进行练习时要将注意力集中在主要锻炼的部位上，细细感受身体的伸展。精神集中有助于血液流向所锻炼的部位，从而达到促进血液循环、燃烧脂肪和排出毒素的效果。

练习瑜伽的禁忌事项

瑜伽起源于古老的印度，现正流行于全世界，是东方最古老的强身术之一。众多的练习者的实践证明，瑜伽练习好处多多，但并不是每一个人都适合练习瑜伽。在开始瑜伽练习前，首先要了解瑜伽练习的禁忌事项。

1 身患疾病的人应避免或慎练瑜伽

瑜伽练习属于伸展运动，有拉伸肌肉、促进血液循环等功效，因此，有血液凝固疾病者应避免练习瑜伽。有些瑜伽动作需要用手支撑身体重量，骨质疏松者练习时要小心，以免发生骨折。瑜伽练习涉及腰部往下弯曲的动作，椎间盘突出者要避免腰部过度弯曲，以免造成下肢神经受压。眼压过高、高度近视者，不宜做头下脚上的倒立动作。癫痫、大脑皮层受损者、身体状况不佳、大病初愈者皆不宜练习瑜伽。高血压、癫痫、心脏病患者必须在瑜伽老师的指导下方可进行练习。

2 瑜伽练习中的禁忌事项

练习时应谨遵循序渐进、量力而行的练习原则，不可逞强，不可骤然用力，不要刻意追求"标准"，不要一开始就做高难度的动作。练习时不要大笑或说话，要专注地呼吸，大笑与讲话会造成气息散乱、流失。

3 月经期要谨慎进行练习

女性经期量大的两三天应视个人情况决定练习与否。一般而言，只要自己感觉身体状况良好，瑜伽练习并无太多限制，只要避免做倒立类或相对强度较大的动作即可。

4 其他禁忌事项

饭前饭后1小时内不要练瑜伽。情绪波动大时不宜练习。上了几节课后，觉得关节和肌肉酸痛，可能不适合练瑜伽，应停止练习。孕期女性练习瑜伽更要小心。

收束法，增强瑜伽能量

收束法是瑜伽特有的练习方法之一，顾名思义，"收束法"有着收缩、束缚的作用。通过练习收束法，可帮助我们快速进入冥想状态，发现身体内在的能量气体，把生命之气约束起来，实现对这些力量的有意识控制，从而达到其特定的目的，为我们进行正位瑜伽练习提供强大的内在支撑。

1 收颌收束法

收颌收束法（Jalandhara Bandha）指的是收颌收束的方法，要求下巴向下紧贴锁骨中心的V形入口处，这样就锁住了喉前部，影响大脑动脉血的供应，并挤压特定神经，从而达到强化身心不同部位的效果。在许多瑜伽体位法练习中都适合运用收颌收束法，如莲花座式、肩倒立式、犁式、胎儿式。

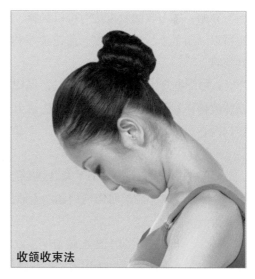

收颌收束法

开始：选择一种稳定的坐姿，如莲花座或至善坐，也可以在臀部后半部放1个小蒲团或垫枕，使身体略向前倾，从而使两膝更稳固地靠落在地面上。

- 腰背挺直，双手放在两膝上，保持身体放松，双眼做90%的闭合。
- 深深吸气。
- 头向前弯，下巴下压，紧贴锁骨中心的V形入口处。
- 双臂伸直，手掌紧贴膝盖并向下压。
- 两肩稍向前耸一点，两肘挺直不动。
- 保持收颌姿势片刻。
- 在这个练习过程中，声门应始终保持微收状态，喉呼吸也应一直进行。

恢复：慢慢地抬起头部，弯曲双肘，手掌卸力，放松双臂和双肩，缓慢、充分地呼气。重复练习3~8次。

收颌收束法对人的肌体和心灵有着广泛的影响，它使心搏减缓，对甲状腺和甲状旁腺有按摩作用，从而增强其功能，消除愤怒和紧张忧伤的情绪。收颌收束法可以在瑜伽冥想前单独练习，也可与调息及其他收束法配合练习，效果更好。

注意：患有头颅内部压力（颅内压）症状和有心脏疾病的人只有经医生同意后方可做此练习，练习时还应非常小心。

2 收腹收束法

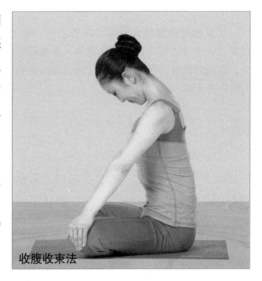

收腹收束法（Uddiyana Bandha）一词中"Uddiyana"意思为"上扬"。进行练习时，腹肌收缩把横隔膜向胸腔提升，从而将腹部脏器推向脊柱方向，使腹腔内的所有器官都得到按摩和刺激，迫使生命之气向上运行，消除体内堆积的障碍物。

开始：练习收腹收束法时可以盘腿，也可以以至善坐、半莲花座、莲花座等坐式练习。

收腹收束法

• 腰背挺直，双手放在两膝上，保持身体放松，双眼向下或闭上眼睛，注意力转向内心。

• 通过鼻孔缓慢、充分地吸气。

• 通过口腔大口呼气，彻底排出肺部空气。

• 继续呼气，腹部肌肉向内和向上收缩。同时，可将下巴紧贴在锁骨中心，加收颌收束法。

• 双臂伸直，手掌向下放在膝盖上，双肩微耸一点，两肘挺直不动，尽量长久地保持这个姿势。但应避免过于用力，进行动作的同时注意保持身体舒适。

恢复：慢慢放松腹部肌肉，手臂与肩膀放松，如果你同时在做收颌收束法练习，这时也放松它。然后，抬起下巴，缓慢轻柔地吸气。深呼吸几次，待身体恢复力量后，重复做3~5次。

练习收腹收束法有助于滋养腹腔内所有器官，可促进肠胃蠕动，增强消化功能，减轻消化不良、寄生虫病和糖尿病的症状。这种练习还能使肾脏、脾脏、胰脏和肝脏全部都受到按摩。同时，它还能调整肾上腺，加强活力，同时对心神不安的人有安心定神的功效。

注意：孕妇、患有心脏病、胃溃疡或十二指肠溃疡的人不应进行收腹收束法的练习。饱腹时不宜进行此练习，最好是在胃肠空着时做。

3 会阴收束法

会阴收束法（Mool bandha）中"Mool"意为"根基""根源"，这儿是指肛门和外生殖器之间的肌肉，它是脊骨的根部。会阴收束法，通过收缩骨盆盆腔底层肌肉，将压力集中于会阴部位,导气到脊椎末端，让身体与大地连接，增强身体的坚固性与稳定性。

开始：以舒适的坐姿坐好，脚跟抵住会阴部位。

•挺直脊骨，伸展脊椎，双手放在双膝上，放松全身。

•慢慢深吸气，微微收额；同时收紧肛门，用力将会阴收缩上提，将注意力集中在被收缩的会阴部，尽可能长久地保持收缩会阴的状态。

恢复：慢慢抬起头，呼气，然后放松会阴。重复练习3~8次。每次适当延长收缩的时间，在充分呼吸时可增强会阴部肌肉收缩的力量。练习初期，你可能感觉不到会阴肌肉的收缩，只能收缩到肛门括约肌和尿道括约肌。但经过反复练习后，你就能找准会阴肌肉和子宫颈的具体位置。

会阴收束法练习能强化肛门括约肌和会阴部位肌肉，女性往往还能更深入，锻炼到子宫颈处。通过练习，可加强肠蠕动，防治便秘。同时可刺激盆腔神经，把性能量升华到高级中枢，激活整个身体，减轻性挫折感和性压抑。

说明：这个练习应该在瑜伽姿势及呼吸后进行。建议初学者通过练习提肛契合法，强壮会阴肌肉,使自己学会控制这些肌肉，这样能增强会阴收束法的效果。

注意：当把本式和收额收束法或其他收束法一起做的时候，务必要注意这些功法的注意事项。

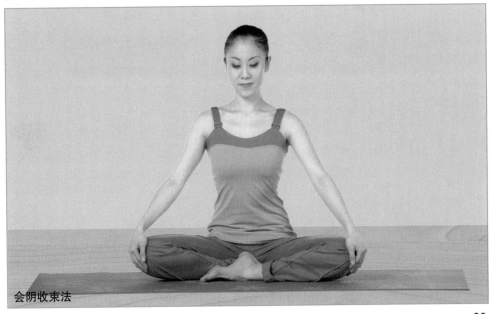

会阴收束法

凝视法，保证瑜伽正确进行

　　在人类获取外界信息的5种感觉中，视觉和听觉接受外部信息的比例最高，最能激发感官刺激。通过将视觉注意力转移，能帮助我们快速进入内心，去探索真正的自我。凝视法让我们的视线停留在一点，这样我们的双眼就不会注意到凝视点以外的世界，从而帮助我们培养专注的习惯。注意力高度集中，精神能量、意识和自身也就可以得到进一步提高，瑜伽功效从而也能得到最大程度的实现。

　　瑜伽练习中常用的凝视点有9个，每一个凝视点都在姿势中完成身体的定位，它们分别是：眉心、鼻尖、肚脐、脚趾、拇指、手、向左、向右、向上或向天空、向下或向地面。

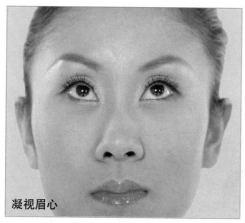
凝视眉心

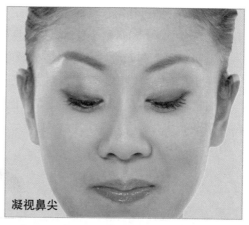
凝视鼻尖

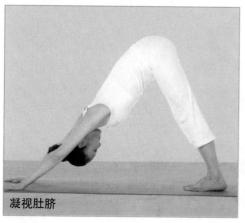
凝视肚脐

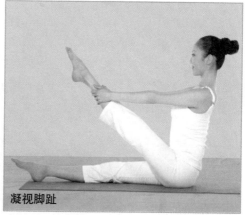
凝视脚趾

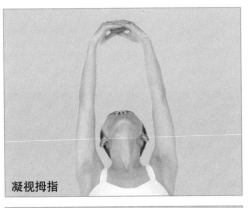

凝视拇指

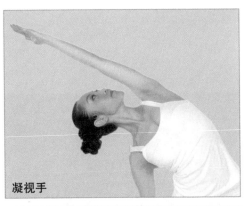

凝视手

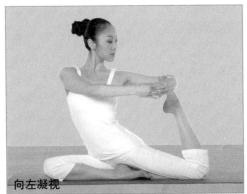

向左凝视

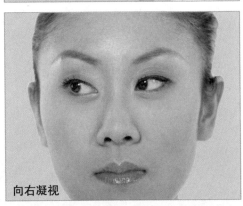

向右凝视

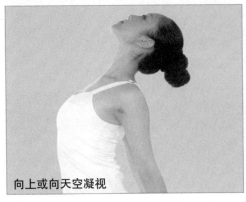

向上或向天空凝视

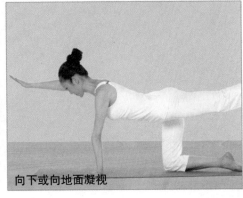

向下或向地面凝视

　　凝视法是传统瑜伽中最受重视的修习方法，瑜伽行者深信：精通凝视法，能暂停任何思维和情绪，保持内心的平静，从而达到超越自我，进入精神的最高境界的功效。从保健意义上来说，它能促进眼部健康，缓解紧张和愤怒的情绪，安定心神。

　　由于凝视法特殊的功效，凝视法常被作为冥想的手段，从而达到快速安定心神，保持内心的宁静和纯净。

　　在瑜伽体位法练习中，凝视法可帮助身体保持良好的平衡性和方向感，协调动作，保证体位法正确、准确高效地进行，使瑜伽正位得到实现。

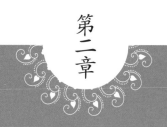

第二章

瑜伽的初级动作

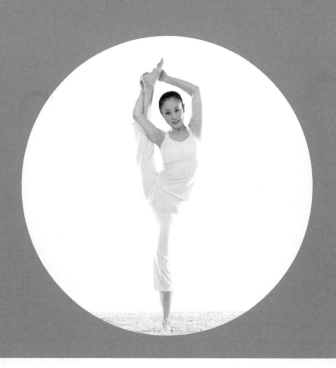

站姿体式

○ 山式

功效：紧实身体肌群，强化内脏器官；保护脊椎，提高身体免疫力；锻炼集中注意力和冥想的能力；增加身体中积极向上的情感能量，帮助保持乐观的心态。山式是站姿最基本的姿势，如果能掌握站姿的正位技巧，对预防肢体歪斜，预防因脊椎歪斜带来的病痛都很有效。

1 站姿，腰背挺直，双腿并拢，脚尖向前，两臂向下伸直，微微打开；肩膀放松，臀部收紧，脊椎往上延伸、拉高，胸腔微微打开。

2 吸气，保持身体站姿正位，双手自身体两侧向上举起，掌心相对，指尖朝上；呼气时收紧臀部与腹部，延伸脊椎。

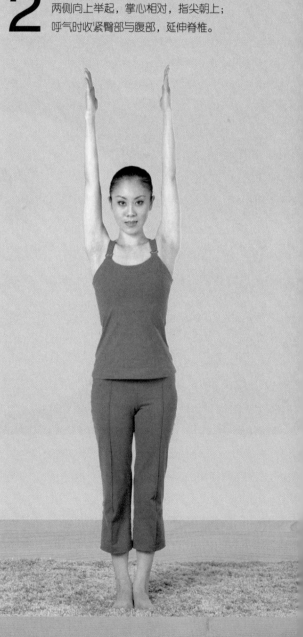

■练习技巧　练习山式时，身体不要歪斜，站立的腿要伸直，掌心并拢，双脚紧贴地面，不要左右前后摇晃。脚掌均匀承受身体的重量，脚趾撑开，大脚趾与脚踝内侧相贴，双脚后跟微开约一手指的宽度，让身体重心平均落于脚掌上。此体式是许多体式的热身动作，因此注意力应放在身体的放松和延展上，脊椎一定要保持向上延伸的状态。

3

再次吸气，保持手臂向上伸直的姿态，十指交叉相握，掌心朝上；呼气时，绷直双腿，收紧臀部，向上提拉整条腿后部肌肉，肩膀放松，感觉自己是一座巍峨的大山，身体自下而上稳定延伸，专注于呼吸。

■错误体式示例
站立伸展时，弯腰驼背，长期如此可造成脊椎弯曲，形成耸肩、驼背、脊椎侧弯等不良体态。

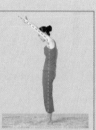

■示范图解

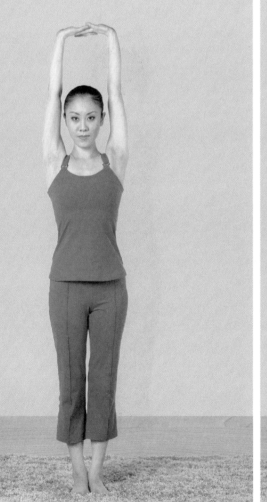

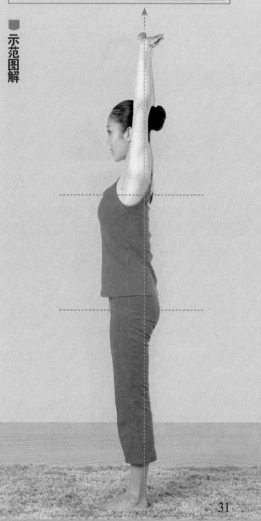

○ 站立侧拉腿式

功效：侧拉腿的动作可以同时锻炼大腿内外侧肌群及臀肌，并有助于增加骨盆与大腿关节的灵活性，使其更柔韧、有力，打造笔直的双腿；手臂向上伸直可以促进身体侧面淋巴循环，加快这一部位脂肪的消耗。此体式对身体的稳定性要求较高，长期练习这个体式，可以增强身体的平衡力和控制力，使身体各个部位更均衡地发展。

1 站姿预备，双手在体前合十，肘部抬高，手臂与身体垂直。抬头挺胸，小腹内收，肩膀放松。

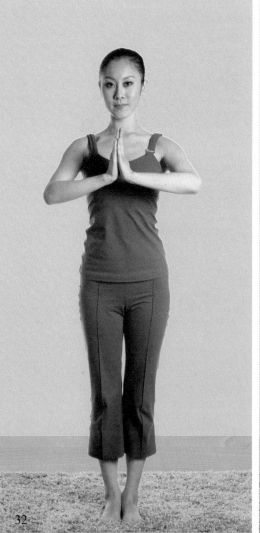

2 吸气，双臂上举过头顶。呼气时，手臂带动身体沿指尖方向向上伸展，臀部收紧，感觉脊椎从尾椎自下而上地提拉。下颌微收，缓慢呼吸。

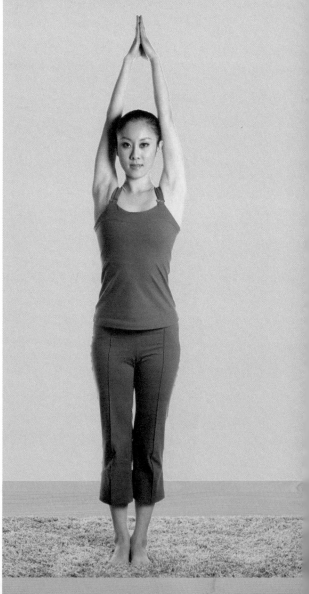

■ **练习技巧**　练习此式时，要注意保持好身体的平衡；肩部放松，手臂带动身体向上延伸，会减轻对膝盖和脚掌的压力；大腿尽量抬高，拉伸至大腿内侧肌肉有微酸感的程度，保持身体稳定；脊椎伸直，不要前倾或者后仰，从侧面看，身体处在一个平面。

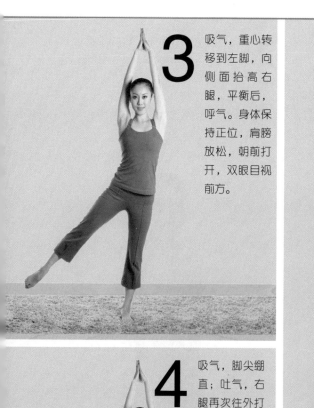

3　吸气，重心转移到左脚，向侧面抬高右腿，平衡后，呼气。身体保持正位，肩膀放松，朝前打开，双眼目视前方。

4　吸气，脚尖绷直；吐气，右腿再次往外打开，抬高到极限，膝盖不要弯曲。保持姿势，吸气，体会大腿外侧肌肉的延伸。收回时，先缓慢收回右腿，再自身体两侧放落两臂，换腿练习。

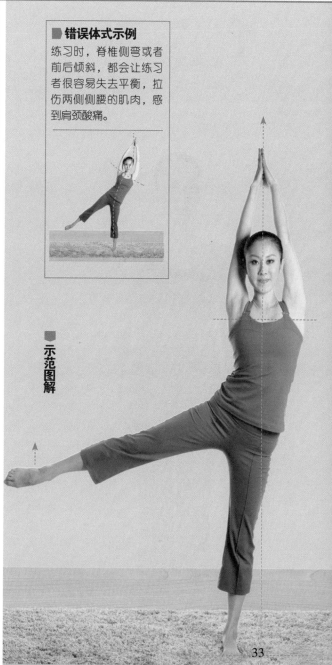

■ **错误体式示例**
练习时，脊椎侧弯或者前后倾斜，都会让练习者很容易失去平衡，拉伤两侧侧腰的肌肉，感到肩颈酸痛。

■ **示范图解**

◯合掌立脚式

功效：双手上举的动作，能充分运动手臂肱三头肌，增强手臂肌力，美化手臂线条；手臂的向上延伸，还能带动腰部两侧肌肉的拉伸，纤细腰身；垫脚动作能拉伸腿部前侧肌肉，收紧腿部后侧肌肉和臀部肌肉，塑造挺翘的臀部曲线。这个体式还能锻炼脚部、腿部和脚部关节肌肉，使关节更灵活，肌肉耐力更强。

1 站姿，重心均匀分布在双脚上，双手自然垂落在体侧，抬头挺胸，小腹内收，肩膀放松。

2 吸气，双手在体前合十，肘部抬高，眼睛看向指尖，肩膀放平。呼气，感受身体的放松。

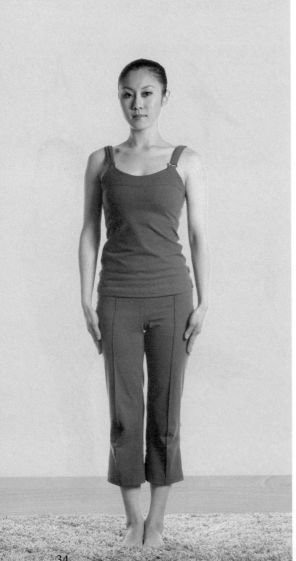
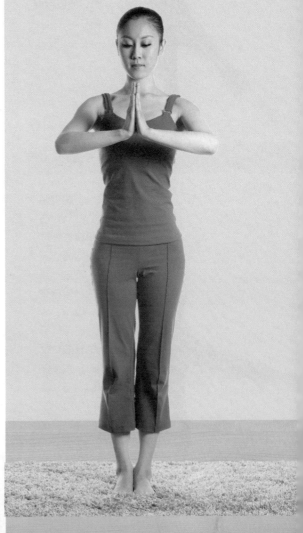

■练习技巧 练习此式时，需要全身各个部分的配合。收紧肚子，可以减轻膝盖的压力；手臂和脊椎向上延伸，感受到腰部和脊椎的拉伸，同样也会让身体感觉轻盈；练习熟练后，可以尝试着把脚尖再踮高一些，让身体得到完全的向上伸展。

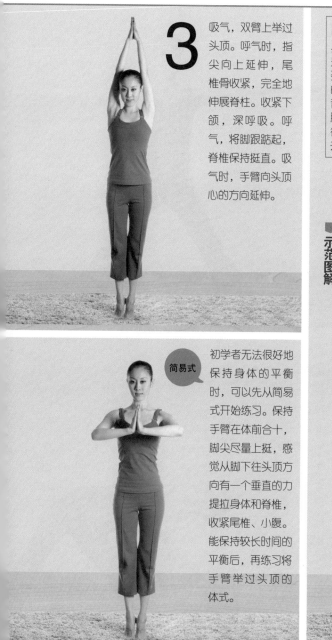

3 吸气，双臂上举过头顶。呼气时，指尖向上延伸，尾椎骨收紧，完全地伸展脊柱。收紧下颌，深呼吸。呼气，将脚跟踮起，脊椎保持挺直。吸气时，手臂向头顶心的方向延伸。

■错误体式示例
身体向上延展才能缓解膝盖和脚部的压力，错误的姿势让脊椎不能得到很好的向上拉伸，会让头和腰背向前或者向后倾斜；双脚分开让身体的重量不能很好地分布，让练习者失去平衡。

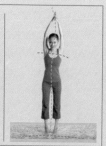

■示范图解

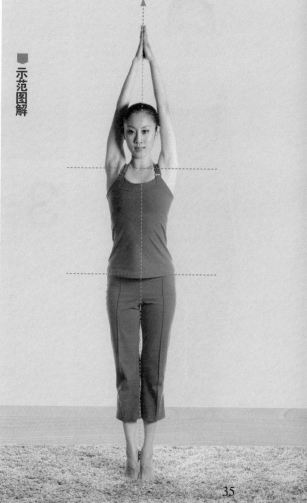

简易式 初学者无法很好地保持身体的平衡时，可以先从简易式开始练习。保持手臂在体前合十，脚尖尽量上挺，感觉从脚下往头顶方向有一个垂直的力提拉身体和脊椎，收紧尾椎、小腹。能保持较长时间的平衡后，再练习将手臂举过头顶的体式。

◯ 三角式

功效： 练习此体式，可以美化手脚曲线，紧实腰部肌肉，纤细腰围，预防肥胖；有助于促进脊椎神经血液循环，舒缓坐骨神经痛。

1 站立，挺直腰背，手臂自然垂落于体侧。脊椎往上延伸、拉高，肩放松，做深呼吸。

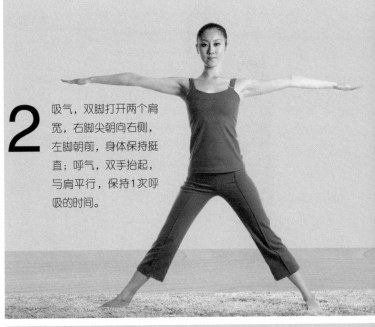

2 吸气，双脚打开两个肩宽，右脚尖朝向右侧，左脚朝前，身体保持挺直；呼气，双手抬起，与肩平行，保持1次呼吸的时间。

3 吸气，身体向右侧弯曲，右手握住右脚踝；左臂上举，指尖朝上。头部转向上侧，眼睛注视左手指尖，呼气时左手向上拉伸，保持3~5次呼吸的时间，感受到侧腰和腿部的拉伸。吸气时恢复到开始的姿势，换方向练习。

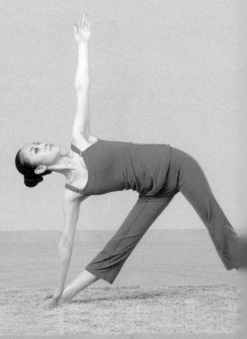

■练习技巧　练习此式时，一定要先稳定住脚掌，双腿伸直，不要弯曲，然后再操作其他的动作。身体活动的过程中，一定是保持在同一侧面，不要向前弯。双手的手臂固定在一条直线上。侧弯时，向上延伸的手臂起到向上的拉伸力，上身的重量落在侧腰上，而不是下落的那只手臂上。头部始终保持正位，与脊椎在一条直线上。

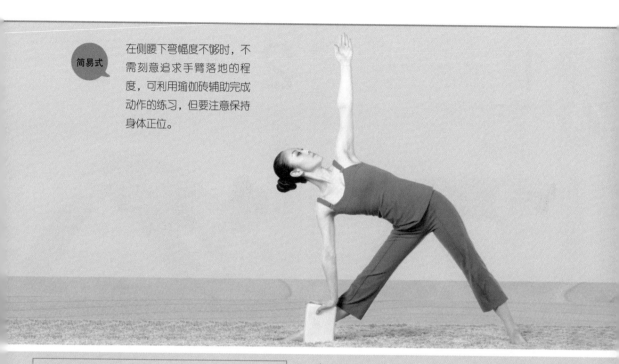

简易式　在侧腰下弯幅度不够时，不需刻意追求手臂落地的程度，可利用瑜伽砖辅助完成动作的练习，但要注意保持身体正位。

■错误体式示例
初学者或身体比较僵硬的练习者在练习此式时，常让身体处于弯腰驼背的状态。这样的体位是不正确的，会造成练习者骨盆后推，核心肌群松散无力，还会在练习中感觉憋气、头昏、血液不循环。

■示范图解

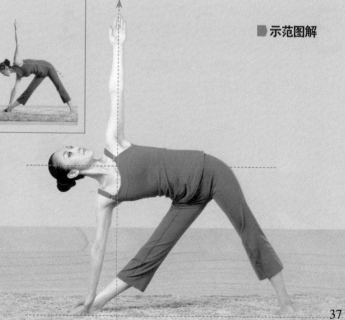

◯ 反三角式

功效： 练习此体式，有益于身体的肌肉、关节、内脏。侧弯的姿势可以减去腰部多余的赘肉；双腿的支撑可以美化大腿和小腿的线条；在腹部与大腿贴近时，可以有效按摩到腹部的内脏器官；向上延伸的手臂可以拉紧上臂的肌肉，美化肩部，扩张胸部；长期练习此式，可以消除下背疼痛，消除便秘。

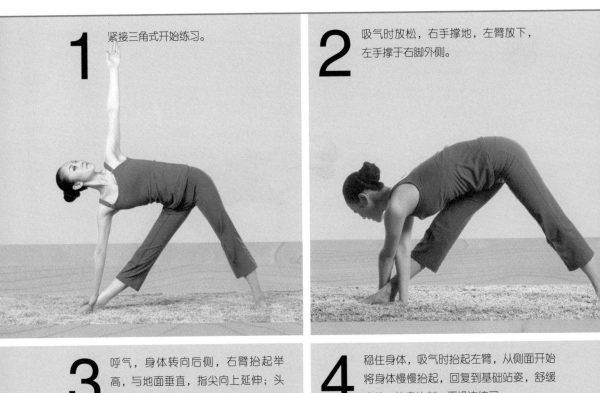

1 紧接三角式开始练习。

2 吸气时放松，右手撑地，左臂放下，左手撑于右脚外侧。

3 呼气，身体转向后侧，右臂抬起举高，与地面垂直，指尖向上延伸；头部右转，眼睛注视右手指尖的方向。注意保持腰背伸直，不要弓背塌腰，保持姿势3~5次呼吸的时间。

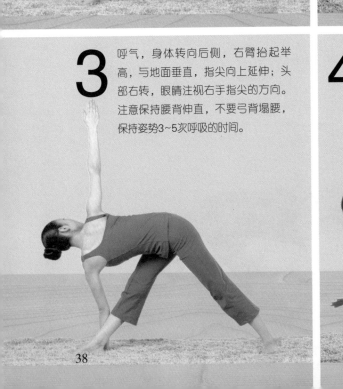

4 稳住身体，吸气时抬起左臂，从侧面开始将身体慢慢抬起，回复到基础站姿，舒缓身体，休息片刻，再换边练习。

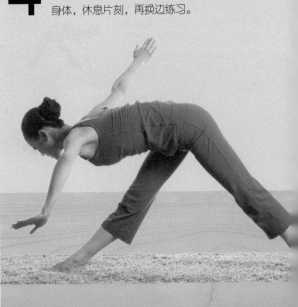

■ 练习技巧　　所有三角式都是在一个平面上的侧拉伸姿势，应该膝盖上提，大腿收紧，脚趾贴紧地面，将脚固定住，脚趾不要翘起；眼睛要看向前方，颈部正对前方；手放在脚的外侧；膝盖朝正前，而不是向右45度，髋部适当向前；两脚分开，先拉长要伸手触地一侧的侧面肌肉，再进行拉伸，同时要在做动作的时候配合呼吸。

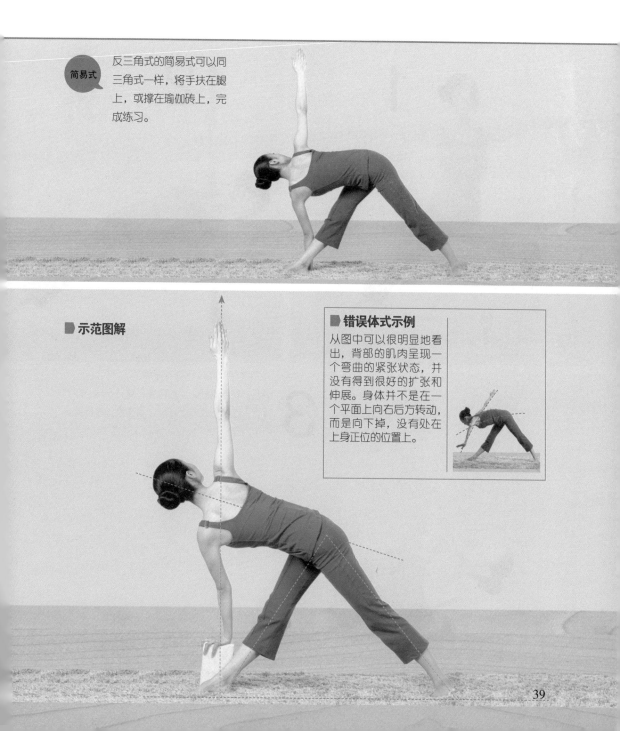

简易式　反三角式的简易式可以同三角式一样，将手扶在腿上，或撑在瑜伽砖上，完成练习。

■ 示范图解

■ 错误体式示例
从图中可以很明显地看出，背部的肌肉呈现一个弯曲的紧张状态，并没有得到很好的扩张和伸展。身体并不是在一个平面上向右后方转动，而是向下掉，没有处在上身正位的位置上。

◯ 三角扣手式

功效：拉伸大腿内侧，强壮腿部肌肉；消除腰侧和臀部多余的脂肪；通过扭转促进新鲜的血液流向脊柱，使脊柱灵活；缓解并消除腰背部的紧张、疲劳感；缓解坐骨神经痛以及关节的疼痛。

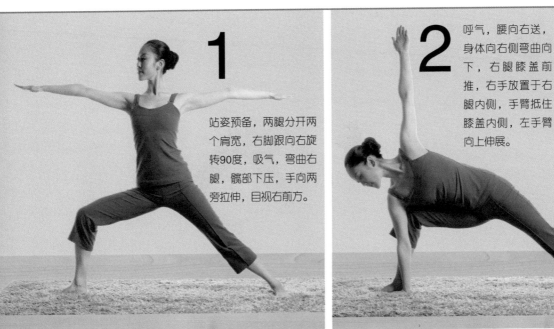

1 站姿预备，两腿分开两个肩宽，右脚跟向右旋转90度，吸气，弯曲右腿，髋部下压，手向两旁拉伸，目视右前方。

2 呼气，腰向右送，身体向右侧弯曲向下，右腿膝盖前推，右手放置于右腿内侧，手臂抵住膝盖内侧，左手臂向上伸展。

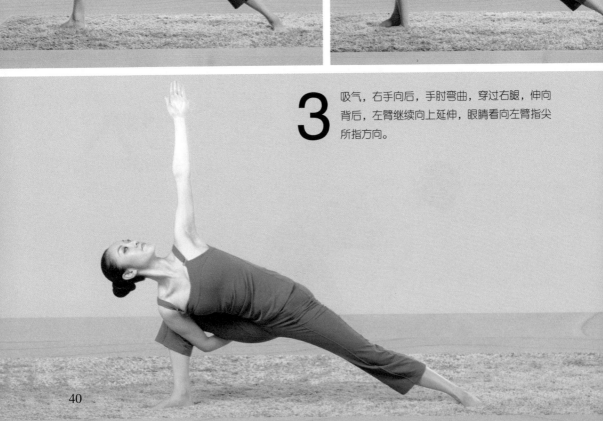

3 吸气，右手向后，手肘弯曲，穿过右腿，伸向背后，左臂继续向上延伸，眼睛看向左臂指尖所指方向。

■练习技巧　练习此式时，身体的重量要均匀地落在双脚上，两腿的宽度取决于髋部的柔韧性、腿部的力量和膝盖的力量；脊椎的扭转同时也带动肩膀和胸部的向上翻转，肩胛骨的地方适当内收；练习时，颈部不要松弛下垂；应该保持一定的紧张度，与脊椎停留在一条直线上，面部放松，微笑着看向天空。

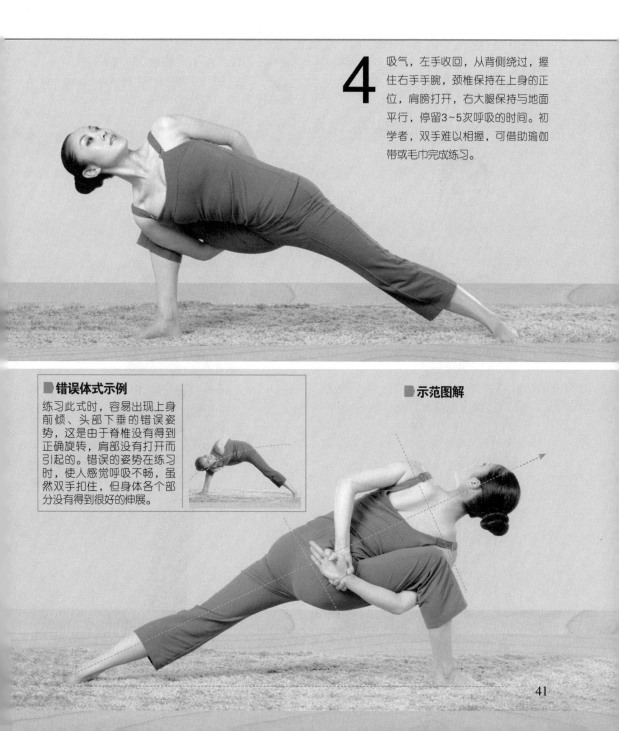

4 吸气，左手收回，从背侧绕过，握住右手手腕，颈椎保持在上身的正位，肩膀打开，右大腿保持与地面平行，停留3~5次呼吸的时间。初学者，双手难以相握，可借助瑜伽带或毛巾完成练习。

■错误体式示例
练习此式时，容易出现上身前倾、头部下垂的错误姿势，这是由于脊椎没有得到正确旋转，肩部没有打开而引起的。错误的姿势在练习时，使人感觉呼吸不畅，虽然双手扣住，但身体各个部分没有得到很好的伸展。

■示范图解

○ 树式

功效: 这个体式能使能量集中于脊椎,增强身体的稳定性,提高平衡能力;加强腿部、胸部和背部的肌肉力量与肌肉耐力;使髋关节、踝关节得到放松,变得更灵活;修饰双臂和背部的线条,对久坐形成的不良体态有很好的纠正作用。

1 挺直腰背站立,双腿并拢,双手放在身体两侧,肩膀微微打开、放平,眼睛看向前方。

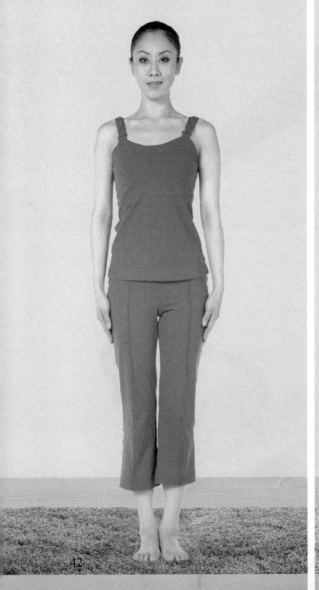

2 吸气,屈左膝,抬高左腿,重心转移到右脚,左手帮助左脚跟放置在右腿根部,靠近会阴处的位置,身体伸直,呼气。

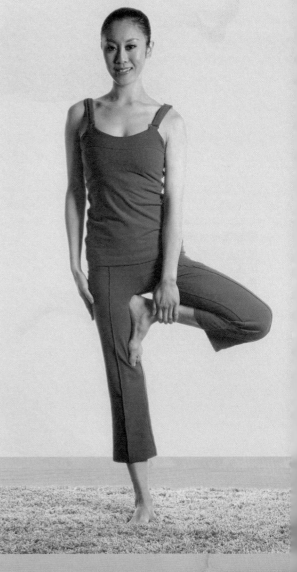

■练习技巧　呼吸时，用胸部和胸腔进行呼吸，放松肩膀，稍微收腹以支持背部；双手手臂向上延伸，带动身体向上；将注意力集中在温和地伸展脊椎和脖子，以及脚腿着地的感觉上，才能使身体较好地保持平衡；抬高的那条腿朝外打开，从侧面看，与身体保持在一个平面上，可以帮助身体平衡；若抬高的腿无法靠近大腿根部，可以先将脚背放在膝盖上同样可以起到打开髋部，保持平衡的作用，练好了再慢慢上升。

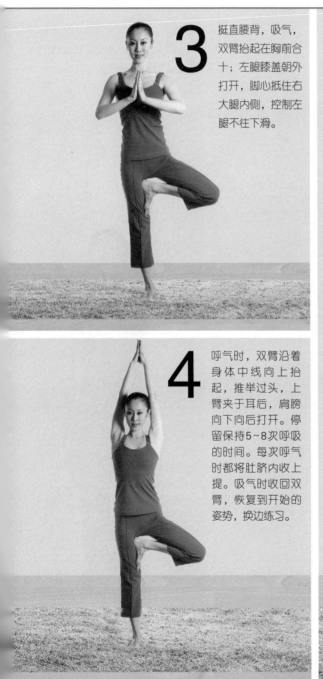

3 挺直腰背，吸气，双臂抬起在胸前合十；左腿膝盖朝外打开，脚心抵住右大腿内侧，控制左腿不往下滑。

4 呼气时，双臂沿着身体中线向上抬起，推举过头，上臂夹于耳后，肩膀向下向后打开。停留保持5~8次呼吸的时间。每次呼气时都将肚脐内收上提。吸气时收回双臂，恢复到开始的姿势，换边练习。

■错误体式示例　练习此式时，要循序渐进，千万不能操之过急。容易出现的问题是抬高的那条腿无法打开髋部，脊柱弯曲，这些都有可能使人失去身体的平衡，受到伤害。

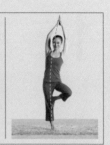

■示范图解

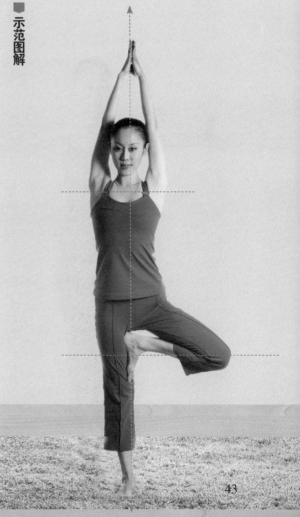

○ 风吹树式

功效： 改善腰部和脊柱的柔韧性，通过伸展，拉伸了两侧腰肌，起到消除腰部多余脂肪的作用；有按摩腹腔内脏，加强消化系统功能的作用。

1 挺直腰背站立，双腿并拢，双手自然落于体侧。吸气，双臂侧平举，脚掌稳稳地站在地面上，感觉向两侧延伸。脊柱向上伸直。

2 呼气，收紧腰腹，右臂上举伸直，左臂落回体侧，保持1次呼吸的时间。注意左右肩膀保持平直，不要一高一低。

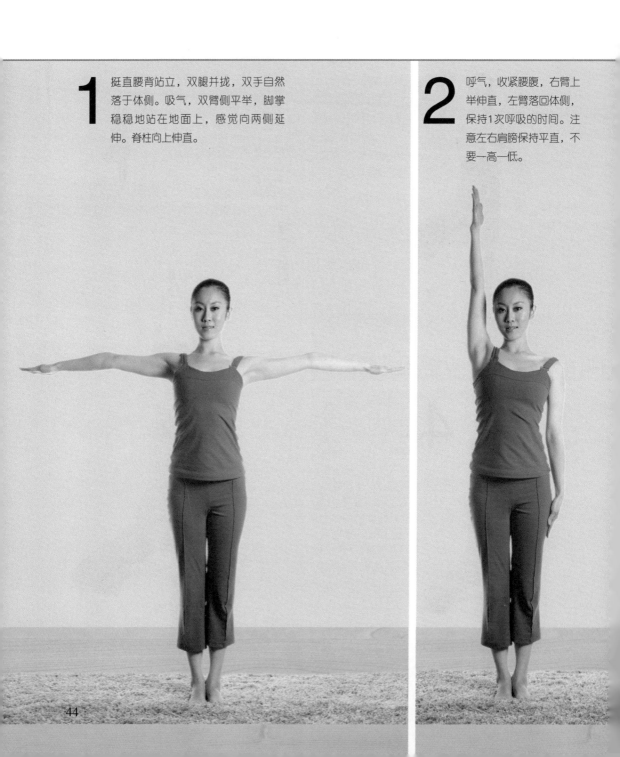

■练习技巧　平衡是瑜伽练习中的一个难点，在这个体式中可以得到很好的锻炼。练习时，目视较远的地方，有助于身体保持平衡；呼吸要缓慢柔和，配合身体的弯曲；向上伸展的手臂有一种向上提拉的感觉，但不能使肩膀失去正位；脚掌稳稳地贴住地面，重心均匀分布在两脚上，注意身体不要前后摆动。

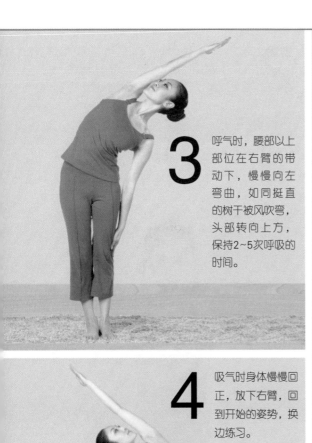

3 呼气时，腰部以上部位在右臂的带动下，慢慢向左弯曲，如同挺直的树干被风吹弯，头部转向上方，保持2~5次呼吸的时间。

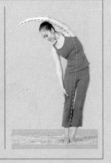

■错误体式示例
练习风吹树式时，很容易出现脊椎向前弯曲，失去上身正位的错误。错误的姿势不仅让身体得不到伸展，还会给腰椎、肩背部位带来较大压力，长期坚持错误的练习，会造成脊椎变形、肩周不适等后果。

■示范图解

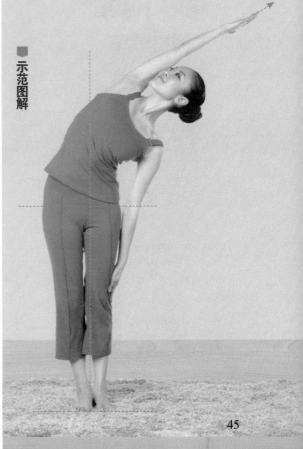

4 吸气时身体慢慢回正，放下右臂，回到开始的姿势，换边练习。

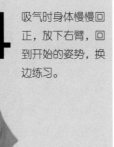

○ 弦月式

功效：提高脊柱弹性及灵活性；消除手臂及腰侧赘肉，使身体更加挺拔、轻灵、优雅；此体式还能增强身体的消化能力；提高对身体的控制能力，有效集中注意力；伸展全身肌肉，有利于纤体塑形。

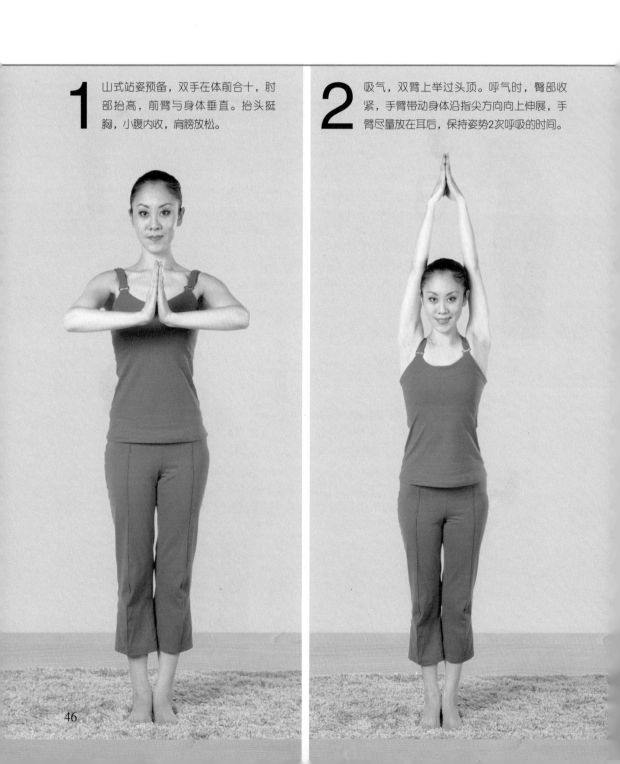

1 山式站姿预备，双手在体前合十，肘部抬高，前臂与身体垂直。抬头挺胸，小腹内收，肩膀放松。

2 吸气，双臂上举过头顶。呼气时，臀部收紧，手臂带动身体沿指尖方向向上伸展，手臂尽量放在耳后，保持姿势2次呼吸的时间。

■**练习技巧**　上身侧弯时，注意保持两髋在同一高度上；在练习中，身体的重量平均分布在双脚脚掌上，重心在两脚之间；保持手臂的挺拔与伸展，感觉向上的牵引力；初学者可以背靠墙壁练习，这样可以纠正练习中出现的侧面弯曲的错误姿势。

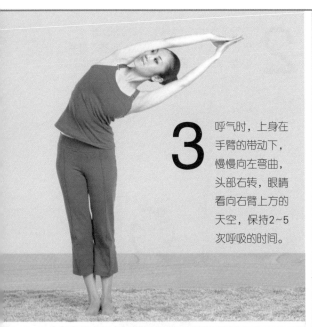

3 呼气时，上身在手臂的带动下，慢慢向左弯曲，头部右转，眼睛看向右臂上方的天空，保持2~5次呼吸的时间。

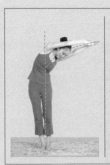

■**错误体式示例**　身体侧弯时，身体各个部分没有做到正确的拉伸，那么配合起来也会出现肩膀内收、头部下垂、上身前倾、髋部歪斜等许多问题。长时间以错误姿势练习，会让身体肌群变得紧张，练习者感觉血液循环不畅。

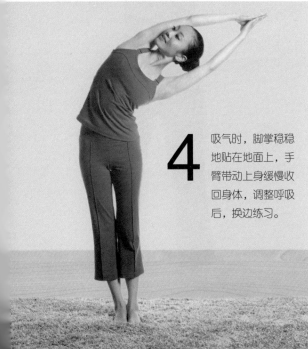

4 吸气时，脚掌稳稳地贴在地面上，手臂带动上身缓慢收回身体，调整呼吸后，换边练习。

■示范图解

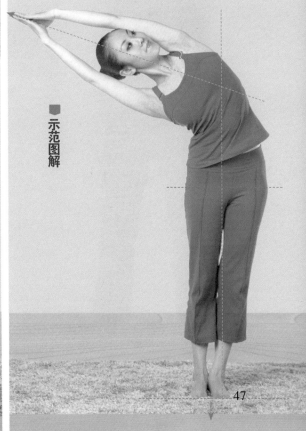

◯ 幻椅式

功效：练习此式，可以强健脊椎、大腿、臀部和背部，增强肌力；纤细手臂线条，扩张双肩，纠正肩部、背部的不良体态。肚脐至骨盆底部的部位不仅是生殖、消化、排泄器官的居所，它还负责控制沿着脊椎的能量流，多多练习此体式，可以让骨盆区域的能量得到补充。

1 站姿，重心均匀分布在双脚上，双手自然垂落在体侧，抬头挺胸，小腹内收，肩膀放松。眼睛看向前方。双脚分开一个肩宽左右的距离，脊椎向上伸直，自然呼吸。

2 吸气，双臂向上伸直，头微微仰起；呼气，放松肩膀，收紧尾骨，伸展双臂与脊椎，脚跟不要离地。保持姿势2次呼吸的时间。

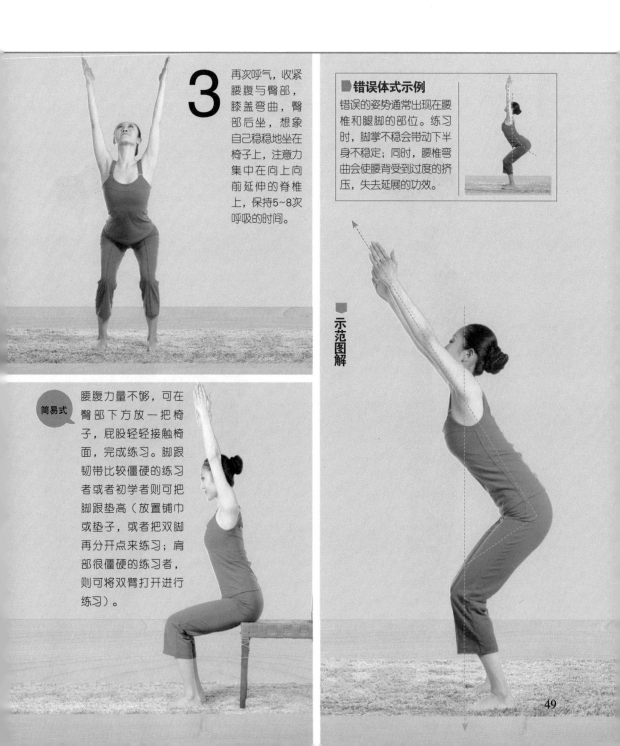

■ **练习技巧**　练习此式时，要求脊椎、大腿、臀部和背部都有良好的体力。手臂向斜上方伸展，与臀部的后坐力一起，对背部自尾椎到腰椎、颈椎都能起到拉伸的效果；大腿支撑身体的重量，下弯和回复时都应动作缓慢；练习时头部也应沿脊椎方向伸直，不要放松。

3 再次呼气，收紧腰腹与臀部，膝盖弯曲，臀部后坐，想象自己稳稳地坐在椅子上，注意力集中在向上向前延伸的脊椎上，保持5~8次呼吸的时间。

■ **错误体式示例**
错误的姿势通常出现在腰椎和腿脚的部位。练习时，脚掌不稳会带动下半身不稳定；同时，腰椎弯曲会使腰背受到过度的挤压，失去延展的功效。

■ **示范图解**

简易式　腰腹力量不够，可在臀部下方放一把椅子，屁股轻轻接触椅面，完成练习。脚跟韧带比较僵硬的练习者或者初学者则可把脚跟垫高（放置铺巾或垫子，或者把双脚再分开点来练习；肩部很僵硬的练习者，则可将双臂打开进行练习）。

◯ 站姿炮弹式

功效：增强手臂的力量和弹性，收紧臀部肌肉，美化身体线条；打开肩部，有保持良好体态的效果；拉长颈部线条，促进身体的协调性；促进臂部、颈部、臀部的血液循环，美容美体。

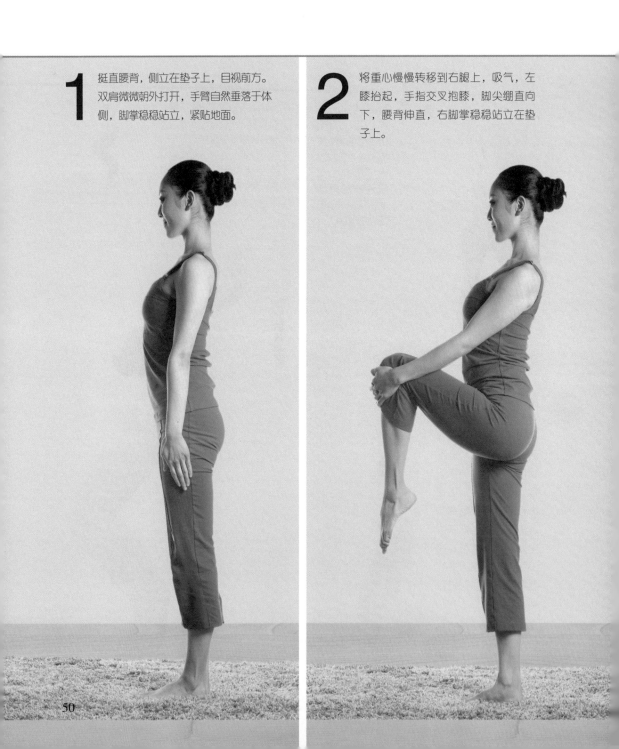

1 挺直腰背，侧立在垫子上，目视前方。双肩微微朝外打开，手臂自然垂落于体侧，脚掌稳稳站立，紧贴地面。

2 将重心慢慢转移到右腿上，吸气，左膝抬起，手指交叉抱膝，脚尖绷直向下，腰背伸直，右脚掌稳稳站立在垫子上。

■**练习技巧**　练习此式时，保持身体平衡的关键在于身体脊椎的向上伸延，支撑身体那条腿的脚掌脚趾张开，稳稳地抓住地面；双肩可以微微打开，放平肩部，收紧手肘；将抬起的腿收拢到胸前时，腰背不要弯曲，头也要保持挺直，看向远处，感受大腿对腹部的轻轻按摩刺激。

3 吐气，大腿往胸前靠，腹部收紧。继续吐气，坚持到极限，慢慢吸气，放下腿。放松深呼吸，相反方向重复此动作。

■**错误体式示例**
因为尽力抬高腿部，容易出现的错误是，上身后仰，将膝盖上拉。同时髋部也向前推，腿部无法靠近腹部，大腿的肌肉得不到收紧；腰、背、颈都弯曲，不再在一条直线上，容易形成耸肩、驼背等不良体态。

■示范图解

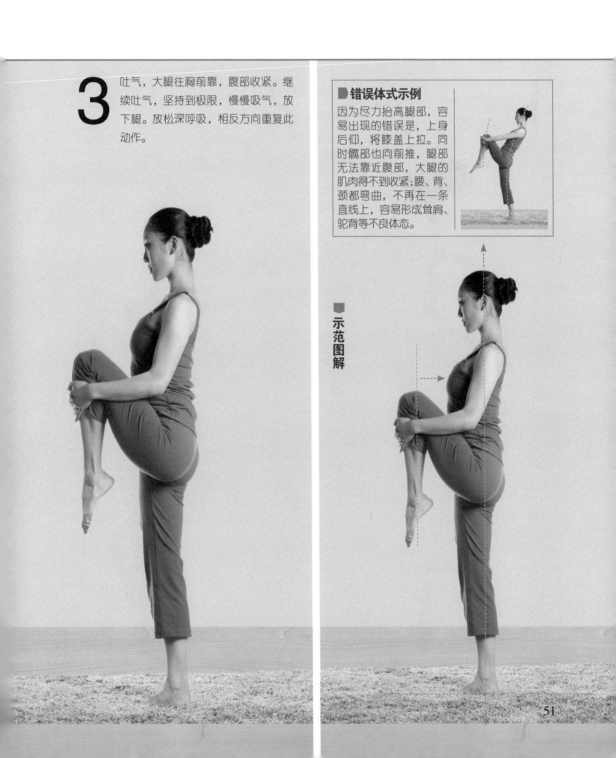

○ 鹰式

功效： 锻炼整体的平衡性，协调手部和肩部的关节，使手臂更灵活；锻炼双臂的韧性，收紧双臂松弛的肌肉，使手臂线条更美；活动手腕关节，避免"鼠标手"的产生；修饰双腿，形成笔直的腿部线条。

1 站姿，重心均匀分布在双脚上，双手自然垂落在体侧，抬头挺胸，小腹内收，肩膀放松。

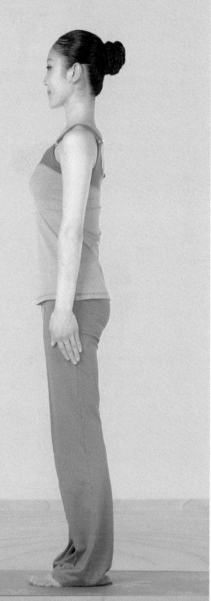

2 吸气，双手微微在体侧抬高，左膝微弯，重心移至左脚脚掌上，弯曲右膝，右大腿放在左大腿上，右小腿绕过左腿膝盖，右脚脚背勾住左脚小腿，稳定住身体后，呼气。

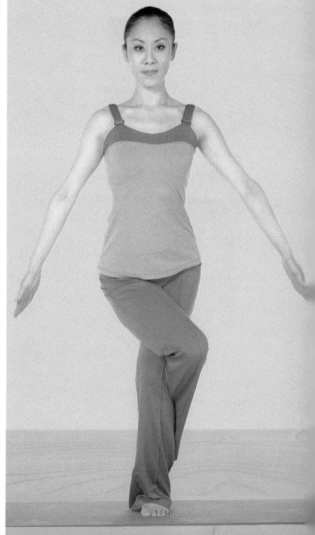

■ **练习技巧**　练习这个体式时，应尽量保持好呼吸，手臂交叠后，手肘尽量上抬，令上臂保持在与地面平行的位置，这样手臂能得到更有效的拉伸；弯曲的膝盖绷直后，可以使身体更加平稳；脚部要稳稳地站立在垫子上，控制好身体的平衡；脊柱尽量伸直，不要朝前倾。

3 呼气，双腿夹紧，绷紧左腿的肌肉，向上抬起双臂，两臂肘关节交叠，前臂环绕，使双手掌心相对。眼睛看着前方。再次呼气时，手臂带动身体往上方延伸，保持5~8次呼吸的时间，吸气时松开手肘、双腿，换边重复练习。

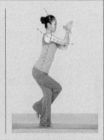

■ **错误体式示例**　弯曲抬高的腿松松地搭在另一条腿上，这样对双腿起不到拉伸收紧的作用；上身往前倾，容易造成脊椎扭伤；手肘部无法正确交叠，也不能很好地修饰手臂线条，还使身体失去平衡。

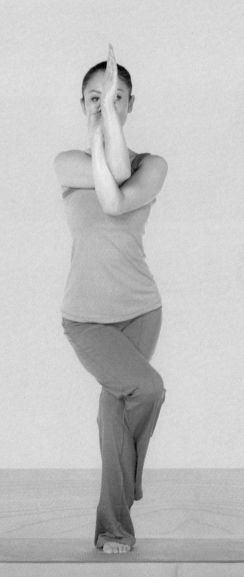

■ 示范图解

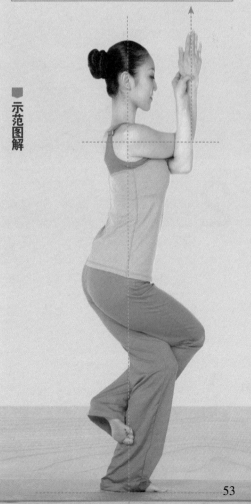

○ 侧角伸展式

功效： 这个姿势可以让身体在三角伸展式的基础上，进一步地在侧面伸展。同时，在腿部的力度和灵活性之间形成一种动态平衡，修饰整个身体的侧面线条。练习这个体式，可以改善消化系统、循环系统的功能；缓解更年期不适，缓解坐骨神经痛症状；舒展脚弓、小腿、腘绳肌腱和腹股沟，增强肌肉的耐力；打开咽喉、胸腔、肩部及髋部。

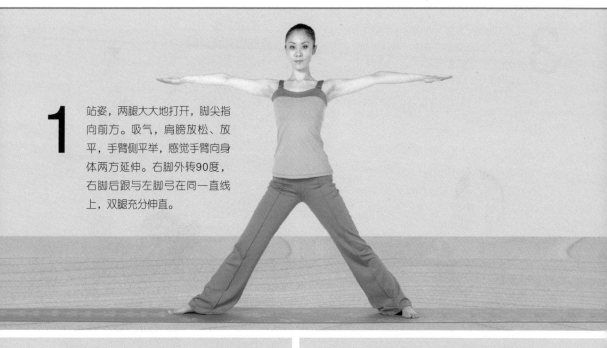

1 站姿，两腿大大地打开，脚尖指向前方。吸气，肩膀放松、放平，手臂侧平举，感觉手臂向身体两方延伸。右脚外转90度，右脚后跟与左脚弓在同一直线上，双腿充分伸直。

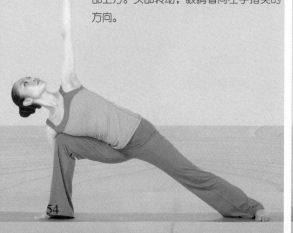

2 缓慢呼气，屈右膝，使右膝位于右脚脚踝正上方，膝盖不要超过脚尖，右大腿与右小腿成90度。向右后侧伸展身体，右手放在紧挨右小脚趾的地面上，右膝盖顶住右腋窝。举起左臂，向上伸展使其位于肩部上方。头部转动，眼睛看向左手指尖的方向。

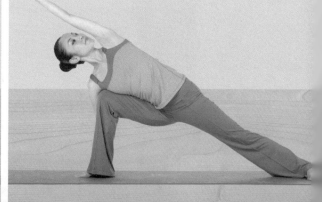

3 呼气，左肩向下放松，左臂向斜后方伸出，手臂贴近左耳，掌心朝下。深呼吸5~10次，躯干左侧向上拉长，胸部向天花板方向打开，体会侧腰的完全伸展。缓慢吸气，膝部伸直，起身直立。双脚转成平行，然后在身体左侧重复以上动作。

■练习技巧 练习这个体式时，一定要注意保持身体的平衡。双腿分开的距离以个人的最大限度为标准，但弯曲的膝盖一定要在脚踝的正上方，不要超过也不要隔得太远，否则会给腿部带来不正常的压力；身体往侧腰伸展时，肩部打开，胸腔向上翻转，脊椎向头顶方向延伸，手臂和身体成一条直线，侧腰在不断延伸中得到拉伸。

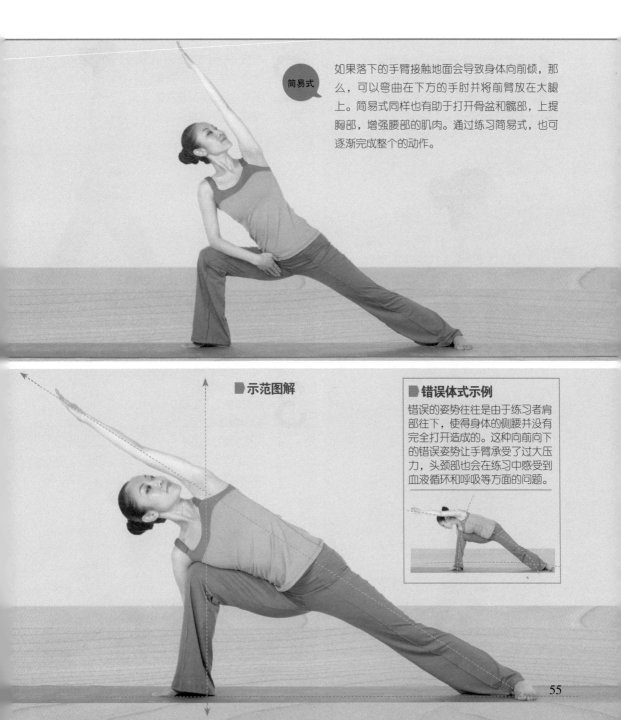

简易式 如果落下的手臂接触地面会导致身体向前倾，那么，可以弯曲在下方的手肘并将前臂放在大腿上。简易式同样也有助于打开骨盆和髋部，上提胸部，增强腰部的肌肉。通过练习简易式，也可逐渐完成整个的动作。

■示范图解

■错误体式示例

错误的姿势往往是由于练习者肩部往下，使得身体的侧腰并没有完全打开造成的。这种向前向下的错误姿势让手臂承受了过大压力，头颈部也会在练习中感受到血液循环和呼吸等方面的问题。

○ 战士一式

功效：增强足弓、脚腕、膝部和大腿的力量，增强身体肌肉的耐力，增强意志力；舒缓髋部和肩部，扩张胸腔；改善消化系统和循环系统的功能；缓解坐骨神经痛等症状。

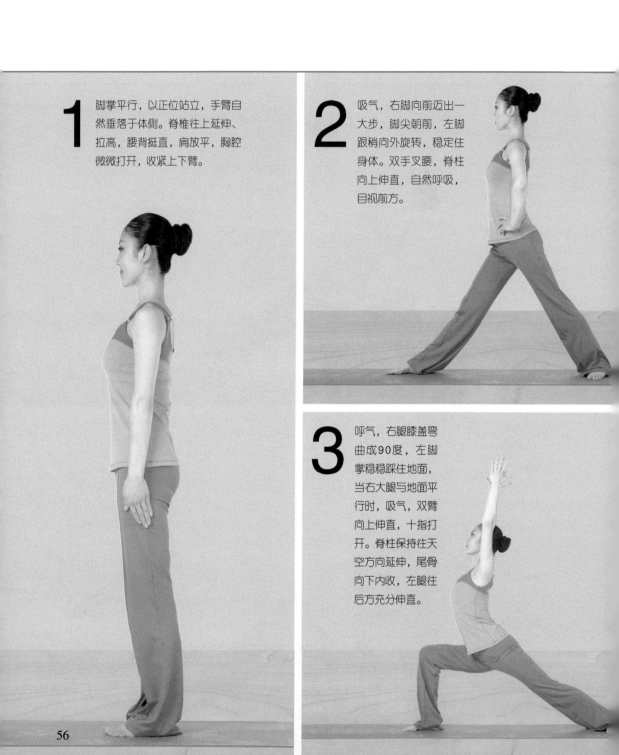

1 脚掌平行，以正位站立，手臂自然垂落于体侧。脊椎往上延伸、拉高，腰背挺直，肩放平，胸腔微微打开，收紧上下臂。

2 吸气，右脚向前迈出一大步，脚尖朝前，左脚跟稍向外旋转，稳定住身体。双手叉腰，脊柱向上伸直，自然呼吸，目视前方。

3 呼气，右腿膝盖弯曲成90度，左脚掌稳稳踩住地面，当右大腿与地面平行时，吸气，双臂向上伸直，十指打开。脊柱保持往天空方向延伸，尾骨向下内收，左腿往后方充分伸直。

■练习技巧 此体式需要双腿有良好的耐力。练习时，腿部会有微微酸胀的感觉，双腿间的距离以前腿的大小腿成90度为最佳，调整好之后就不要过于频繁地移动双脚。手臂向上延伸时，带动身体往上，不要将身体重量过多地放在髋部和腿部；双肩打开，胸腔扩张，脊柱向上保持伸直。

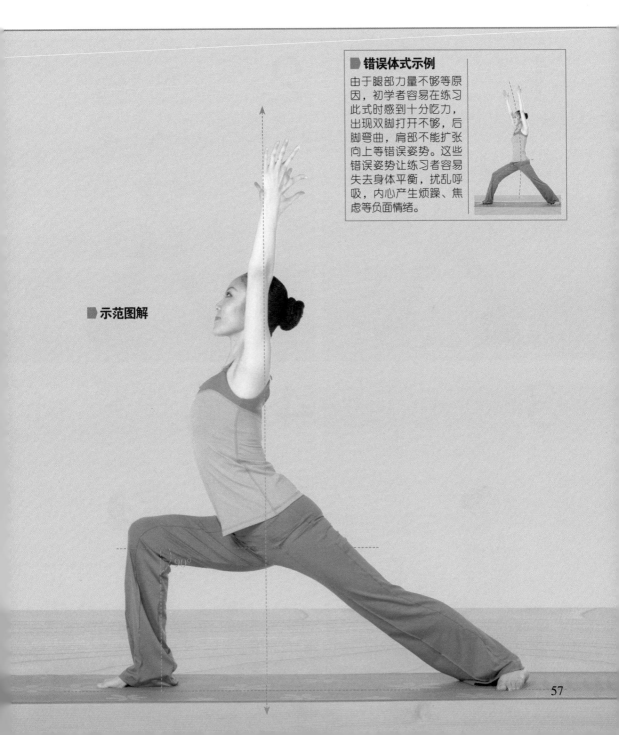

■错误体式示例

由于腿部力量不够等原因，初学者容易在练习此式时感到十分吃力，出现双脚打开不够，后脚弯曲，肩部不能扩张向上等错误姿势。这些错误姿势让练习者容易失去身体平衡，扰乱呼吸，内心产生烦躁、焦虑等负面情绪。

■示范图解

◯ 战士二式

功效： 增强足弓、脚腕、膝部和大腿的力量，增强身体肌肉的耐力，增强意志力；舒缓髋部和肩部，扩张胸腔；改善消化系统和循环系统的功能。

▶ **高血压患者和颈部有伤的练习者不应练习此式。**

1 正立，双脚打开约两个肩宽，双臂在体侧平伸，向两侧延展，放平双肩，脊椎保持向上伸直，感觉自头顶有一股拉力，带动身体向上。

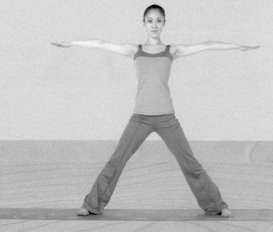

2 右脚跟往右转动90度，左脚稍向内转，身体保持面向前方，不要左右转动。吸气，尾骨内收，帮助身体向上，保持平衡。

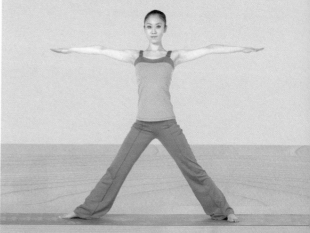

3 呼气，弯曲右膝，身体保持向上伸直，双臂继续保持在同一直线向两侧延伸。头部转向右侧，眼睛看向右手指尖的方向。

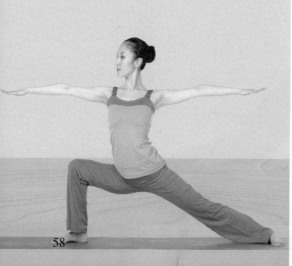

4 吸气，抬高右臂，身体在右臂的带动下往上延伸，左臂落在左腿上，保持5~8次呼吸的时间。吸气时收回身体，换边练习。

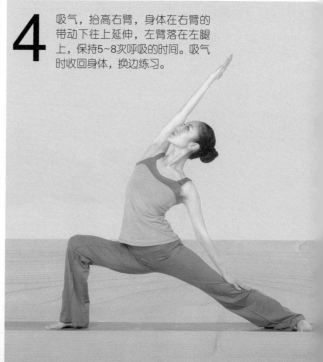

▌练习技巧　练习时，一定要保持身体各个部分的正位。双臂向两侧打开延伸，扩张胸腔和肩部，使双肩和手臂都保持在一个水平线上；双腿在弯曲前，充分伸直，向上收紧肌肉；上身躯干始终与地面垂直，不要弯曲，以免摔倒。

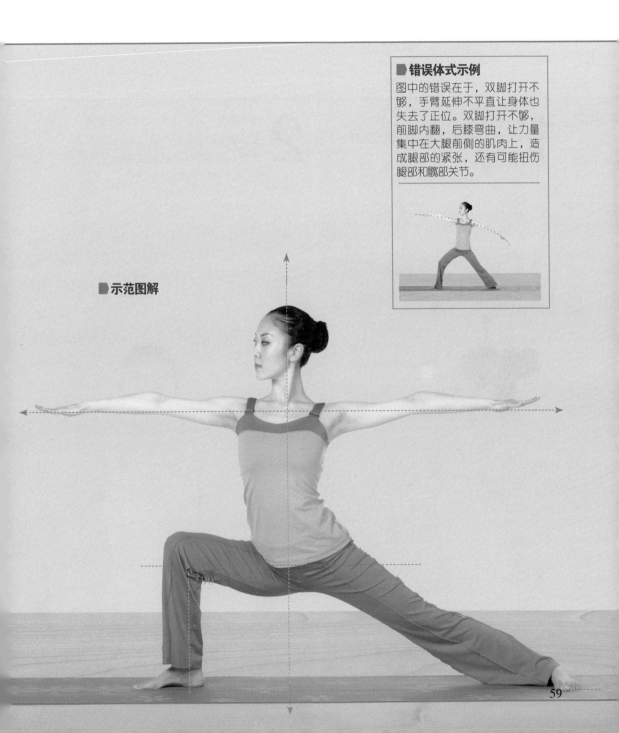

▌错误体式示例

图中的错误在于，双脚打开不够，手臂延伸不平直让身体也失去了正位。双脚打开不够，前脚内翻，后膝弯曲，让力量集中在大腿前侧的肌肉上，造成腿部的紧张，还有可能扭伤腿部和髋部关节。

▌示范图解

坐姿体式

◯ 简易坐

功效：简易坐有利于呼吸过程中空气的畅通，是一种比较舒服的坐姿。此式是练习冥想的最佳体式，让居于脊柱通道内的心智之能能够畅通无阻于脊柱末端与大脑之间。适合初学者或腿脚比较僵硬的练习者，用于初级呼吸和冥想练习。

1 腰背挺直，自然坐在垫子上，双腿交叉，手指按压身体后侧的地面使身体向上伸展。

2 吸气时收回双手，双手自然放在膝盖上，掌心贴于膝盖；呼气时尾椎向下伸展，肩部向后打开，颈椎向上伸直，拉伸整个脊椎。

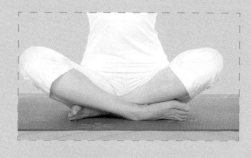

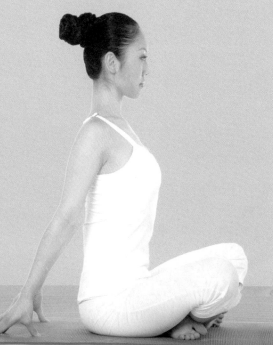

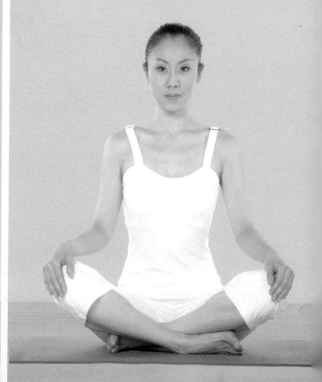

▓**练习技巧** 两腿的位置不应频频移动，意识应集中于固定的一点，不得因任何动作而
受到干扰，这样身躯及头部所处的位置才可以长时间地保持平稳。肩部应
放松平直，尾椎到颈椎线垂直地面，从侧面看腰背平直，不应翘臀凸肚或
弯腰驼背。如感到背部酸痛，可以在臀部下放置一个垫子，增加舒适感。

▓**示范图解**

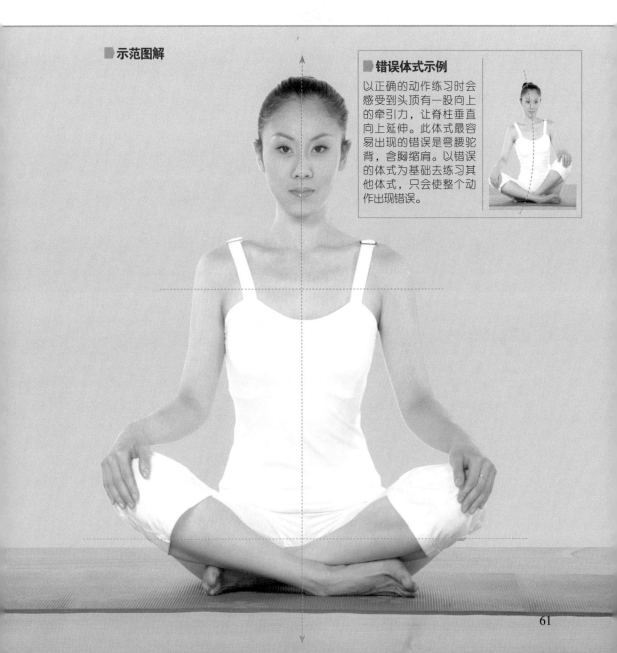

▓**错误体式示例**

以正确的动作练习时会
感受到头顶有一股向上
的牵引力，让脊柱垂直
向上延伸。此体式最容
易出现的错误是弯腰驼
背，含胸缩肩。以错误
的体式为基础去练习其
他体式，只会使整个动
作出现错误。

◯ 至善坐

功效：增加下背部的血液循环；通过呼吸动作锻炼腹腔器官；伸展脊柱；舒缓髋部；强化背部中下部肌肉的力量。同时至善坐还可以减轻压力及焦虑，平静大脑和心灵。此坐姿多用于呼吸，更适合长时间的冥想练习。

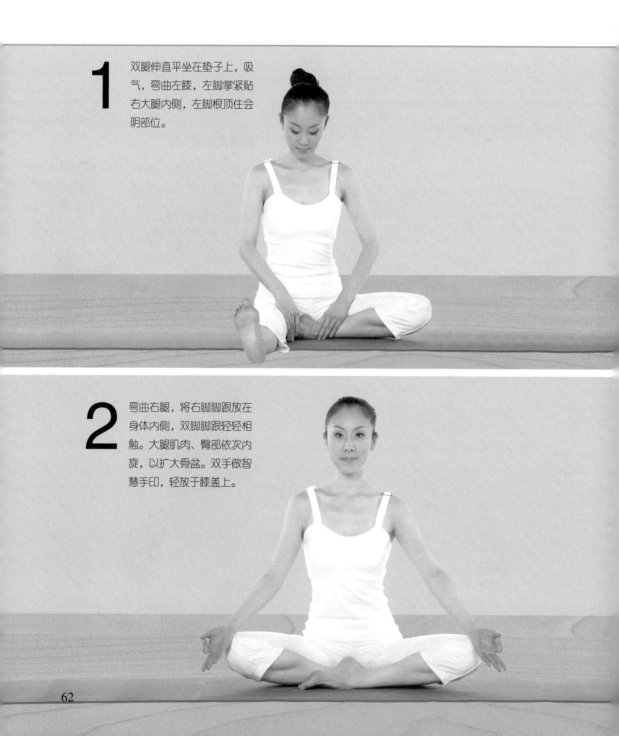

1 双腿伸直平坐在垫子上，吸气，弯曲左膝，左脚掌紧贴右大腿内侧，左脚根顶住会阴部位。

2 弯曲右腿，将右脚脚跟放在身体内侧，双脚脚跟轻轻相触。大腿肌肉、臀部依次内旋，以扩大骨盆。双手做智慧手印，轻放于膝盖上。

▶练习技巧 腰背挺直，肩膀放松，始终让脊柱和后背垂直于地面；双脚脚跟上下叠加在一起，双膝向下压，贴近地面的同时可以稳固下盘；下部柔韧性不够的人，可在臀部后半部加一个垫子，使双膝贴近地面；坐好后，眼睛凝视前方或者闭目冥想，集中注意力在身体的呼吸上。

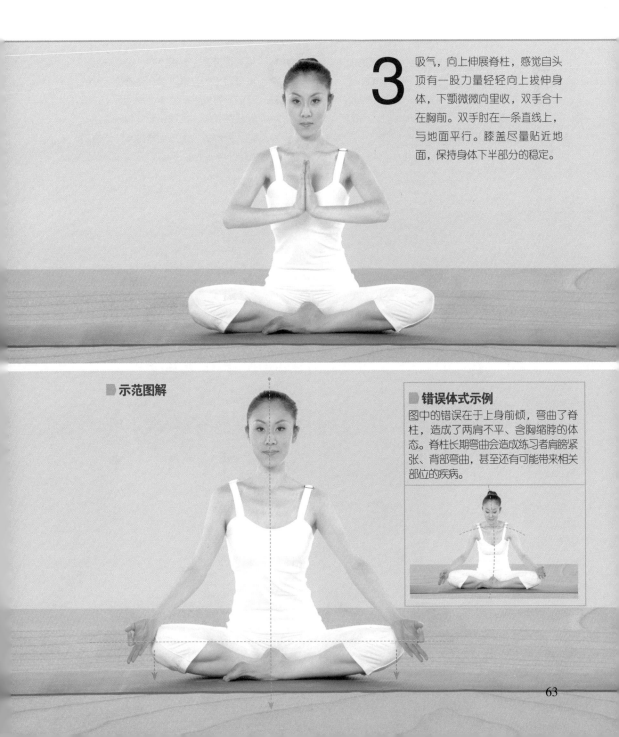

3 吸气，向上伸展脊柱，感觉自头顶有一股力量轻轻向上拔伸身体，下颚微微向里收，双手合十在胸前。双手肘在一条直线上，与地面平行。膝盖尽量贴近地面，保持身体下半部分的稳定。

▶示范图解

▶错误体式示例 图中的错误在于上身前倾，弯曲了脊柱，造成了两肩不平、含胸缩脖的体态。脊柱长期弯曲会造成练习者肩膀紧张、背部弯曲，甚至还有可能带来相关部位的疾病。

◯ 莲花座

功效： 呼吸的调整可使腹部深层肌肉群产生收缩，进而锻炼到腹横肌和骨盆底肌群，紧实腹部，美化背部和腰腹线条；双腿盘坐能够放慢下半身血液循环的速度，增加对上半身，尤其是头部和胸部区域的血液供应，有助于集中注意力，使人身心平和安定。

1 双腿伸直平坐在垫子上，双腿向前伸直，调整呼吸。吸气，弯曲右膝，右脚放在大腿下。屈左腿，将左脚脚腕放到右大腿根上方，脚心向上，双膝向两侧地面靠近。

2 将右脚放在左大腿上方，脚心向上。挺直背部，收紧下颌，使鼻尖与肚脐在同一直线上，双手于胸前合十，或轻放在双膝，大拇指和食指轻点在一起，另外三个手指自然打开，注意力集中于呼吸上。

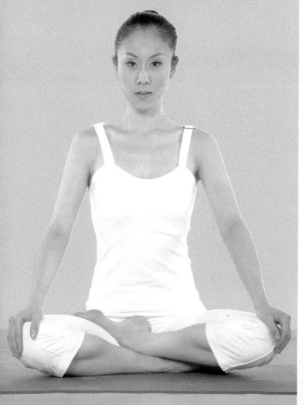
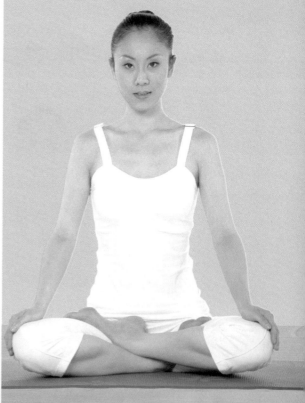

■**练习技巧**　如果感觉双腿盘坐有难度，可采取半莲花座的体式，即步骤1所示的动作，只将一条腿搁置在另一条大腿上方。练习半莲花座时，双脚应交替练习，以免造成单侧腿部血液循环不畅。不管是半莲花座还是全莲花座，都应有意识地挺直背部，感觉脊椎向上挺拔伸直，肩膀放松放平。

■**示范图解**

■**错误体式示例**
坐姿正位体式中，最容易出现的问题就是脊柱弯曲，莲花座的练习也应该注意这个问题。所以，练习应先从半莲花开始，若超过自身限度去追求全莲花座姿的效果，会造成腿部血液循环不畅，还有可能伤害到髋关节和膝关节。

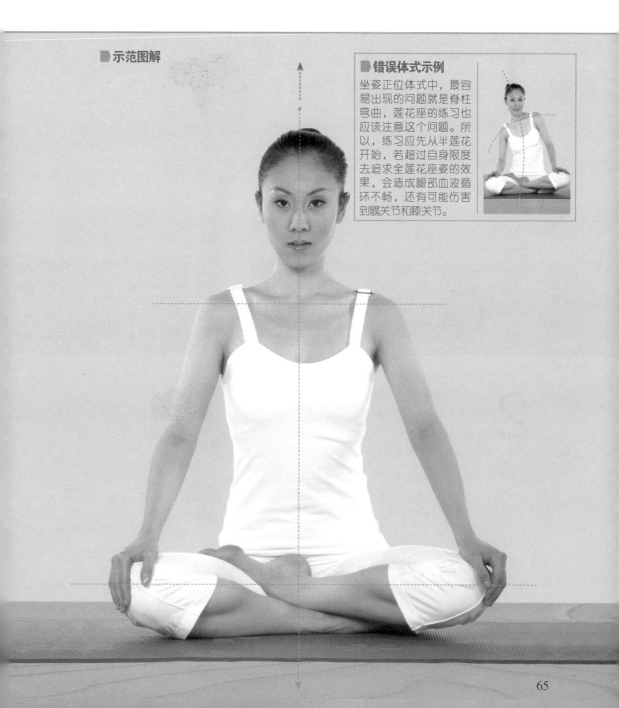

○ 手杖式

功效: 练习手杖式可以缓解身体、精神和情绪上的压力,将封闭的能量释放出来,使身体充满力量,变得柔韧,开启心智;消除身体的紧张感和僵硬状态。

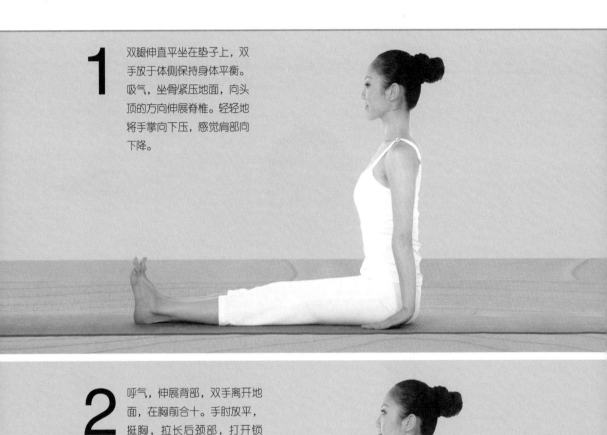

1 双腿伸直平坐在垫子上,双手放于体侧保持身体平衡。吸气,坐骨紧压地面,向头顶的方向伸展脊椎。轻轻地将手掌向下压,感觉肩部向下降。

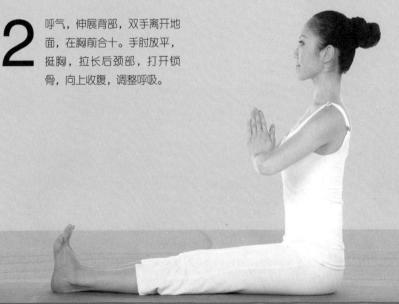

2 呼气,伸展背部,双手离开地面,在胸前合十。手肘放平,挺胸,拉长后颈部,打开锁骨,向上收腹,调整呼吸。

▶**练习技巧** 这个姿势是所有其他坐式的基础，它教会我们如何静坐。在练习这个姿势时，细微的呼吸流经四肢，激活、锻炼身体的每一块肌肉，让这个姿势的练习充满活力。练习时，身体在放松中有意识地控制各个部位肌肉的活动，双腿紧压，将大腿前侧肌肉收紧，感觉腿部后侧肌肉被拉长，贴紧地面。向上提起髋关节，通过整个脊椎的拉伸来保持背部的挺直。

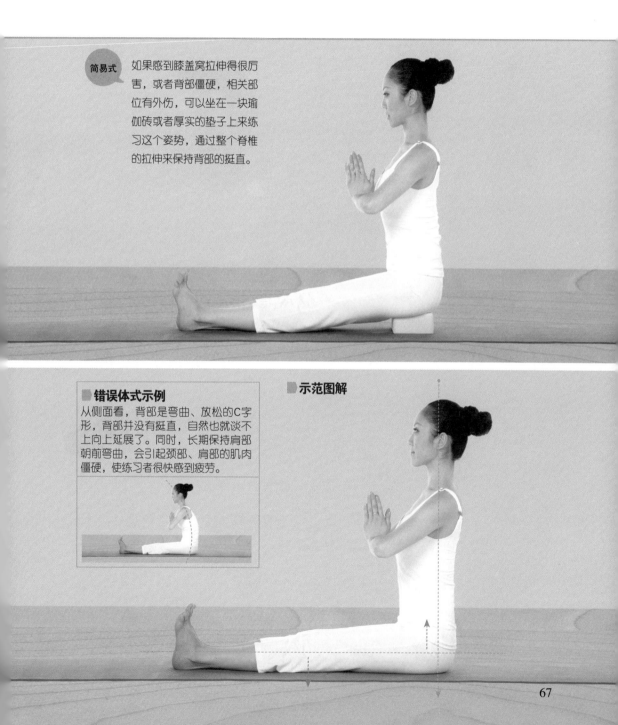

简易式 如果感到膝盖窝拉伸得很厉害，或者背部僵硬，相关部位有外伤，可以坐在一块瑜伽砖或者厚实的垫子上来练习这个姿势，通过整个脊椎的拉伸来保持背部的挺直。

▶**错误体式示例** 从侧面看，背部是弯曲、放松的C字形，背部并没有挺直，自然也就谈不上向上延展了。同时，长期保持肩部朝前弯曲，会引起颈部、肩部的肌肉僵硬，使练习者很快感到疲劳。

▶**示范图解**

○ 半船式

功效：有效按摩腹腔器官，调节肝脏、胆囊和脾脏的功能，还能锻炼脊柱肌肉。增强身体的平衡能力，增强腹部力量，收紧腹部线条。

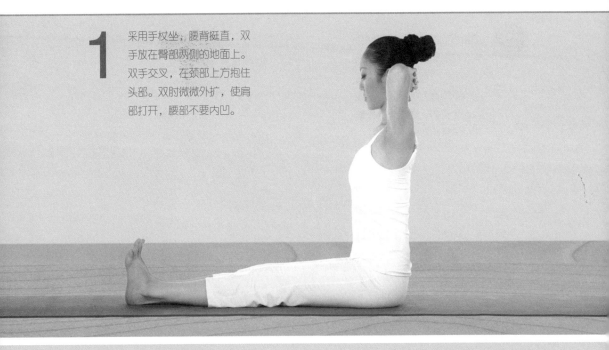

1 采用手杖坐，腰背挺直，双手放在臀部两侧的地面上。双手交叉，在颈部上方抱住头部。双肘微微外扩，使肩部打开，腰部不要内凹。

2 呼气的同时，身体微微后仰，双脚保持落在地面不要上抬，上身与地面大约成60度角时，保持住脊柱伸直，不要使背部接触到地面。

■ **练习技巧**　双脚伸直并拢，放在地面，用腹部和背部的力量控制住身体；眼睛看向脚尖或身体前方，帮助稳定住身体；正常呼吸，不要憋气；双手不要向前按压头部，以免造成颈部拉伤，手掌轻轻扶住后脑勺，肩膀打开，感受脊柱向斜上方延伸。

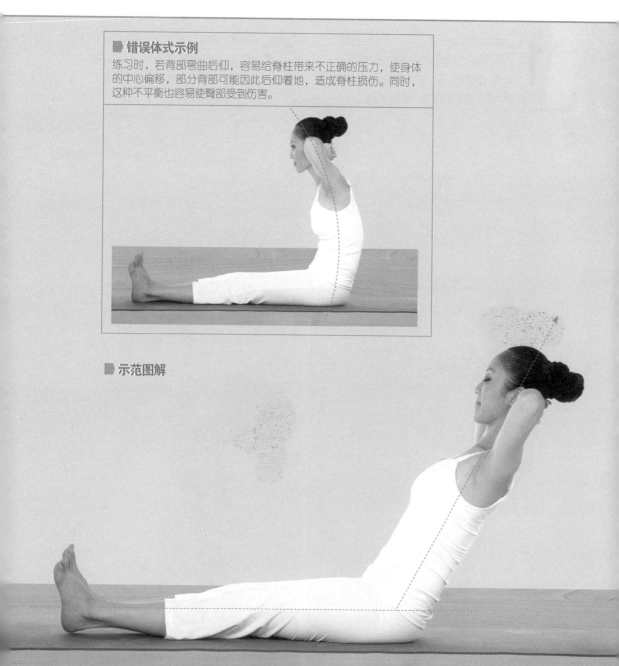

■ **错误体式示例**

练习时，若背部弯曲后仰，容易给脊柱带来不正确的压力，使身体的中心偏移，部分背部可能因此后仰着地，造成脊柱损伤。同时，这种不平衡也容易使臀部受到伤害。

■ **示范图解**

○ 莲花式

功效: 练习此式,能有效促进身体的血液循环,增强机体活力;加强髋部和骨盆区域的灵活性;锻炼腹部肌肉,矫正驼背等不良体态;帮助集中注意力,还能通过呼吸为身体清除体内垃圾。莲花式体式随时随地都可以进行,可以有效减轻焦虑和压力等负面情绪。

1 以莲花座的姿势盘腿坐好,保持骨盆底的宽度,尾骨向下,臀部肌肉挤向背部。吸气,向上伸展脊柱,肩部向后打开,肩胛骨内收,放松呼吸。

2 呼气,双手撑于体后,脊柱向后向上伸直。进一步打开双肩,上身微微后仰,感觉新鲜的血液在体内流转。

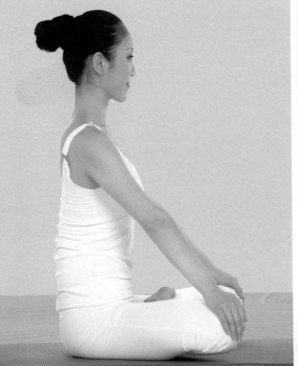

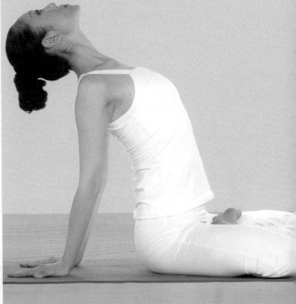

▇ 练习技巧　　如果感觉双腿盘坐有难度，可采取半莲花座的体式，只将一条腿搁置在另一条大腿上方。练习时，应有意识地挺直背部，感觉脊椎向上挺拔伸直，肩膀放松放平，手掌不要完全承受上半身的重量；膝盖下压，头部上扬，拉伸前颈的肌肉，帮助胸部挺起。

▇ 示范图解

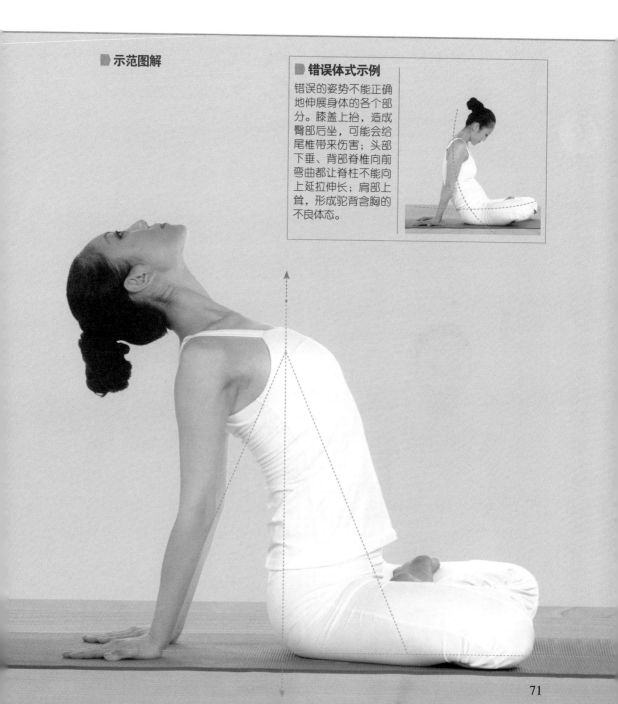

▇ 错误体式示例

错误的姿势不能正确地伸展身体的各个部分。膝盖上抬，造成臀部后坐，可能会给尾椎带来伤害；头部下垂、背部脊椎向前弯曲都让脊柱不能向上延拉伸长；肩部上耸，形成驼背含胸的不良体态。

○ 头部放松式

功效：此体式能有效调节呼吸系统功能，振奋精神，给身体带来积极的正面能量；拉长颈部前侧肌肉，修饰颈部线条；拉长脊椎，保持背部向上延展；扩展双肩，矫正高低肩等不良体态；促进面部血液循环，细致面部、颈部肌肤，增强肩、颈部的灵活性。

1 正坐在垫子上，弯曲左膝，将左脚掌贴近右大腿，左脚跟贴近会阴处。右腿弯曲向后，右小腿靠近右大腿和臀部。

2 吸气，抬高双臂，双手交叉抱住后脑勺。眼睛看向腹部，感受身体向上挺拔延伸，保持手肘和手臂所成的直线与地面保持平行。

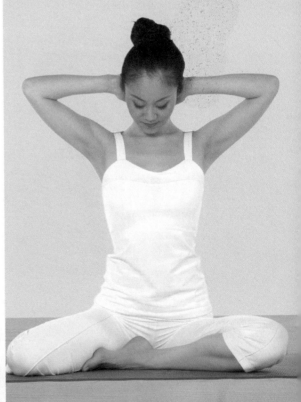

练习技巧 双手抱头时，双肘尽量往外打开，手部不要对头部施加压力，下颌微收，不要放松后颈部；扩张胸腔，背部保持平直状态；双腿不要移动，稳稳地贴在地面，头部和下部往两个方向延展，拉长背部；头部上仰时，身体不要后仰，感觉颈部有微微的拉伸。

3 呼气，收回双臂，交叉抱于胸前，左手扶右肩，右手扶左肩。头部后仰，感受颈部前侧的拉伸和新鲜空气在胸腔内的流动。保持5~8次呼吸的时间后，缓慢收回头部，放下双臂，换腿练习。

错误体式示例

练习此式最容易出现的错误是脊柱扭曲，肩部左右不平衡。这样的错误姿势使身体受力不平衡，不但不能有效放松头颈部的肌肉和关节，还有可能造成身体肌肉的错误拉伸，造成关节扭伤。

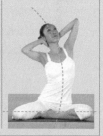

示范图解

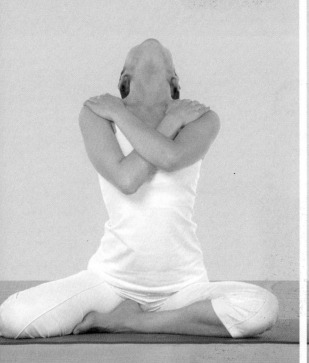

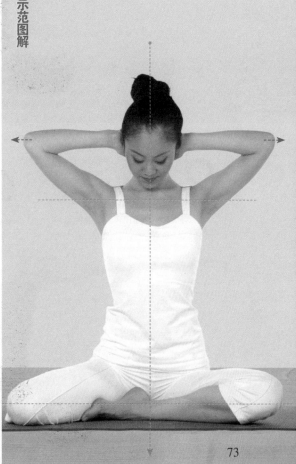

○ 手背交叉式

功效： 通过手臂带动身体侧面肌肉的伸展，促进侧面脂肪燃烧，预防"副乳"和"游泳圈"等的形成；训练极少运动的上臂肌肉，收紧"蝴蝶袖"，塑造美丽双臂。

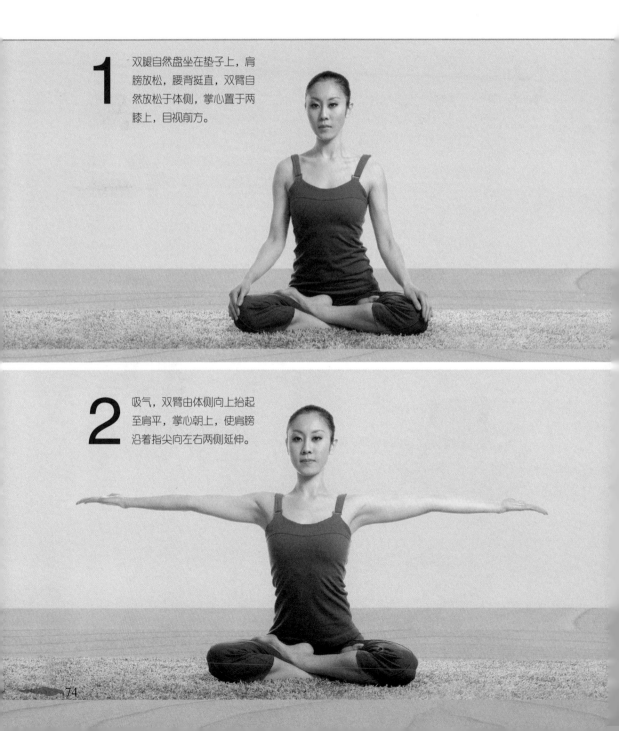

1 双腿自然盘坐在垫子上，肩膀放松，腰背挺直，双臂自然放松于体侧，掌心置于两膝上，目视前方。

2 吸气，双臂由体侧向上抬起至肩平，掌心朝上，使肩膀沿着指尖向左右两侧延伸。

■**练习技巧** 这个是坐姿的练习体式，同样要注意呼吸的配合和腰背的挺直，保持垂直面上的正位；同时，手臂向上伸展时，注意肩膀不要耸起，髋部不要离地，以免失去身体水平面上的平衡。只有同时把握水平面和垂直面上的正位概念，才能达到预期的练习效果。

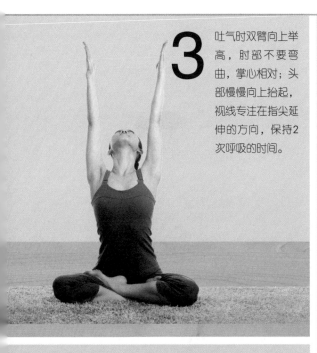

3 吐气时双臂向上举高，肘部不要弯曲，掌心相对；头部慢慢向上抬起，视线专注在指尖延伸的方向，保持2次呼吸的时间。

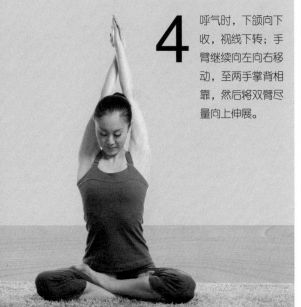

4 呼气时，下颌向下收，视线下转；手臂继续向左向右移动，至两手掌背相靠，然后将双臂尽量向上伸展。

■**错误体式示例** 当手臂向上伸展时，很多练习者会习惯性地肩膀用力，导致肩膀耸起，肩膀左右高低不平，失去水平面上的平衡。长期保持这种错误的练习方法，很可能造成肩膀压力过大，导致肩膀炎症和疼痛的发生。

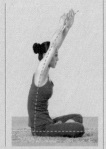

■**示范图解**

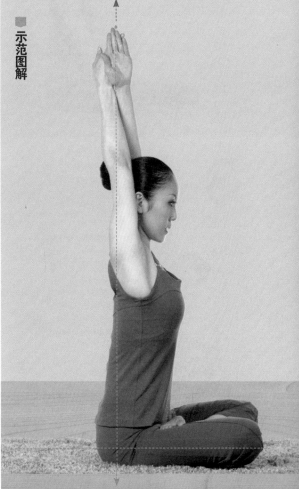

◯ 半闭莲变体式

功效：拉伸脊柱、腿部韧带、跟腱和髋部肌肉；对肝脏、胰腺和肾脏起按摩的作用，有助于肠胃蠕动，改善吸收系统的功能；此外，对安抚心境有特殊功效。增加髋部和骨盆部位的灵活性，帮助形成直立的脊椎。

1 双腿自然盘坐在垫子上，腰背挺直，目视前方；双手放松，掌心置于双膝上。将左腿抬至右大腿上，成半莲花状。

2 弯右膝，双手自然下垂，掌心贴于膝盖上。吸气，肩膀微微下压，尾骨收紧，扩张胸腔，让空气充满肺部，放松整个脊椎。

3 呼气时，抬左臂，将右手移至左膝上，眼随手动，在肚脐的带动下使身体向左后方转动，保持腰背始终同地面垂直，臀部贴地，左臂与地面平行，看向指尖所在的方向。

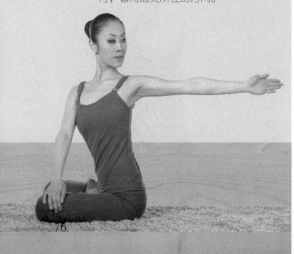

4 吸气时收回左臂，身体向前旋转，回到正中位置。调整呼吸，换手臂练习。

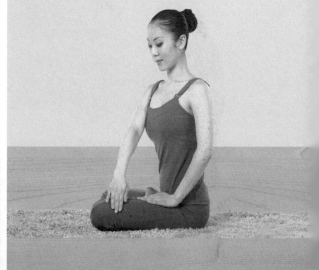

■**练习技巧** 坐式以整条脊椎上拔伸直，两肩应舒张但不挺胸。然后从上而下顺势放松，上半身处于自然松直的状态。练习时臀部不要离地，稳稳贴住地面；脊柱始终与地面垂直，感觉到腰部的转动拉伸便可以起到良好的锻炼效果。

■**错误体式示例**

因为追求腰部的偏转幅度，最容易出现的错误就是脊椎弯曲，肩膀歪塌。这样既使腰部肌肉得不到锻炼，还容易造成脊柱错位，给练习者带来不适的瑜伽体验。

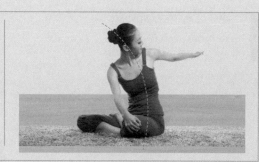

■**示范图解**

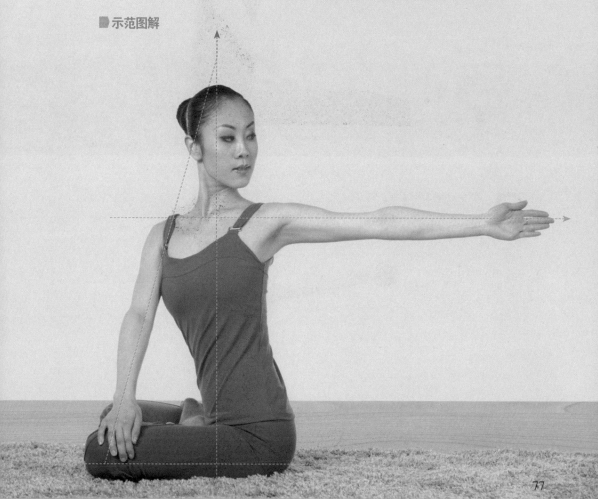

○ 磨豆式

功效： 此式可很好地强化腰部肌肉力量和弹性，促进腰部脂肪燃烧，有纤腰、收腹的功效；同时可深层按摩腹腔和盆腔器官，加快血液的供给和废物的排出，从而改善肠胃功能和经期不适。

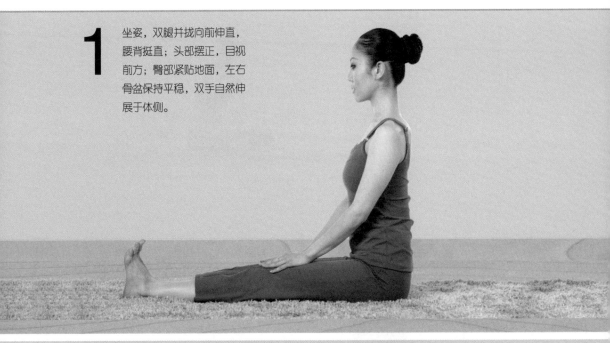

1 坐姿，双腿并拢向前伸直，腰背挺直；头部摆正，目视前方；臀部紧贴地面，左右骨盆保持平稳，双手自然伸展于体侧。

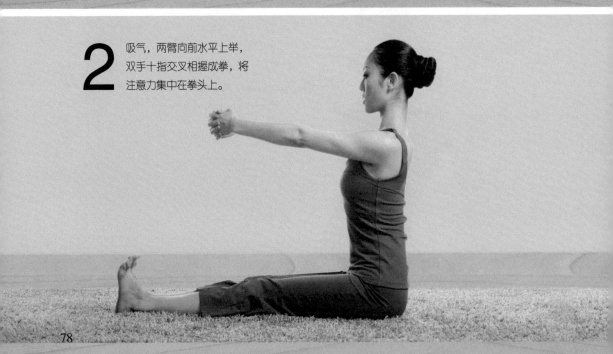

2 吸气，两臂向前水平上举，双手十指交叉相握成拳，将注意力集中在拳头上。

练习技巧 身体按顺时针或逆时针画圆时，腰背要保持挺直的状态，不要弯曲；同时，左右骨盆要保持在一条直线上，不要出现左高右低等情况，以免失去身体的平稳；身体运动时，肩膀不要用力，要保持肩膀正位，不要耸起或下压。

3 呼气，利用腰部力量以尾骨为中心，上半身向右、向后、向左顺时针画圆，手臂保持伸直的状态，如同磨豆子一样。反复画圆3~5圈后，身体回到正中，再反方向逆时针画圆。

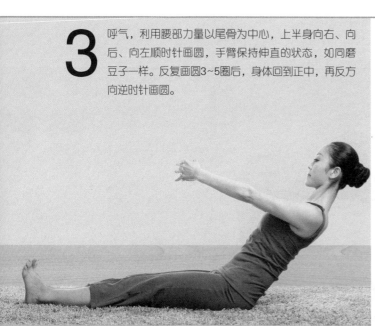
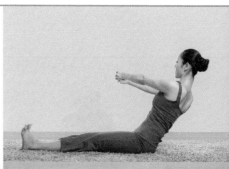
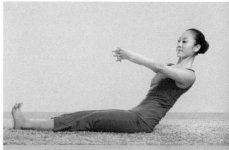

错误体式示例
因为追求动作伸展的幅度，最容易出现的错误就是脊椎弯曲，这样既使腰部肌肉得不到锻炼，还容易挤压到内脏器官，引起胸闷、消化不良等不适。此外，还可能出现骨盆和肩膀偏移状况，练习时一定要注意。

示范图解

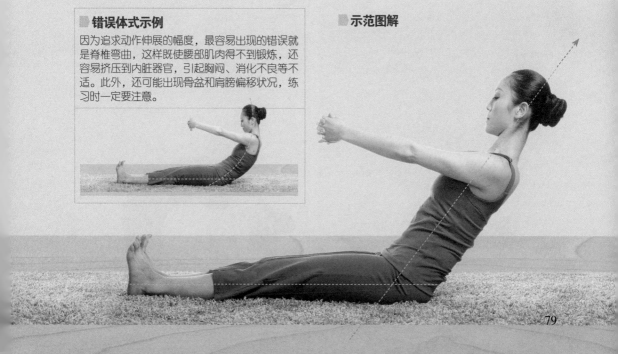

跪姿体式

○ 猫式

功效：练习此式可以充分伸展背部、腿部和肩膀，改善血液循环，消除肩背酸痛和疲劳，对痛经、经期紊乱有很好的调理效果；能够让脊椎得到适当的伸展，增加身体的灵活性；且有一定的瘦腰功效，特别适合久坐不动的职场女性。

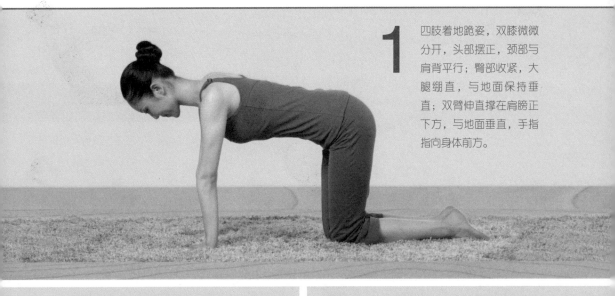

1 四肢着地跪姿，双膝微微分开，头部摆正，颈部与肩背平行；臀部收紧，大腿绷直，与地面保持垂直；双臂伸直撑在肩膀正下方，与地面垂直，手指指向身体前方。

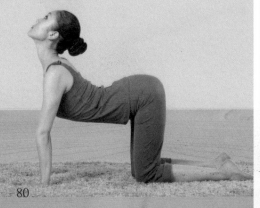

2 吸气，慢慢地将骨盆翘高，腰部向下压，使背部脊椎呈猫一样向下弯曲的弧线；头部慢慢抬起，注视斜上方，不要过分把头抬高，保持3~5次呼吸的时间。

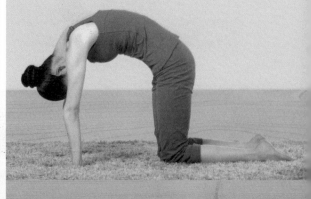

3 呼气，腹部收紧，慢慢将背部向上拱起，带动脸转向下方，注视大腿的位置，感受背部的伸展，保持3~5次呼吸的时间。配合呼吸，重复练习5~8次。

■ **练习技巧**　练习这个体式时，一定要注意动作的轻柔与缓慢，并配合正确的呼吸。在保持身体平衡的前提下，内收和外向延伸的动作都应该轻收轻放。身体内收时，要尽量向内收起肩膀，拱起腰背；身体向外延伸时，腿部要尽量向后上方伸展，腰部、颈部和肩膀也尽量打开，使身体得到伸展。

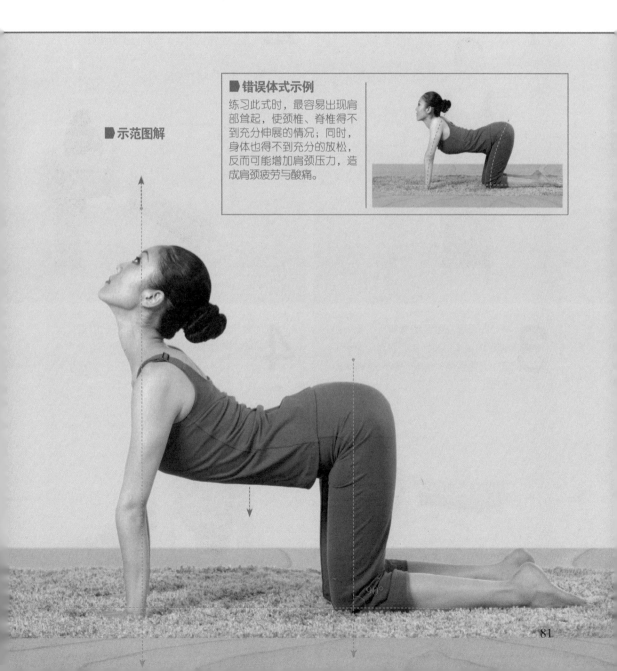

■ **示范图解**

■ **错误体式示例**
练习此式时，最容易出现肩部耸起，使颈椎、脊椎得不到充分伸展的情况；同时，身体也得不到充分的放松，反而可能增加肩颈压力，造成肩颈疲劳与酸痛。

◯ 狗变式

功效：此动作中双腿向外伸展，锻炼到了臀部的两侧，使臀部的肌肉更加结实；拉伸了双腿内侧，有瘦大腿的功效。

1 双腿跪立在垫子上，脚背贴地，腰背挺直，双手自然下垂，贴于腿侧。

2 吸气，身体前俯，双手撑地与地面垂直，五指张开朝向前方；右腿打开伸直，向体侧伸展，脚尖与左腿膝盖连线及两臂连线平行。

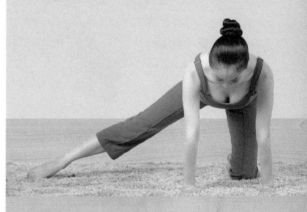

3 呼气，右腿抬起与地面平行，如小狗撒尿的姿势一般；注意腰背要保持平直，不要弯曲，保持姿势2~3次呼吸的时间。

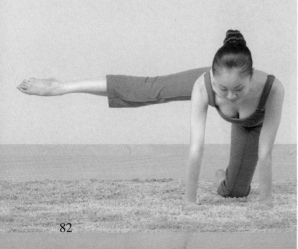

4 吸气缓慢放下右腿，回到开始的姿势，调息片刻，再换左腿进行练习。

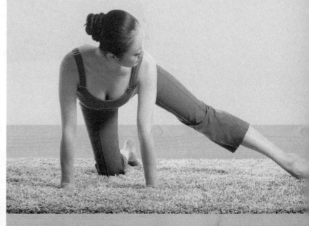

■**练习技巧**　练习此式时，重点在于抬高的那条腿和身体各个部位的配合。在练习时，需要注意身体的正位，手臂伸直垂直于地面，髋部和腿部保持平衡，不要左右晃动，身体的重心平均落在手臂和落地的腿上。抬起的腿部向外侧延伸，保持同身体在同一平面上。

■**错误体式示例**

图中的姿势已经偏离了正位，从前面看，身体已经弯曲，不在同一直线上。练习时，腿部容易向后延伸。正确的做法是向侧面抬起延伸，与身体保持平行。

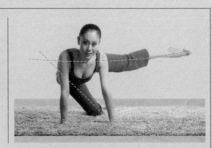

■**示范图解**

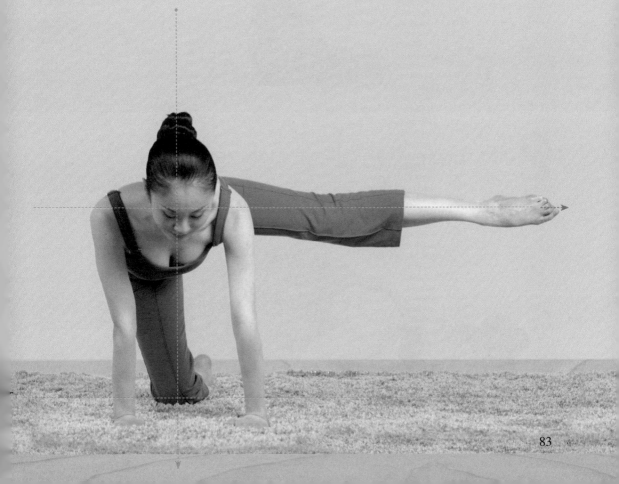

◯ 婴儿式

功效：缓解头痛、颈痛及胸痛；舒展骨盆、髋部和下背部；伸展髋部、膝部与脚腕；放松全身，缓解身体疲劳，减轻精神压力。

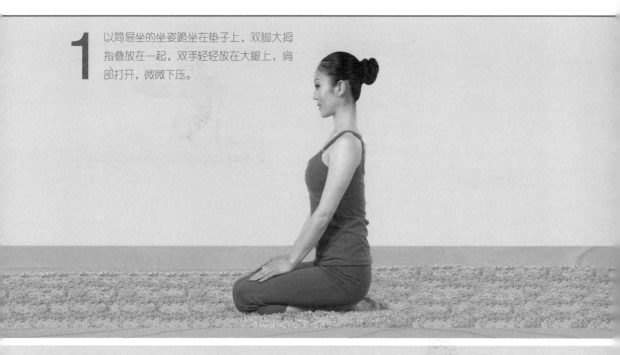

1 以简易坐的坐姿跪坐在垫子上，双脚大拇指叠放在一起，双手轻轻放在大腿上，肩部打开，微微下压。

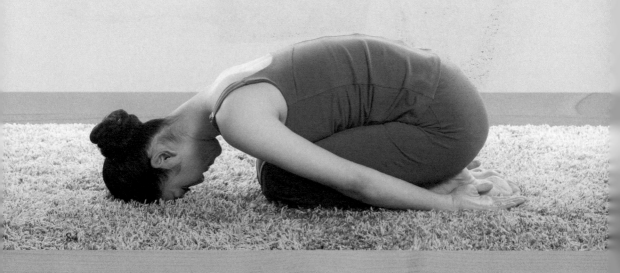

2 呼气时，双手移至身体两侧，上身自尾椎开始，一节一节往前方放松落下，直至腹部贴近大腿，胸部落在膝盖上，额头贴近地面，闭上双眼放松面部肌肉，放松身体，均匀地呼吸。

■**练习技巧** 婴儿式体位，模仿胎儿在母体中的姿势，膝盖蜷缩在腹部下面，背部用腿支撑，让人感觉舒适放松。上身准备往前倾时，先吸气保持脊柱的向上伸直，背部平直；上半身下落时，脊柱一节节地落下，由下至上逐步放松，臀部保持坐在双脚脚跟上不要离开。若臀部无法坐在脚跟上，可以在怀里抱个长枕支撑身体。

■**错误体式示例**
图中的错误在于，因臀部离地，让身体前倾，胸部落在垫子上，致使腰背部得不到应有的放松；颈部也随着错误的体式上扬，变得紧张。

■**示范图解**

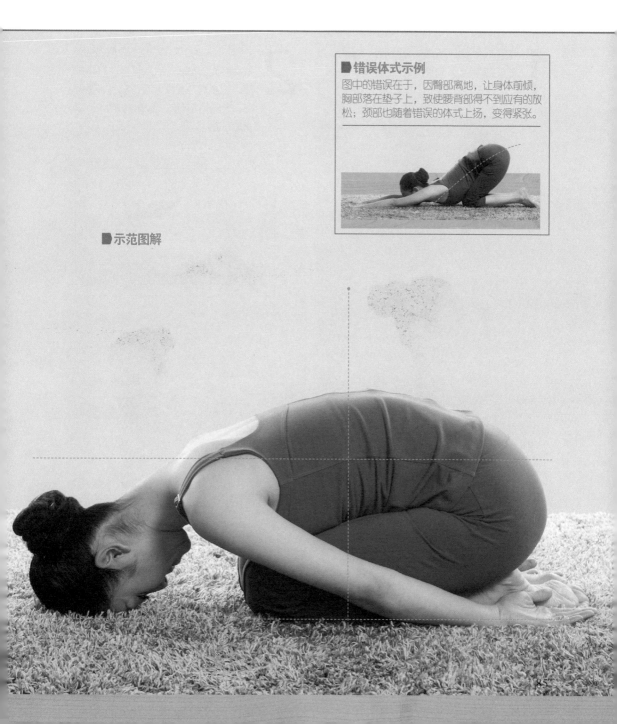

◯ 简单坐转体式

功效： 练习这个体式，可以有效锻炼我们的脊椎，矫正高低肩；刺激腰部和背部的肌群，增强背部弹性，缓解腰背酸痛等症状；灵活膝关节，促进腿部血液循环，缓解腿部紧张，对坐骨神经痛有一定辅助治疗作用；能有效放松身心，安定心神。

1 以简易坐的坐姿预备。双手放在大腿上，眼睛看向前方，脊椎向上充分伸展。

2 吸气，脊柱向上伸延。呼气，臀部坐到双腿右侧的垫子上，双臂带动身体左转，右手落在左膝上方，左手落于身后，颈部保持延伸，下颌微微内收。深长地呼吸。

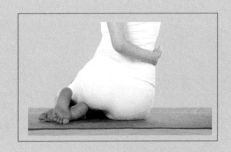

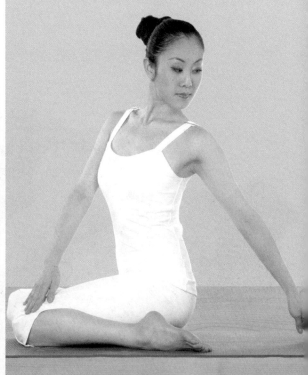

■**练习技巧** 练习此式时，需要保持身体脊柱的伸直，以脊柱为轴线，尾椎为轴心向身体一侧平直扭转，这样在扭转时便不会失去正位。肩部左右放平，不要一高一低或者上耸，影响肩部打开；手臂伸直延展，帮助肩胛骨打开；臀部坐定后不要左右移动。

3 每一次吸气时，都将脊椎向上拉伸一点；每次呼气时，都以脊椎为轴转动身体，试着把左手手背放在右侧腰处。眼睛看向左后方。保持3~5次呼吸的时间，慢慢还原身体，换边练习。

■**错误体式示例**

练习扭转类的动作时，容易出现脊椎弯曲，不能整个上身保持在一个平面旋转的状况。同时伴随着错误姿势的还有高低肩、手肘受力等多种不正确的体态。

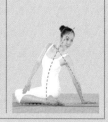

■**示范图解**

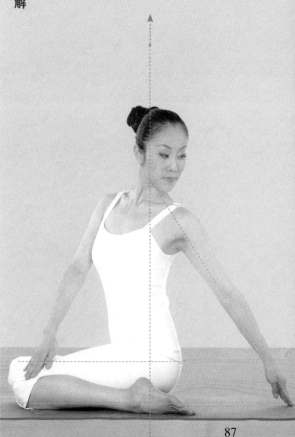

○ 手臂旋转式

功效：此式可以有效锻炼手臂的肌肉，纤细手臂；活动肩部和肘部各个关节，使上肢变得更加灵活；扩张双肩，挺起胸部，美化身体侧面的线条；放松身体，提高对身体的控制能力。

1 双腿并拢跪坐在垫子上，双臂自体侧打开伸平，轻轻握拳，掌心向下，双臂与双肩保持在同一直线上，沿着水平面往外延展。

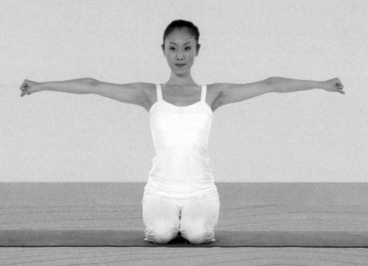

2 吸气，屈双肘，上臂保持与肩膀同高，大拇指落在肩部，双手肘尽量打开，扩张胸腔。

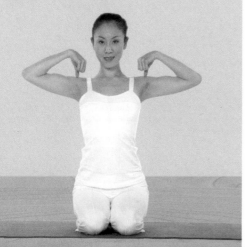

3 呼气，拳上举，小臂与上臂保持垂直。双肘继续向外扩张，感觉手臂和胸前的肌肉得到拉伸。

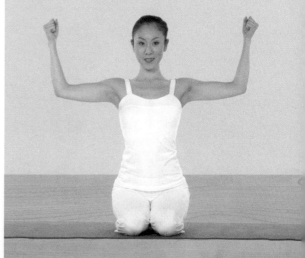

■**练习技巧**　在整个练习过程中，要始终保持上臂与地面平行，双肘笔直地伸向两侧；旋转前臂时，尽可能向里推送，将胸部扩张。初练时可能感觉手臂肌肉酸痛，手臂会上下移动，记住保持呼吸的节奏，坚持一段时间，这种酸痛不受控制的感觉会慢慢消失。

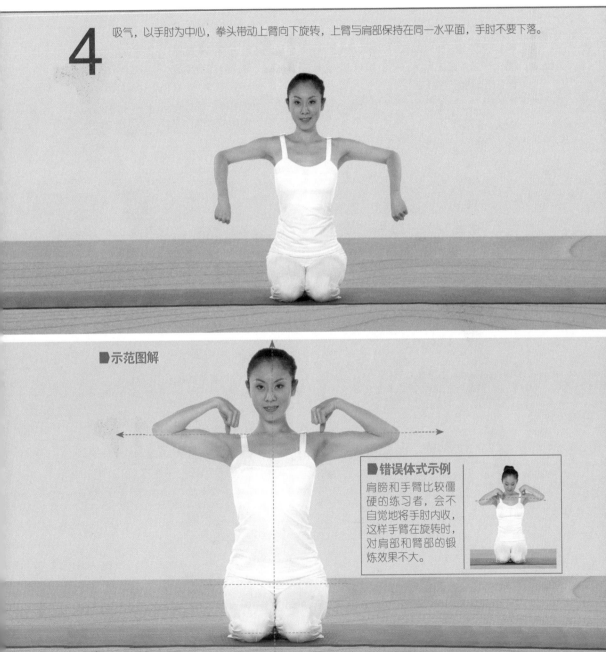

4　吸气，以手肘为中心，拳头带动上臂向下旋转，上臂与肩部保持在同一水平面，手肘不要下落。

■**示范图解**

■**错误体式示例**
肩膀和手臂比较僵硬的练习者，会不自觉地将手肘内收，这样手臂在旋转时，对肩部和臂部的锻炼效果不大。

◯ 跪坐式

功效： 练习此体式，可舒展踝关节、膝关节和髋关节；伸展脊柱，增强腰背力量；强化大腿、小腿和脚腕的力量；促进循环系统的功能，有效调节疲惫身心，为身体注入积极的正面能量。

1 双腿并拢，跪立在垫子上，脚尖压地，小腿肌肉绷紧。双手叉腰，腿部、背部、颈部保持平直，放松呼吸，感觉身体自然舒展。

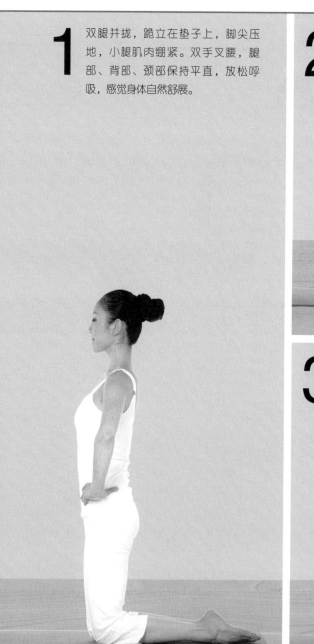

2 吸气，臀部向后坐在双脚脚跟处，身体继续保持平直向上，双肩微微打开，向后收拢肩胛骨。

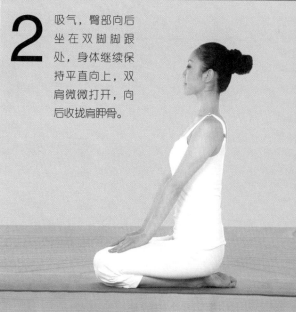

3 呼气，抬高双臂。十指交叉，掌心朝上，感受手臂向上牵拉的力量，臀部不要离开脚跟，腰背保持伸直。

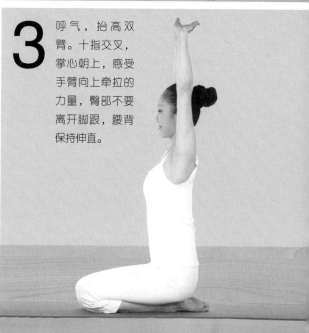

■ **练习技巧** 练习这个体式时，要始终记得保持脊背平直，感觉身体中自头顶有一股牵引力将脊柱向天空方向延伸，髋部放平下压，让脊柱充分伸展；手臂和肩部往外打开时，腰背不要外凸或者内凹，胸腔微微打开，肩部保持平直。脚腕或者膝盖有伤病者，最好不要练习这个体式。

■ **示范图解**

■ **错误体式示例**

肩部灵活性和韧性不够的练习者，在做这个动作时容易出现手臂无法上抬，腰背弯曲的错误姿势。练习时，将双肩打开，就很容易上抬双臂了。腰背保持挺直，也能给身体向上的支撑力，避免身体弯曲和肩颈部僵硬紧绷。

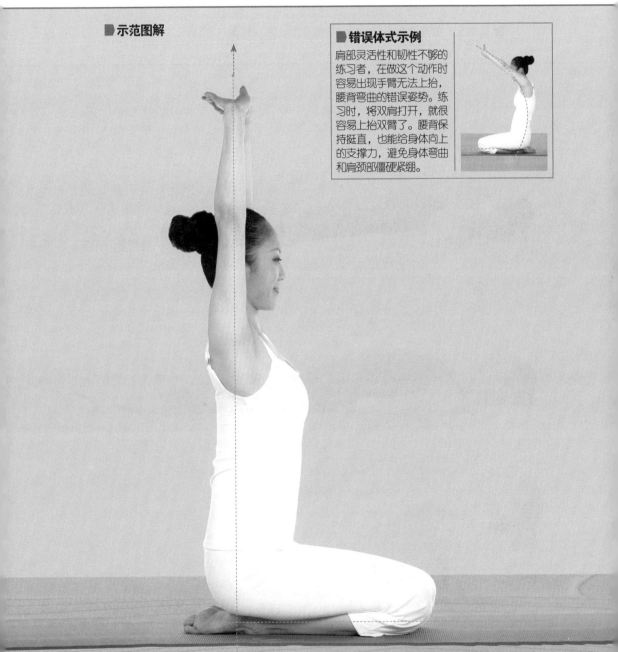

仰卧体式

◯ 鱼式

功效：刺激胸部血液循环，美化胸部线条，矫正驼背现象；拉长颈部，修饰颈部、面部肌肤；促进激素的分泌，增加钙的吸收量，强化脊椎；增加肺活量，有利于减轻哮喘症状，改善呼吸方面的其他问题；调整自律神经平衡和改善失眠、心悸等现象。

▶**高血压、胸部供血不足或颈椎有疾患的人不要练习这套动作。**

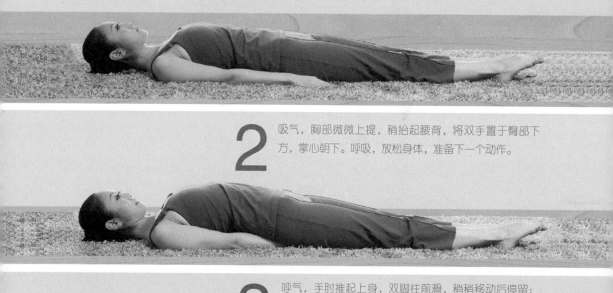

1 仰卧，双手掌心朝下放于身体两侧，脚尖向前伸直。感觉脚跟、小腿、大腿、臀部、背部、头部的重量均匀地放在垫子上，放松身体，呼吸。

2 吸气，胸部微微上提，稍抬起腰背，将双手置于臀部下方，掌心朝下。呼吸，放松身体，准备下一个动作。

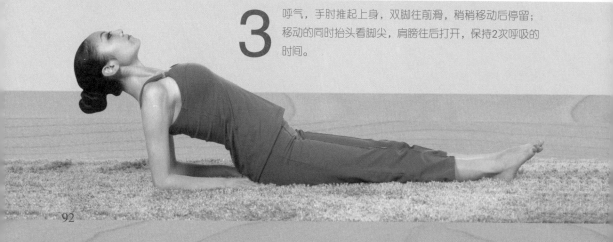

3 呼气，手肘推起上身，双脚往前滑，稍稍移动后停留；移动的同时抬头看脚尖，肩膀往后打开，保持2次呼吸的时间。

▶练习技巧　练习时，想象自己像条鱼般灵活，注意力在胸、腰部；整个体式的重点在于以胸、腰向上提拉的力量抬高上身，臀部、大腿紧贴地面不要左右摇晃；手肘部向肩胛骨方向内收，扩张肩部和胸部，头顶轻放于地面；脚尖和腿部保持平直有助于分散上身带来的压力。

4　再次呼气时，头缓慢后仰，下巴拉高，眼睛看向后，胸部向上挺，身体进一步后仰，至头顶着地，注意力在腰部，肩胛骨在后面夹紧，保持3~5次呼吸的时间。

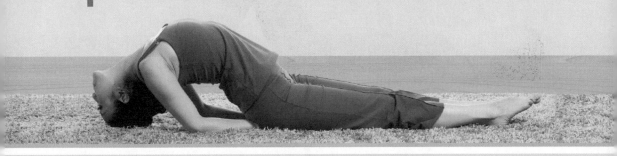

▶错误体式示例

初学者或者胸腰力量不够的练习者往往觉得胸部很难向上抬起，而造成突腰弓腿的状况，既不利于达到练习效果，还会给脊椎造成不必要的压力。

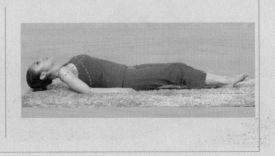

▶示范图解

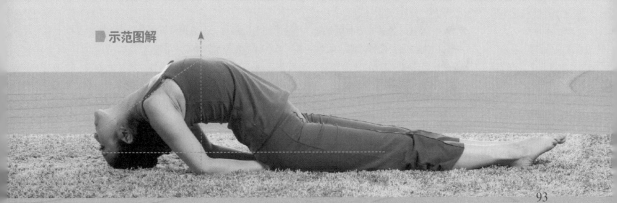

○ 仰卧扭转
　　放松式

功效：练习此式可以强化脚腕关节的灵活性，让膝关节柔软有弹性；强化大腿后侧韧带，减去腿部多余赘肉，纤细美化双腿；灵活髋部，按摩体侧的胆经，疏通经络；使脊椎得到放松伸展。

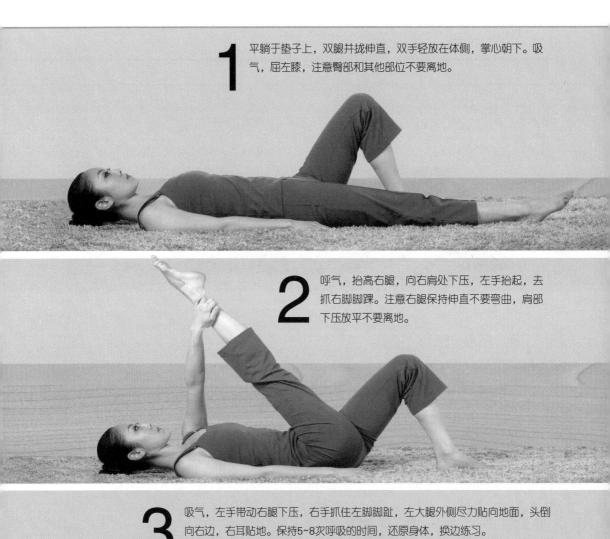

1 平躺于垫子上，双腿并拢伸直，双手轻放在体侧，掌心朝下。吸气，屈左膝，注意臀部和其他部位不要离地。

2 呼气，抬高右腿，向右肩处下压，左手抬起，去抓右脚脚踝。注意右腿保持伸直不要弯曲，肩部下压放平不要离地。

3 吸气，左手带动右腿下压，右手抓住左脚脚趾，左大腿外侧尽力贴向地面，头倒向右边，右耳贴地。保持5~8次呼吸的时间，还原身体，换边练习。

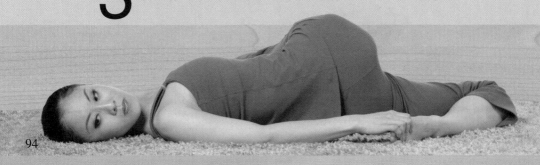

■**练习技巧**　脊椎始终在地面上，腿部向身体一侧倒去时，脊椎保持平展伸直，头部朝相反方向偏，帮助肩部按压在地面，放平肩部，向上扩张胸部；弯曲的那条腿膝盖也尽力贴近地面，不要翘起。

■**初学者和身体僵硬者抓脚踝会有困难，建议使用带子练习。**

■**错误体式示例**

练习此式时容易出现的错误是肩膀跟随下压的腿抬起，让身体和脊椎也抬起，这是错误的扭曲，容易损坏练习者的关节。

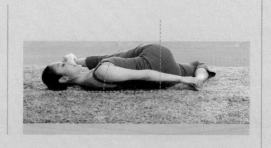

■**示范图解**

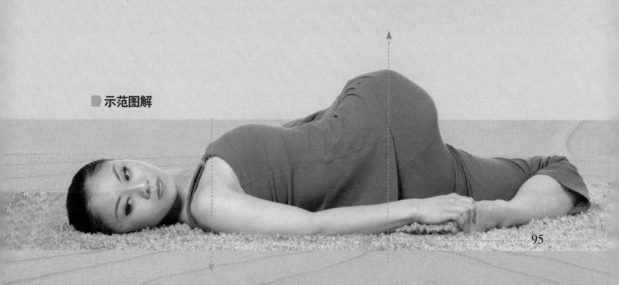

○ 炮弹式

功效： 练习此式，可以有效按摩腹部，刺激腹腔内的各个器官，有助于减轻便秘症状，释放腹中积气，缓解痛经等妇科疾病；同时，此体式还能伸展颈部肌肉，美化颈部皮肤，塑造小腿曲线。

1 仰卧，双手掌心朝下放于身体两侧，脚尖向前伸直。感觉脚跟、小腿、大腿、臀部、背部、头部的重量均匀地放在垫子上，放松身体，呼吸准备。

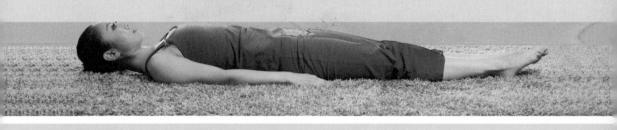

2 吸气，右膝弯曲收起，大腿贴近腹部。髋部、左腿不要离地，上身下压，不要抬起。

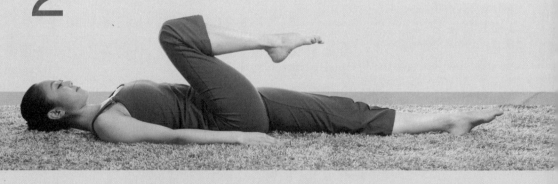

3 呼气，双手交叉抱住左腿膝盖，尽量将右侧大腿往腹部拉，双脚脚尖绷直。整个身体感受到水平线上的伸展，和垂直方向的下沉，保持2~3次呼吸的时间。

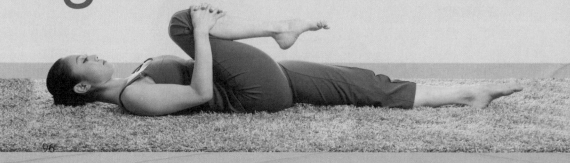

■练习技巧　练习此式时，要注意保持仰卧的正位，由两脚连线的中点向上，耻骨、肚脐、两肩连线的中点、下巴、鼻头、眉心、头顶都在一条直线上。抬起的大腿不可外翻，要尽力贴向腹部，感受大腿前侧与平实腹部的贴合；放下的腿要保持伸直紧贴地面，不要向上翘起；头颈部抬起时，要注意肩部放平，同时也要注意呼吸的配合。

4 再次呼气时，头抬起，下巴贴近膝盖，让右侧大腿贴近腹部，左腿不要离地，继续下压伸直。保持2~3次呼吸的时间，吸气还原。调整呼吸后，换左腿重复动作。

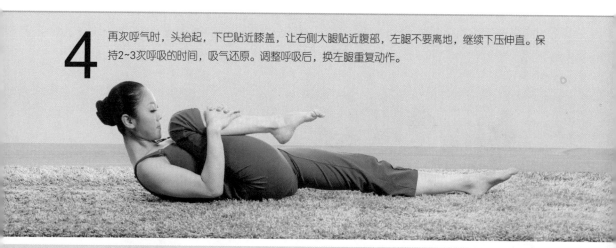

■错误体式示例

平伸落地的大腿翘起时，除了会破坏身体的平衡以外，还会让抬起的大腿后侧无法得到有效拉伸，腹部没有消耗脂肪的感觉。

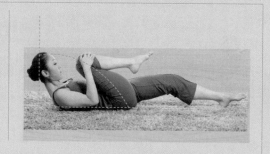

■示范图解

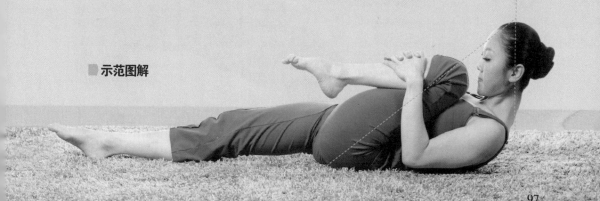

○ 美臀式

功效：强化大腿和臀部肌肉，美化臀部线条；刺激膝关节，预防关节老化和小腿抽筋；挤压颈部，强化甲状腺与扁桃体功能。

1 仰卧，双手掌心朝下放于身体两侧，脚尖向前伸直。感觉脚跟、小腿、大腿、臀部、背部、头部的重量均匀地放在垫子上，放松身体，呼吸。

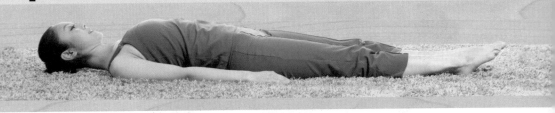

2 弯曲双膝，双脚分开约一肩宽，脚跟紧贴大腿根部，右手抓住右脚踝，左手抓左脚踝，上身保持平躺不动，肩部放平，背部、腰部贴地。

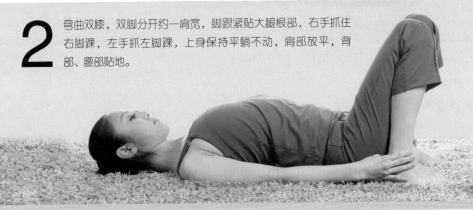

3 吸气，臀部、大腿收紧，腰腹向上抬，双手抓住双脚脚踝，肩胛骨向后夹紧，眼睛看腹部，脚跟抬起，保持此姿势3~5次呼吸的时间。收回时，吐气，缓慢放下腰背。

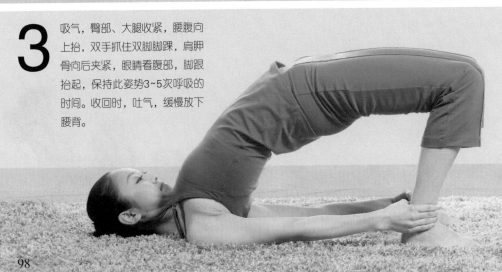

■**练习技巧**　练习此式，身体要有良好的平衡能力，腰背也需要有很好的柔韧性。臀部上顶，完成动作时，一定要感到臀部夹紧，臀肌感觉有轻微酸痛才有效果；肩部打开，胸腔向外扩张，胸部和腰部尽力上抬。练习得比较熟练后，可用手撑住腰背，双腿向前伸直，给臀部带来更大的伸拉，有效锻炼腰背部的肌肉。

■**错误体式示例**

练习此式，容易出现的错误是腰背不能向上拱起抬高，这是由于腰背力量不够，身体用力的点没有在腰部和髋部。练习错误的姿势，会给胸部、肩部和颈部带来很大的压力，使练习者感觉憋气、胸闷。

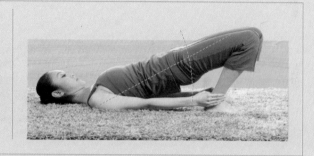

■**示范图解**

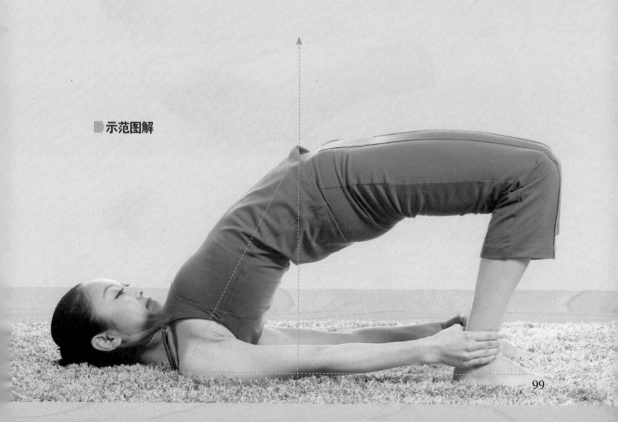

○ 船式

功效： 船式可以刺激我们的甲状腺，促进新陈代谢，增加腹部的血液循环，促进肠胃蠕动，改善消化不良等问题；有助于加强背部、腹部、大腿力量；同时还能帮助塑造腹部、腰部的线条。

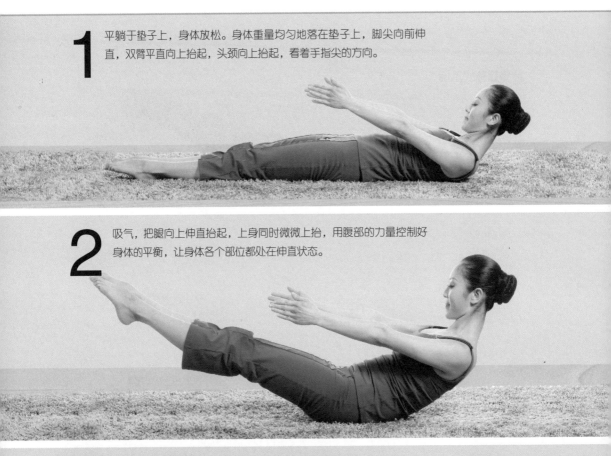

1 平躺于垫子上，身体放松。身体重量均匀地落在垫子上，脚尖向前伸直，双臂平直向上抬起，头颈向上抬起，看着手指尖的方向。

2 吸气，把腿向上伸直抬起，上身同时微微上抬，用腹部的力量控制好身体的平衡，让身体各个部位都处在伸直状态。

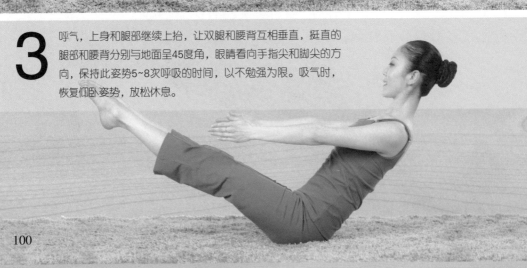

3 呼气，上身和腿部继续上抬，让双腿和腰背互相垂直，挺直的腿部和腰背分别与地面呈45度角，眼睛看向手指尖和脚尖的方向，保持此姿势5~8次呼吸的时间，以不勉强为限。吸气时，恢复仰卧姿势，放松休息。

▋练习技巧 练习此式时，要注意用臀部保持身体的平衡，腹部肌肉使身体呈"V"字形；在吸气时，脊椎向上伸展，腰背不要弯曲；呼气时，感受腹部的紧张，但不要落下身体；双臂应与地面平行，绷直，双臂与双腿、尾骨三者要形成一个稳固的三角形。

▋注意，哮喘、腹泻患者和孕妇不适宜练习此体式；颈部受伤者可将后背靠在墙上，或头靠墙来练习。

▋错误体式示例

此体式需要练习者的腹部有足够的力量。容易出现的错误是颈部脊椎弯曲，无法上抬，腹部力量不足而弯曲双膝。这样身体并没有呈90度的直角，无法锻炼腰背、腹部肌肉，还容易伤害脊椎，使颈部变得酸痛、僵硬。

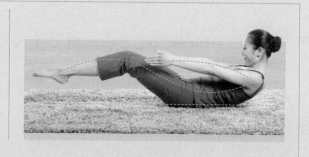

▋示范图解

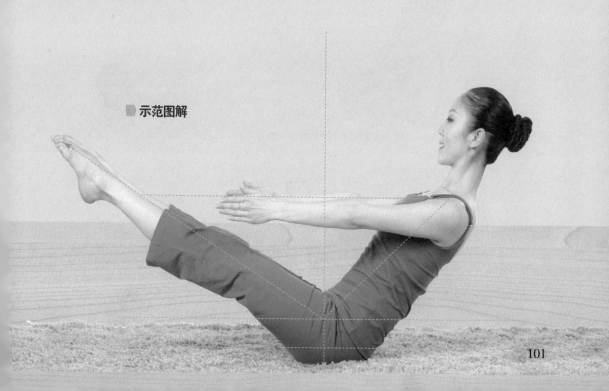

101

○ 桥式

功效：提高脊椎和肩部的柔韧性；刺激神经系统，增强甲状旁腺的功能；舒展胸部、颈部和肩部，提高肺活量，促进身体的消化功能；缓解高血压、哮喘，减轻身体的疲劳，缓解更年期不适。

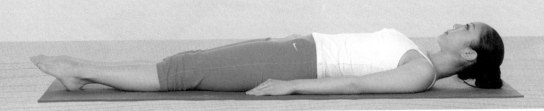

1 仰卧位准备。注意腰背部、臀部紧贴地面，不要挪动。眼睛看向天空，脚尖绷直。

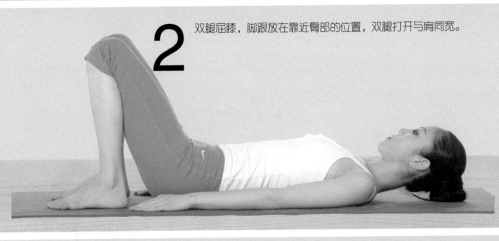

2 双腿屈膝，脚跟放在靠近臀部的位置，双腿打开与肩同宽。

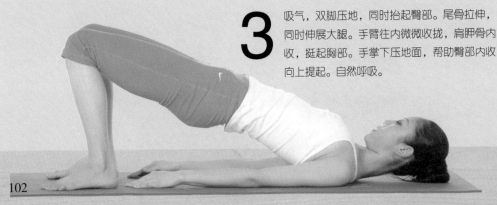

3 吸气，双脚压地，同时抬起臀部。尾骨拉伸，同时伸展大腿。手臂往内微微收拢，肩胛骨内收，挺起胸部。手掌下压地面，帮助臀部内收向上提起。自然呼吸。

■ 练习技巧　练习此式时，要注意将身体各个部位都放在正确的位置上。臀部上抬时，向内收紧尾椎骨，将注意力集中在上抬的髋部和胸腹上；双肩打开，扩张胸腔；头部落地，后脑勺轻压地，头部不动，保持颈椎的自然；双手下压，给腰背部反向的作用力，保持腰背上抬；腿部稳稳地踩住地面，保持大腿与地面平行。

4　呼气时，双手交叉，手臂用力下压，进一步抬高臀部、胸部。双脚朝肩部方向稍稍移动，使臀部进一步抬高。下巴顶住胸锁骨，每次吸气时，胸腹再次往上提起，尽力扩张胸部，抬升臀部。保持5~8次呼吸的时间后，呼气，缓慢放下臀部，放平身体，躺在垫子上休息。

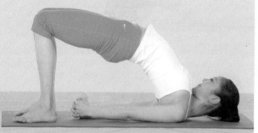

 简易式　若感觉腰背力量不足，可以用双手托住腰部，向内收紧肩胛骨和手肘，帮助胸腹向上抬起。但要注意，上身的重量不要落在手肘上，注意力集中于腰背部，大腿尽量与地面平行。

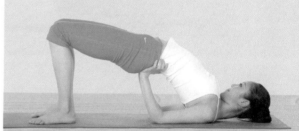

■ 示范图解

■ 错误体式示例
由于腰背力量不足，初学者往往不能正确抬高臀部，肩膀没有向内收也无法帮助抬高胸腹，造成对脊椎和胸腹腔内器官挤压伤害。

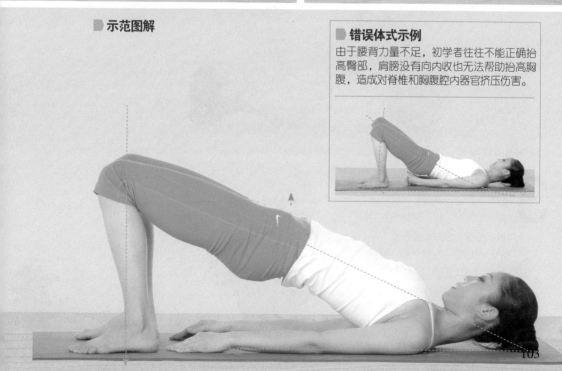

◯ 仰卧抱膝式

功效：拉伸腿部前侧的肌肉，修饰腿部线条，使双腿更加匀称；活动髋关节，使骨盆区域的血液循环加快，滋养盆腔；按摩腹部，促进消化系统功能的改善，消除腹内胀气；灵活双肩，放松肩颈，改善和矫正各种不良体态。

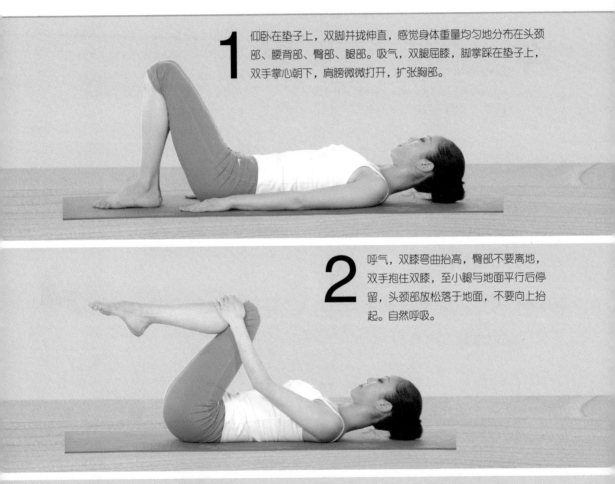

1 仰卧在垫子上，双脚并拢伸直，感觉身体重量均匀地分布在头颈部、腰背部、臀部、腿部。吸气，双腿屈膝，脚掌踩在垫子上，双手掌心朝下，肩膀微微打开，扩张胸部。

2 呼气，双膝弯曲抬高，臀部不要离地，双手抱住双膝，至小腿与地面平行后停留，头颈部放松落于地面，不要向上抬起。自然呼吸。

3 呼吸时，双手帮助膝盖贴近前胸，大腿紧贴腹部。保持深长均匀的呼吸，每一次呼气时，放松脊椎，感觉后背部逐渐平坦延伸，每一次吸气时，都将双膝往胸前压进一点。保持8~10次呼吸的时间，还原身体，平躺在垫子上休息。

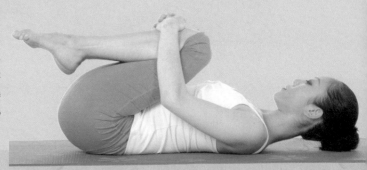

■ **练习技巧**   此体式较为简单，适合绝大多数的练习者练习。在练习时需要注意的是，背部脊椎始终停留在垫子上，不要向上翘起臀部或者头部；双手抱膝时，膝盖尽力压向胸部，小腿与地面平行，不要失去腿部的正位；双肩打开，两侧肩膀下压，扩张胸部。

■ **错误体式示例**

图中的错误是练习此式时较为常见的错误，双腿没有并拢，也没有保持在同一水平面上，拉伸的力不均衡；头颈部用力抬高，给颈椎带来一定压力，使脊椎没有得到有效拉伸。

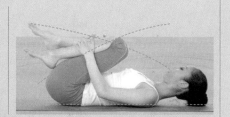

■ **示范图解**

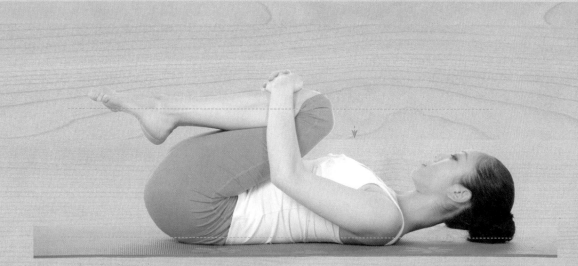

俯卧体式

◯ 眼镜蛇变形式

功效：针对颈、肩、胸、背、臀、腿等部位进行练习，可强化肩、胸、背、臀等部位的肌肉，具有健胸、收腹、美背、提臀等功效；强健背部肌肉能力，提高脊柱的灵活度，促进血液循环，增强脊柱功能；打开胸腔，增加肺活量，消除疲劳，舒缓身心，释放压力；温和按摩内脏，促进甲状腺与肾上腺功能正常运作。

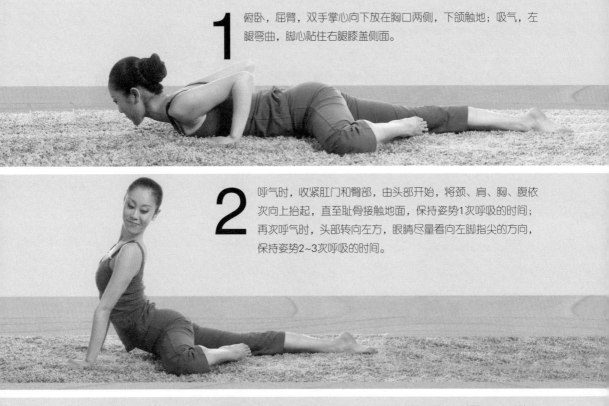

1 俯卧，屈臂，双手掌心向下放在胸口两侧，下颌触地；吸气，左腿弯曲，脚心贴住右腿膝盖侧面。

2 呼气时，收紧肛门和臀部，由头部开始，将颈、肩、胸、腹依次向上抬起，直至耻骨接触地面，保持姿势1次呼吸的时间；再次呼气时，头部转向左方，眼睛尽量看向左脚指尖的方向，保持姿势2~3次呼吸的时间。

3 吸气时，再将上半身一节一节地放回地面，下颌贴地；手臂向后伸直，掌心朝上，调息。吸气时弯曲双臂，换边重复练习。

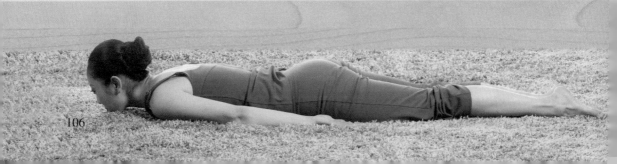

▮练习技巧 练习此式时不可用爆发力，要尽量使身体处于舒适状态，让脊柱一节节地向后舒展；伸展时，左右双肩、手掌、骨盆应保持在同一直线上，让身体处于对称平衡的状态；向后弯曲脊椎时，尾骨应向下收紧，臀部肌肉收紧，大腿绷直；向后伸展的幅度要以个人感觉舒适为限，不要勉强让身体向后弯曲。

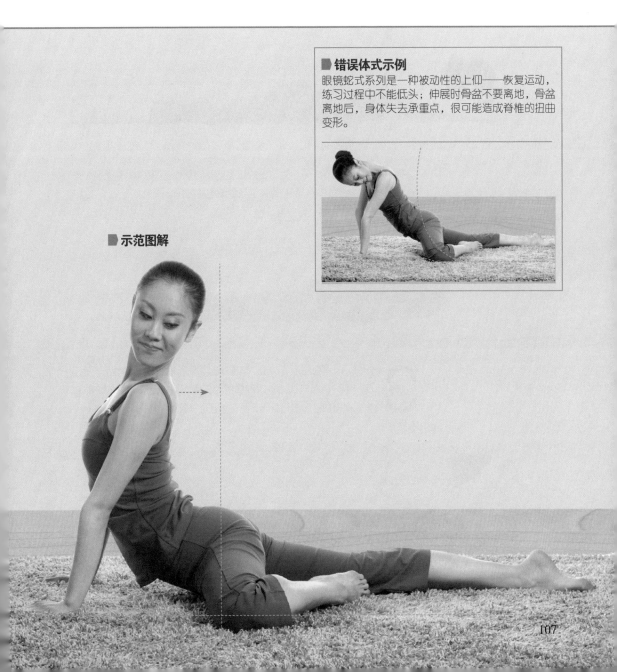

▮错误体式示例
眼镜蛇式系列是一种被动性的上仰——恢复运动，练习过程中不能低头；伸展时骨盆不要离地，骨盆离地后，身体失去承重点，很可能造成脊椎的扭曲变形。

▮示范图解

俯卧飞机
扣手式

功效：这种体式让背部肌群得到充分伸展，能有效促进肩背的脂肪燃烧，使肩背肌群更纤长有力，肩部平滑圆润，背部紧实具有曲线美；让全身得到伸展，塑造匀称、协调的完美体态。

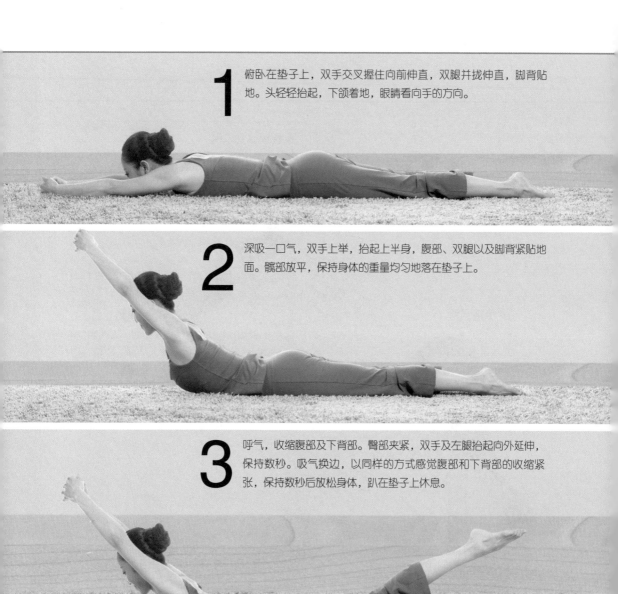

1 俯卧在垫子上，双手交叉握住向前伸直，双腿并拢伸直，脚背贴地。头轻轻抬起，下颌着地，眼睛看向手的方向。

2 深吸一口气，双手上举，抬起上半身，腹部、双腿以及脚背紧贴地面。髋部放平，保持身体的重量均匀地落在垫子上。

3 呼气，收缩腹部及下背部。臀部夹紧，双手及左腿抬起向外延伸，保持数秒。吸气换边，以同样的方式感觉腹部和下背部的收缩紧张，保持数秒后放松身体，趴在垫子上休息。

■**练习技巧** 抬起上身和腿部时，手脚尽量延伸，每个动作保持数秒。手脚不用抬得过高，离地感受到拉伸即可；同时一定要注意保持身体的稳定，不要晃动，髋部放平，和腹部一起支撑身体。意识集中在下背部，臀部夹紧，膝盖伸直，往正后方抬起，尽量不要弯曲或朝体侧打开。

■**错误体式示例**

由于腰背力量不足，初学者或者腰椎有疾患的练习者无法抬起上身和腿部，为了追求姿势标准而错误地只抬高腿部，这样做会给脊椎和骨盆区域带来损害。

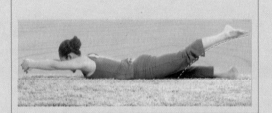

■**示范图解**

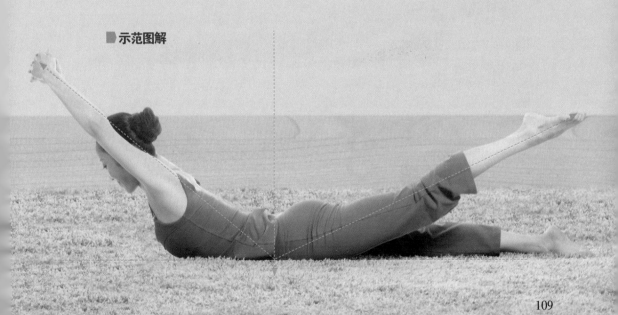

◯ 飞机扭转式

功效：腰部的扭转动作，可有效收紧、拉长身体侧面的肌群，快速减少腰部脂肪；身体的左右扭转动作配合头部的扭转，能使双肩对称，细致肩、颈肌肤；通过身体的伸展还可增加脊椎的弹性和灵活性，使之更加强壮。

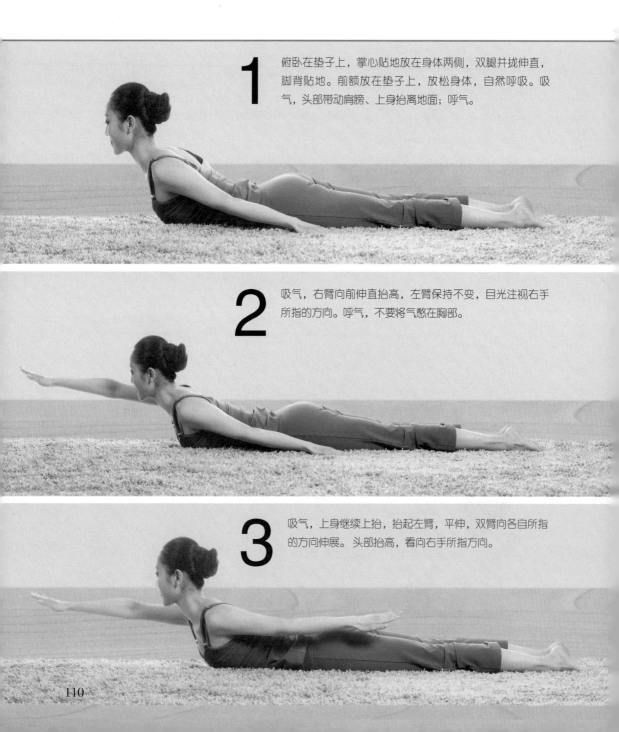

1 俯卧在垫子上，掌心贴地放在身体两侧，双腿并拢伸直，脚背贴地。前额放在垫子上，放松身体，自然呼吸。吸气，头部带动肩膀、上身抬离地面；呼气。

2 吸气，右臂向前伸直抬高，左臂保持不变，目光注视右手所指的方向。呼气，不要将气憋在胸部。

3 吸气，上身继续上抬，抬起左臂，平伸，双臂向各自所指的方向伸展。头部抬高，看向右手所指方向。

▋练习技巧　臀部不要向前或向后移动，利用腰背的力量，平稳地吸气、呼气，在吸与呼的过程中始终收缩腹部，感觉肋骨架像一架手风琴那样向两侧扩张和收缩，吸气时延伸手臂和脊椎，在呼气时去感觉脊柱和肩颈的放松。

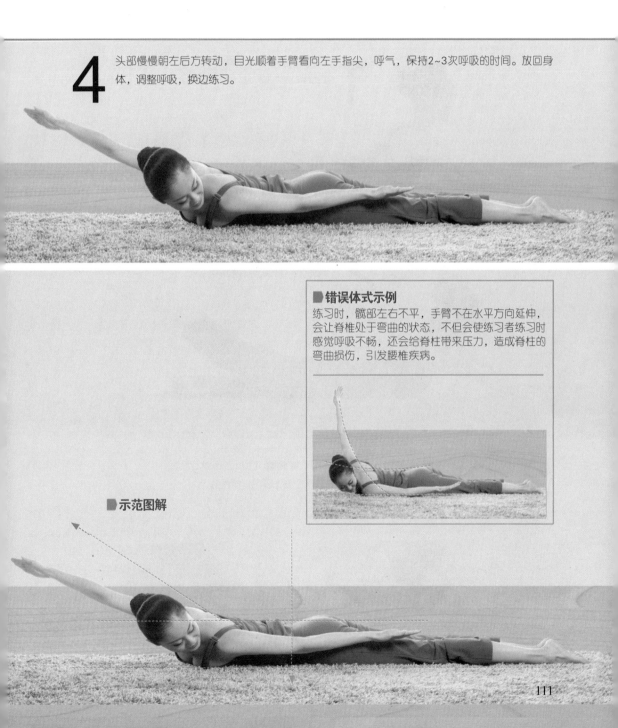

4 头部慢慢朝左后方转动，目光顺着手臂看向左手指尖，呼气，保持2~3次呼吸的时间。放回身体，调整呼吸，换边练习。

▋错误体式示例
练习时，髋部左右不平，手臂不在水平方向延伸，会让脊椎处于弯曲的状态，不但会使练习者练习时感觉呼吸不畅，还会给脊柱带来压力，造成脊柱的弯曲损伤，引发腰椎疾病。

▋示范图解

◯ 俯卧飞机式

功效：练习此体式，可以很好地协调身体的平衡能力，增强身体的能量；收紧手臂、腿部，有效消耗身体各个部位的脂肪，塑造完美的身体线条；锻炼腰腹力量，按摩腹部器官，激发身体活力。

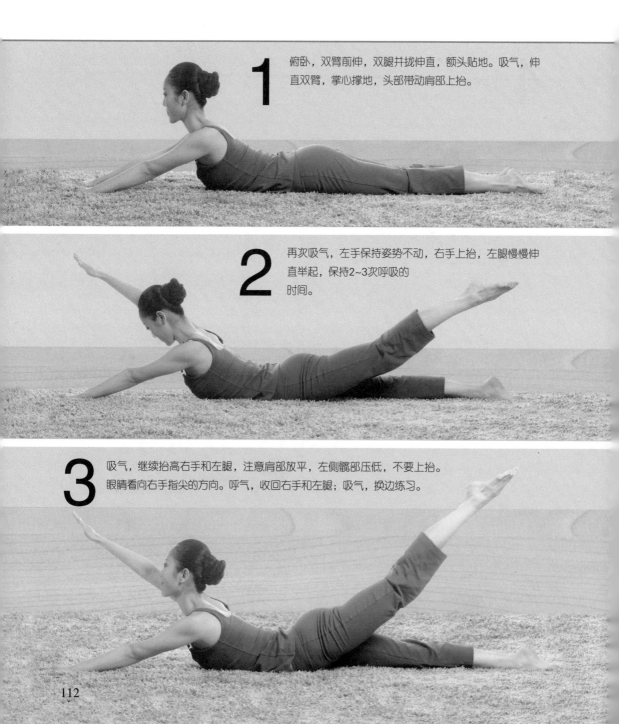

1 俯卧，双臂前伸，双腿并拢伸直，额头贴地。吸气，伸直双臂，掌心撑地，头部带动肩部上抬。

2 再次吸气，左手保持姿势不动，右手上抬，左腿慢慢伸直举起，保持2~3次呼吸的时间。

3 吸气，继续抬高右手和左腿，注意肩部放平，左侧髋部压低，不要上抬。眼睛看向右手指尖的方向。呼气，收回右手和左腿；吸气，换边练习。

▊**练习技巧**　练习此式时，要注意身体的平衡，同时，还需要在呼吸上加以控制和保持，呼气时，浅而轻，吸气时，深而有力。练习过程中，也需要练习者有良好的控制力和意志力，将髋部、肩部都保持在左右平衡的状态，不要一高一低，感觉身体向两边伸展。

▊**错误体式示例**

图中的错误在于右臂抬起时两肩不平，带动髋部也失去了正位。这样的练习，很明显地让背部、腿部的肌肉失去顺畅平滑的线条，变得紧张。错误姿势容易造成肌肉酸痛，关节部位的活动错位、受伤磨损。

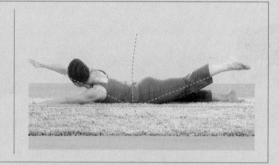

▊**示范图解**

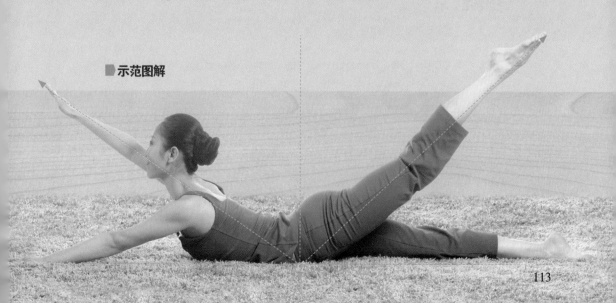

○ 猫变形式

功效: 练习此式可以充分伸展背部、腿部和肩部,改善血液循环,消除肩膀酸痛和疲劳,女性的各种妇科疾病也能得到有效调理;还能够让脊椎得到适当的伸展,增加身体的灵活性。

1 俯卧,双臂前伸,掌心朝地,双腿并拢伸直,脚尖点地,下巴着地,自然呼吸。

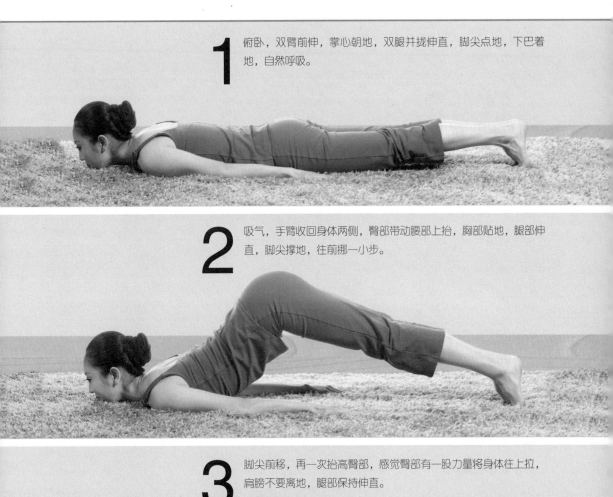

2 吸气,手臂收回身体两侧,臀部带动腰部上抬,胸部贴地,腿部伸直,脚尖撑地,往前挪一小步。

3 脚尖前移,再一次抬高臀部,感觉臀部有一股力量将身体往上拉,肩膀不要离地,腿部保持伸直。

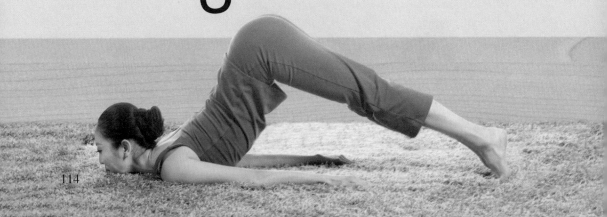

▌练习技巧　练习此体式时，一定要注意保持好身体的平衡，以免扭伤腰椎和颈椎。臀部上抬时，髋部不要左右晃动，注意观察两肩是否平行呈一条直线，往外打开，切忌含胸缩肩；腿部要尽力伸直不要弯曲。练习这个体式时，一定要注意动作的轻柔与缓慢，并配合正确的呼吸。

▌错误体式示例

由于此式也会给腰部带来一定的压力，所以腰部不够灵活和腿部韧性不够的练习者可能会弯曲膝盖，肩膀前移。练习时若不能控制自己的身体，则有可能造成肩部和膝关节的损伤。

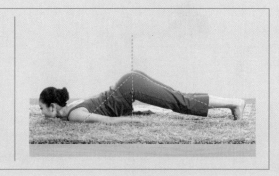

▌示范图解

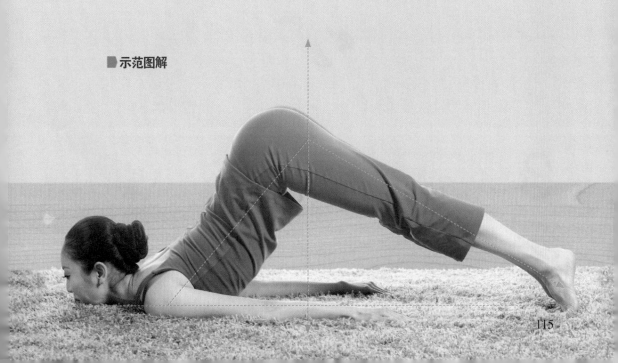

◯ 下犬式变体

功效： 改善消化系统的功能；缓解失眠、生理期和更年期不适及下背部疼痛；增强手臂、腿部、躯干的力量；伸展手掌、胸部、背部、腘绳肌腱、小腿和双脚，使全身充满能量。

1 双手双脚撑地，跪立在垫子上，把双手置于肩部正下方，均匀张开手指，使手掌面及各个手指紧贴地面，努力向下伸展。吸气，由手部至肩部拉紧肌肉，呼气，收拢肩胛骨。

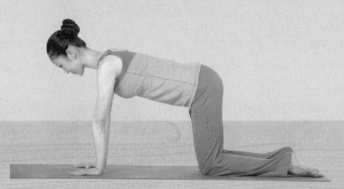

2 保持双臂伸直，由腕部至肩部收紧肌肉，吸气，提臀，伸直双腿，双脚分开约肩宽，脚掌着地。背部保持平直，通过脊柱和臀部拉伸背部。

3 伸开脚趾，脚后跟紧压地面，双腿拉直，上身挺直。呼气，抬起左腿，使左腿与肩背保持在同一直线上，停留3~5次呼吸的时间，还原身体，换边重复练习。

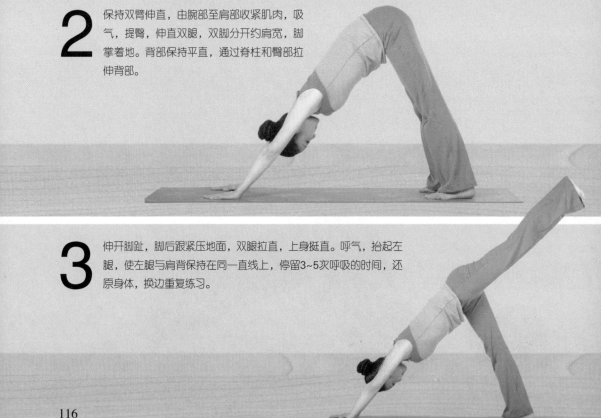

■练习技巧 练习这个体式时，注意力集中在双腿后侧的拉伸和背部的平直延伸上。双手臂向前伸直，手掌紧压住地面，不要前后移动，也不要弯曲手肘；腿部伸直，脚后跟尽量踩地，双膝分开，与双脚同宽；臀部上抬时，可以将腰部微微往内压，加大拉伸的力度。

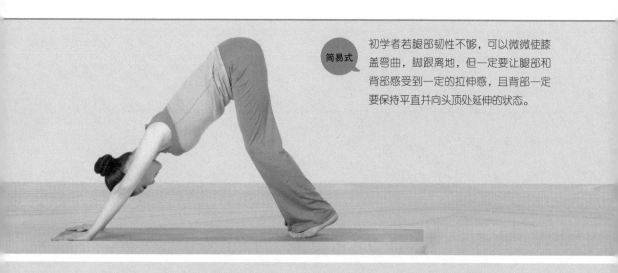

简易式 初学者若腿部韧性不够，可以微微使膝盖弯曲，脚跟离地，但一定要让腿部和背部感受到一定的拉伸感，且背部一定要保持平直并向头顶处延伸的状态。

■错误体式示例

练习时的错误在于膝盖弯曲、脚跟踮起、背部拱起没有平直延伸。这样的姿势虽然缓解了背部和腿部的紧张感，但同时也让身体的下背部和腿部没有得到拉伸，给双肩和双手掌带来较大的压力，极易扭伤手腕关节。

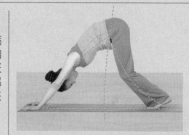

■示范图解

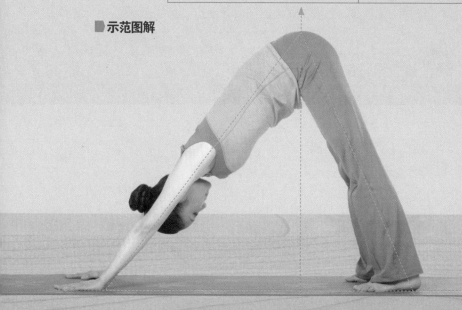

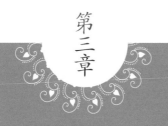

第三章

瑜伽的中级动作

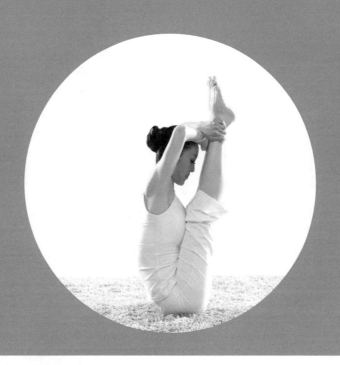

站姿体式

◯ 半莲花站立前屈式

功效：此体式对全身的关节都有很好的伸展效果，尤其是膝关节、踝关节和肩关节，能预防膝关节僵硬；能有效消除膝盖周围的赘肉，拉长腿部的比例；抬起的腿紧贴大腿根部和腹部，在深呼吸时，能有效按摩内脏器官，温暖腹部。

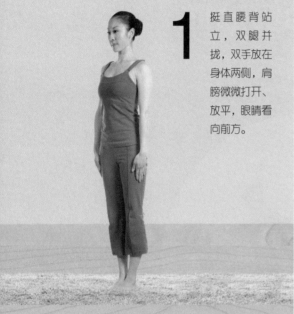

1 挺直腰背站立，双腿并拢，双手放在身体两侧，肩膀微微打开、放平，眼睛看向前方。

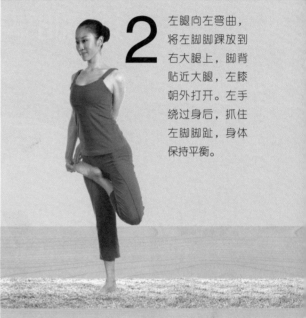

2 左腿向左弯曲，将左脚脚踝放到右大腿上，脚背贴近大腿，左膝朝外打开。左手绕过身后，抓住左脚脚趾，身体保持平衡。

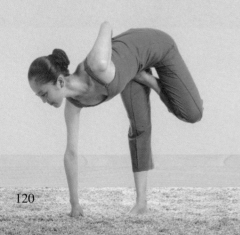

3 深深吸气，呼气时身体有控制地缓慢向前屈，右手碰到前方的垫子后，停留保持住，右腿不要弯曲，脊柱也应向前伸展。保持3~5次呼吸的时间。

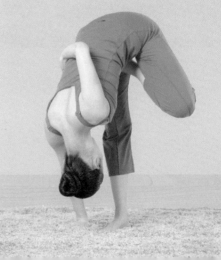

4 再次呼气时，身体进一步向前弯曲，低头，使胸口尽量向大腿靠近，保持两次呼吸的时间。

■练习技巧　此体式对身体的平衡性要求较高，练习过程中一定要保持动作的协调性，俯身下屈时，右腿支撑着全身的重量，注意不要左右晃动；左腿贴近大腿根部和腹部，膝盖朝外打开，帮助保持平衡的同时，伸展大腿内侧肌肉；头颈部不要下垂，和脊椎在同一直线上，保持身体的控制力。

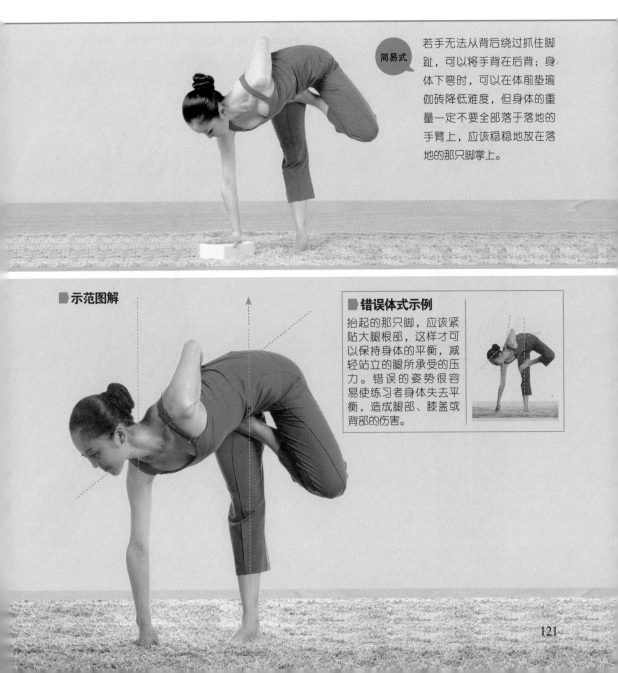

简易式　若手无法从背后绕过抓住脚趾，可以将手背在后背；身体下弯时，可以在体前垫瑜伽砖降低难度，但身体的重量一定不要全部落于落地的手臂上，应该稳稳地放在落地的那只脚掌上。

■示范图解

■错误体式示例
抬起的那只脚，应该紧贴大腿根部，这样才可以保持身体的平衡，减轻站立的腿所承受的压力。错误的姿势很容易使练习者身体失去平衡，造成腿部、膝盖或背部的伤害。

○ 舒缓拉背式

功效：练习这个体式，可以有效修饰身体各个部分的线条，收紧大腿后侧、上臂的多余的赘肉；锻炼身体的控制能力和平衡能力，改善腰椎间盘突出等问题；同时可以增强面部血液循环，改善面部细纹。

1 挺直腰背站立，双脚打开约两个肩宽的位置，双臂自然垂落，放在大腿外侧，肩膀放松，胸部微微挺起，注意腰部保持平直，不要翘臀凸肚。

2 吸气，自体侧抬高双臂，交叉于头顶位置，左手握住右臂肘部，右手握住左臂肘部；呼气，腰背挺直，脊椎向上延伸，停留保持1次呼吸的时间。

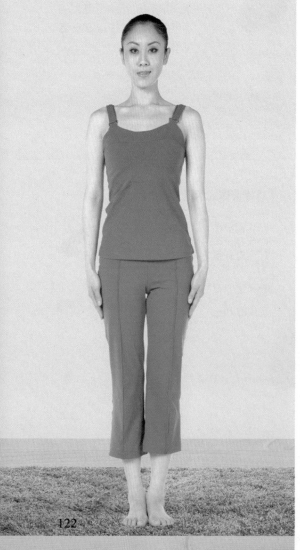

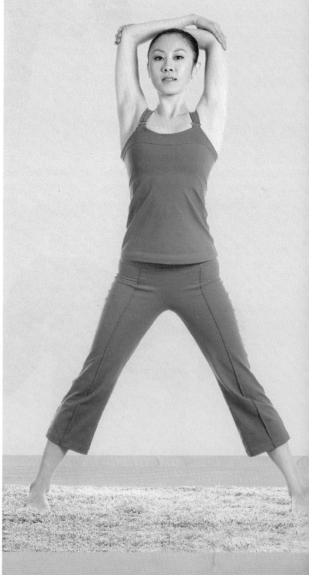

练习技巧　练习此式时，一定要控制好身体的平衡，动作要缓慢；身体前倾下落时，膝盖不要弯曲，脚跟贴地不要前后摇晃；整个练习过程中，尽量保持背部的平直，配合呼吸拉伸身体，不要憋气。初学者或腰部韧性不够的练习者，要保持脊椎的伸直，感受到腰背和大腿后侧的拉伸即可，可以放几块瑜伽砖在身体前侧，来帮助身体保持平衡，降低练习难度。练习熟练后，可以尝试双腿往前倾，感受腿部更大的拉伸力度。

3

吸气，脚掌稳稳贴住地面不动；呼气，绷直双腿，身体在双臂有控制的带动下缓慢前屈，至上半身与地面平行，脊椎向前向下延伸。

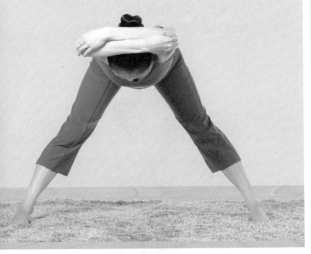

错误体式示例

身体下弯时，脊柱若无法做到向前伸展，会给腰部、腹部带来很大压力，同时还有可能使身体重心不稳，失去平衡。

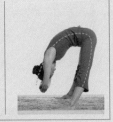

示范图解

4

再次呼气时，臀部收紧，腰背、双腿挺直，身体继续向前弯曲，至双臂落至地面，停留3~5次呼吸的时间。还原时，松开双臂，自体前缓缓带动身体回复到原位。

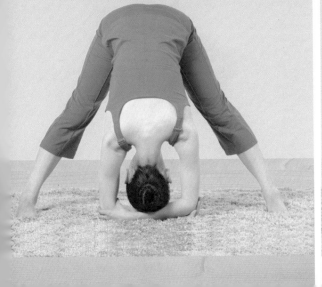

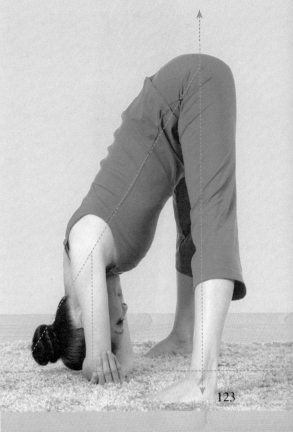

○ 鸟王式

功效： 锻炼整体的平衡性，协调手部和肩部的关节，使手臂更灵活；锻炼双臂的韧性，收紧双臂松弛的肌肉，使手臂线条更美；活动手腕关节，避免"鼠标手"的产生；修饰双腿，塑造笔直的腿部线条。

1 挺直腰背站立在垫子上，目视前方。双肩微微朝外打开，手臂自然垂落于体侧，脚掌稳稳站立，紧贴地面。

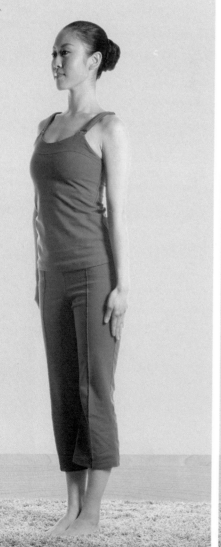

2 双膝略微弯曲，抬起左小腿，从前面跨过右膝，勾住右小腿，将身体重心放在两腿之间，右脚趾张开，牢牢抓住垫子。腿部力量不够的练习者，可将一条腿跨过另一条腿的膝盖，以脚尖点地，给身体更多支撑力量。

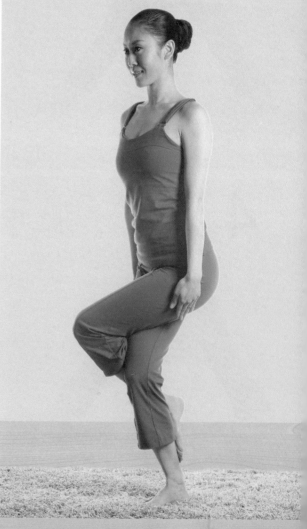

▍练习技巧 尽量保持好呼吸，动作宜缓慢，手臂交叠后，尽量上抬，令上臂保持与地面平行的位置，这样手臂拉伸与肩部的活动更加到位；下弯时，腰身保持平直，不要驼背或者弯腰；脚部要稳稳地站立在垫子上，控制好身体的平衡。

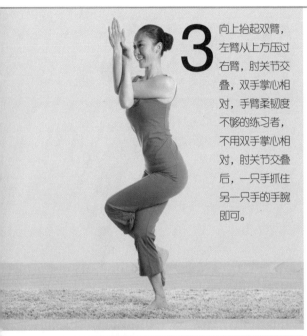

3 向上抬起双臂，左臂从上方压过右臂，肘关节交叠，双手掌心相对，手臂柔韧度不够的练习者，不用双手掌心相对，肘关节交叠后，一只手抓住另一只手的手腕即可。

▍错误体式示例

鸟王式是个极其优美的姿势。但是如图所示的动作，使支撑腿弯曲，双手胡乱缠绕，都令练习者不仅体会不到各个部位的拉伸，而且令其失去身体平衡。错误的姿势在扰乱呼吸的同时，还有可能给身体带来运动伤害。

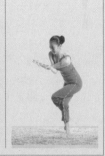

▍示范图解

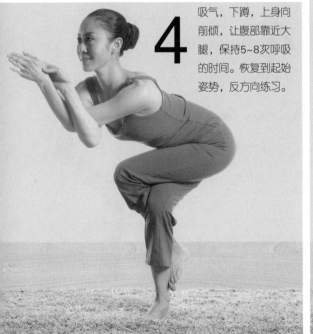

4 吸气，下蹲，上身向前倾，让腹部靠近大腿，保持5~8次呼吸的时间。恢复到起始姿势，反方向练习。

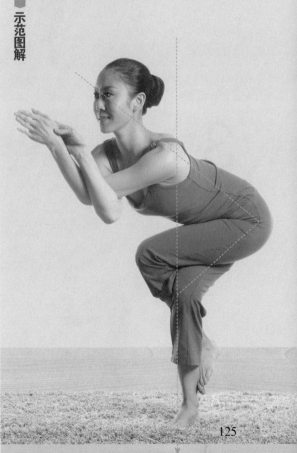

○ 壮美式

功效：消耗大腿的脂肪，消除腿部赘肉，使腿部曲线修长，体态匀称；美化臀部曲线，塑造完美翘臀；强化内脏，改善胃部功能；按摩内脏器官，对治疗糖尿病有一定辅助效果。

1 身体右转90度，挺直腰背，目视前方。双肩微微朝外打开，手臂放于体侧，耳朵、肩膀、髋部和脚踝都处在同一垂直于地面的垂直线上，脚掌稳稳站立，紧贴地面。

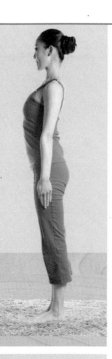

2 左手握左脚，右手自体前抬高伸直，拇指与食指合拢，其余三指伸直。眼睛看正前方，上身微微向前倾，正常呼吸，身体保持平衡。

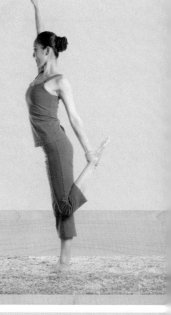

3 吸气，右手向前伸直，身体向上向前伸展，左腿向后向上抬高，左手臂抓紧脚掌，保持好身体的平衡。

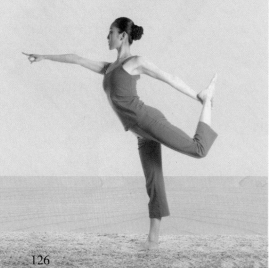

4 集中意识，吐气，左腿尽量往后上方提高，收紧臀部，注意力在腰肌、大腿上，保持3次呼吸的时间。吐气时，放松后腰背部位，还原，左右腿交换再做一次动作。

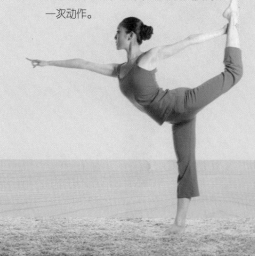

■ **练习技巧** 　在瑜伽的体式中，这是一个经典体式，需要身体有良好的平衡能力和支撑力量。练习时，站立的那条腿稳稳贴住地面，手臂要把大腿从后侧尽量向上提，往身体方向拉伸，不要偏离；肩膀放松，上半身不要向前弯。当动作熟练以后，眼睛看向上面的手指尖，让腿部尽量往身体靠拢，腰背部和腿部在侧面形成美丽的"U"字形。

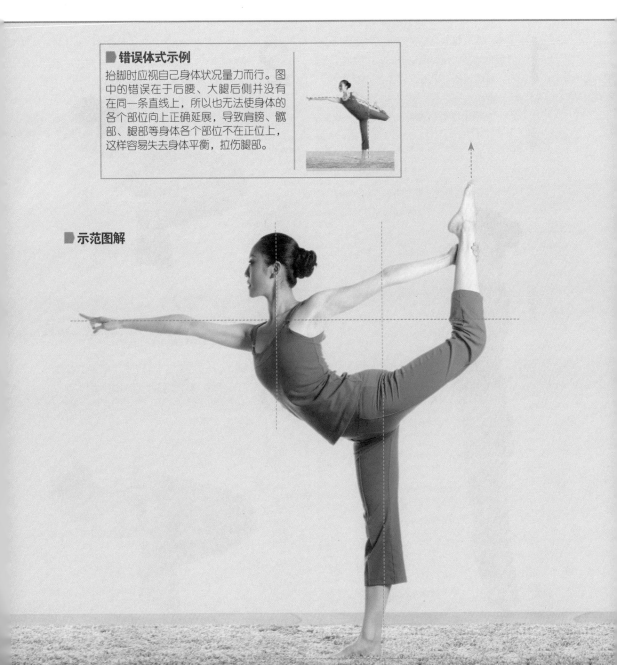

■ **错误体式示例**
抬脚时应视自己身体状况量力而行。图中的错误在于后腰、大腿后侧并没有在同一条直线上，所以也无法使身体的各个部位向上正确延展，导致肩膀、髋部、腿部等身体各个部位不在正位上，这样容易失去身体平衡，拉伤腿部。

■ **示范图解**

○ 脊椎扭转式

功效：练习此式可以有效锻炼腿部肌肉的力量，收紧腿部后侧多余的赘肉，修饰腿部线条；使腿部、臀部的各个关节灵活；向前拉伸背部的脊椎，可刺激腹腔内的器官；打开双肩，使肘部和肩部灵活，减轻肩颈疼痛和腰背酸痛；还能加快面部血液循环，细致、美化面部肌肤。

1 站姿，重心均匀分布在双脚上，双手自然垂落在体侧，抬头挺胸，小腹内收，肩膀放松。吸气，双手在体前合十，肘部抬高，双手小臂平行于地面的一条直线，肩膀放平。

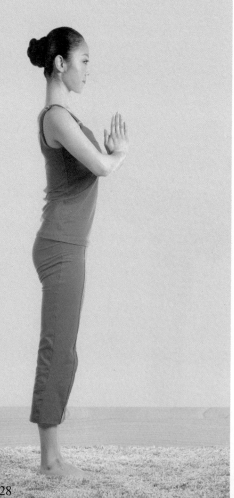

2 呼气，双手合十不动，弯曲双腿膝盖，臀部向后坐，背部伸直朝前倾，至腹部贴近大腿后，保持呼吸。

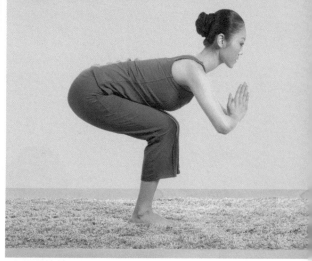

3 保持身体的平衡，身体右转，左手肘抵住右腿膝盖，目视地面，呼吸时，用大腿去感觉腹部的起伏。

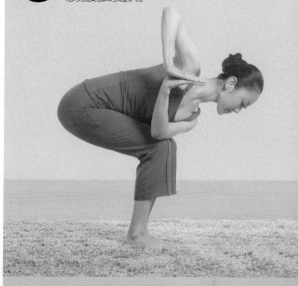

■练习技巧 练习此式时，双腿要保持平稳，髋部也相应地保持左右平行；臀部往后，保持上半身与地面大致平行的状态。上半身朝一边扭转时，注意上半身的重量不要全部落在左手手肘上；脊柱在平直的状态下微微扭转，做深长的呼吸，呼吸时放松背部，吸气时再将身体往上转动一些；眼睛看向双手指尖，颈椎朝前伸直，帮助保持脊柱的伸直状态。

4 再次吸气，身体向右上方转动，双肩保持平行，尽量与地面垂直。停留2~3次呼吸的时间，将身体还原至正前方，向左边转动身体，给脊椎以反方向的扭转。

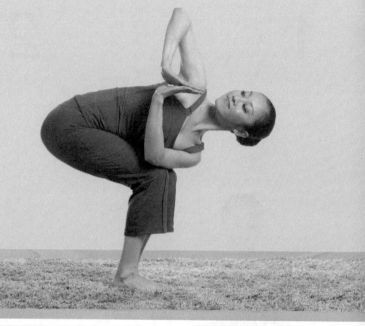

■**示范图解**

■错误体式示例

上身朝前朝下倾时，会减少腰背及臀部的拉伸，让腿部、臀部、脊椎得不到应有的锻炼，还让上半身往前倾，可能使身体失去平衡；同时，图中左右腿和髋部明显不在同一水平线上，这样会导致脊椎和侧腰在不正确的位置扭转，有可能造成身体受伤。

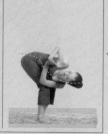

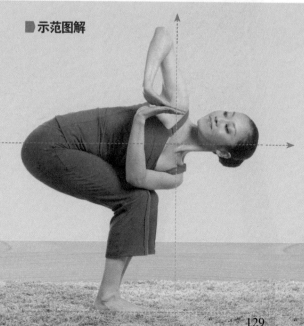

○ 前蹲式

功效：练习本体式，可以有效锻炼腿部后侧和前侧的肌肉；灵活髋关节、膝关节和腕关节；朝前伸展脊椎，拉伸背部，改善腰椎间盘突出等症状；为骨盆区域注入能量，对生殖、消化系统的疾病都有一定的辅助治疗作用。

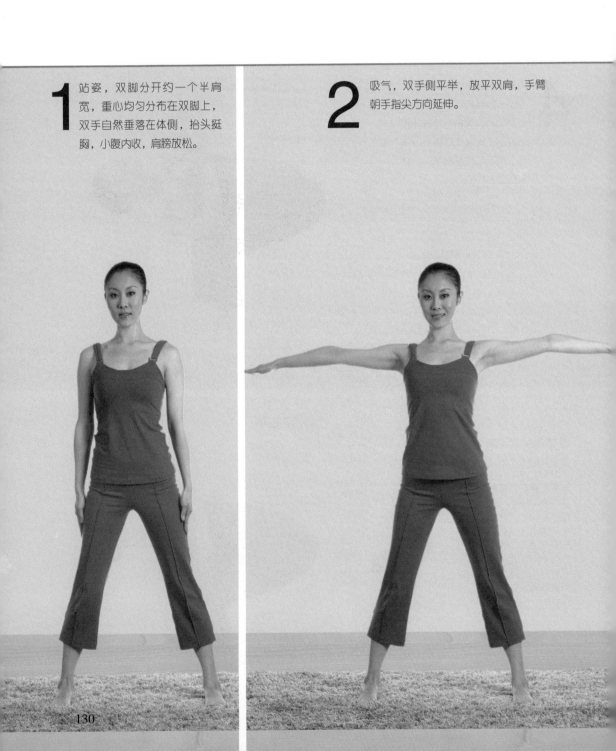

1 站姿，双脚分开约一个半肩宽，重心均匀分布在双脚上，双手自然垂落在体侧，抬头挺胸，小腹内收，肩膀放松。

2 吸气，双手侧平举，放平双肩，手臂朝手指尖方向延伸。

■练习技巧　练习此式时，双腿要保持平稳，髋部也相应地保持左右平行；双膝向里靠拢，收紧腿部肌肉，臀部不要放松；臀部往后帮助维持身体平衡的同时，还能有效地修饰臀形；脊柱始终保持向前延伸，不要塌腰或者驼背；腹部收紧，保持身体朝前朝上延伸；手臂在体前放松合十，肩部也随之放松。

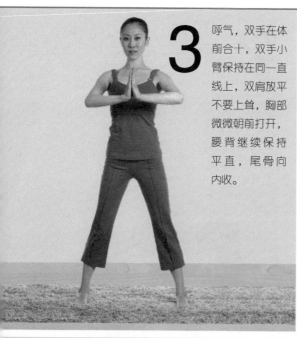

3　呼气，双手在体前合十，双手小臂保持在同一直线上，双肩放平不要上耸，胸部微微朝前打开，腰背继续保持平直，尾骨向内收。

■错误体式示例

练习时，要保持腿部前侧有一定的紧张感，否则可能让臀部过于向后坐；让脊柱向前伸直时，双膝往外打开，也会让腹部放松；手臂和手肘过于打开，会造成肩部上耸，令肩颈变得疲劳。

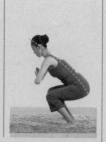

■示范图解

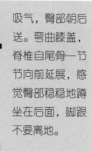

4　吸气，臀部朝后送。弯曲膝盖，脊椎自尾骨一节节向前延展，感觉臀部稳稳地蹲坐在后面，脚跟不要离地。

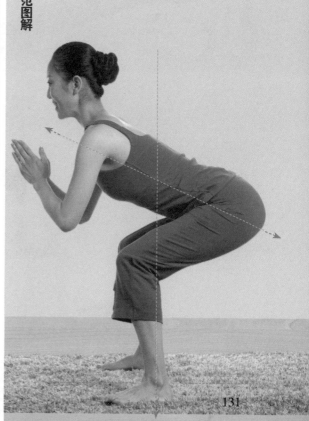

○ 新月式

功效： 练习此式，可以有效强化双脚、脚腕、小腿、膝部和大腿的力量，增强肌肉耐力，锻炼练习者的意志力；增强循环系统的功能，增加肺活量；提高身体的平衡控制能力；舒展髋部和肩部，纠正各种不良体态，使身体变得更轻盈。同时，对于缓解坐骨神经痛还有一定效果。

1 以站姿为起始姿势。吸气，左脚向前迈出一大步，左脚掌紧贴地面，左腿膝盖弯曲，不要超过左脚前侧。右脚伸直，脚尖点地，朝前推送髋部。上身弯曲向前，腹部紧贴左前腿，双手撑地。背部保持平直，向前延伸，呼气。

2 吸气，身体向上伸展，双手置于髋部。左脚紧压地面，右脚伸直往前靠，髋部摆正。保持2~3次呼吸的时间。

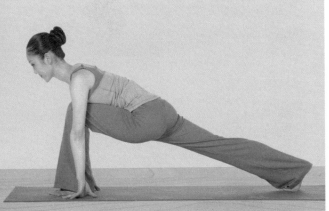

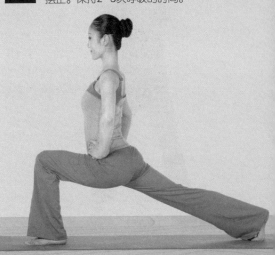

3 吸气，双臂上举过头顶，贴近双耳，扩张肩部和胸部，手臂伸直带动身体向上，继续延伸脊柱，稳固双脚，下沉小腹。右腿膝盖着地，扩展左右髋部。自然呼吸，眼睛看向前方，保持身体稳定。

练习技巧　练习此式时，一定要注意身体左右保持平衡。前脚掌紧紧地贴近地面往后推送髋部，后腿膝盖贴地，双腿配合保持髋部平稳，平衡身体。双臂上抬时，感觉有一股拉力带动手臂、肩部、脊柱往上方延伸；尾骨内收，帮助脊柱往上伸直；腹部内收，尽量使髋部左右平行。

4 继续吸气，双臂带动上身往后仰，髋部、腿部保持不动，体会脊椎后侧的挤压感。停留5~8次呼吸的时间，双手带动上身缓慢回复，调整呼吸后，换腿练习。

简易式　初学者或者腿部力量不够的练习者，后腿膝盖可不下沉着地，保持膝盖伸直即可，手臂十指交叉向后延展，拉长脊椎。

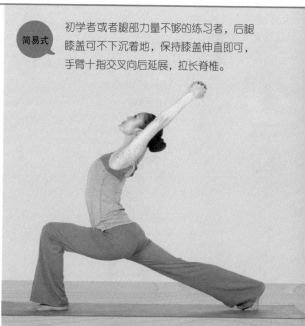

示范图解

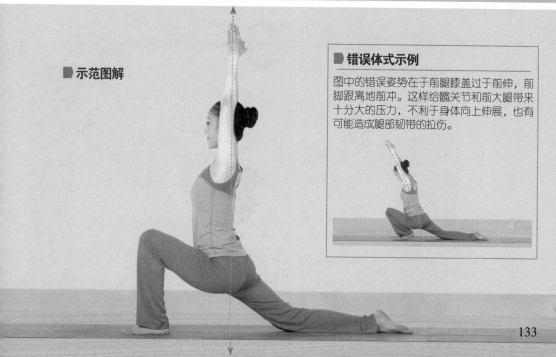

错误体式示例

图中的错误姿势在于前腿膝盖过于前伸，前脚跟离地前冲。这样给髋关节和前大腿带来十分大的压力，不利于身体向上伸展，也有可能造成腿部韧带的拉伤。

○ 驼鸟式

功效： 练习这个体式，可以有效修饰身体各个部分的线条。前倾的动作可以有效拉伸大腿后侧的肌肉；腹部贴近大腿，能有效按摩到腹腔内的各个器官，预防腹部器官下垂等问题；锻炼身体的控制能力和平衡能力，改善腰椎间盘突出症状；同时可以增强面部血液循环，改善面部细纹，润泽面部肌肤。

1 脚掌平行，以正位站立，双脚打开约一个肩宽。脊椎往上延伸、拉高，腰背挺直，肩放平，胸腔微微打开，手臂叉腰，手肘稍朝外打开，收紧上下臂。

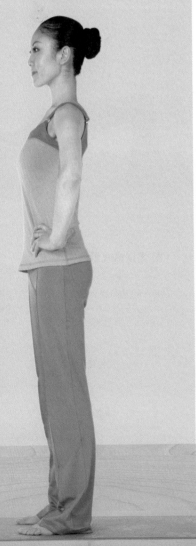

2 吸气，大腿肌肉收紧，小腹内收，脊柱向上拉伸。呼气，骨盆前倾，从髋部开始上半身慢慢下弯，靠近双腿，进一步拉伸脊柱。

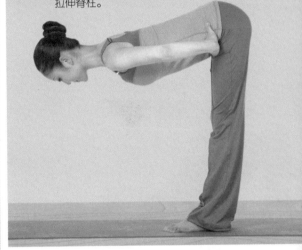

3 缓慢吸气，手握住大脚趾，坐骨上提，头往前伸，收缩腹部肌肉。

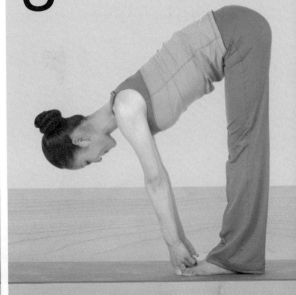

练习技巧　练习此式主要是要保持两个部位的平直，一个是腿部，另一个是腰背部。上身前倾时，伸直的腿部会感受到强烈的拉伸力，这个时候一定不能弯屈膝盖来减轻压力。只要腰背平直往前、往下延展，就可以起到良好的拉伸效果。等腿部的柔韧性变高后，可以在膝盖伸直的情况下，将臀部往前推送，以加强腿部和背部的拉伸。整个过程中，一定要保持身体的平衡，脚掌稳稳地踩在地面上，以免前倾过度引起身体受伤。

4 缓慢呼气，骨盆进一步拉伸，上半身深深下弯，头部下垂，腹部紧贴大腿，肘部弯曲往外突出，扩张胸部，使上半身与腿部尽量贴合。拉伸后颈部，缓慢进行5次喉呼吸，背部随重力自然往下。

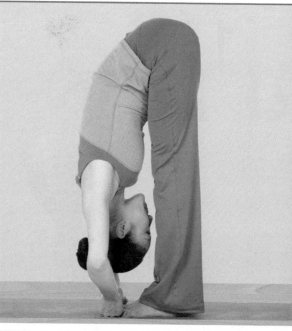

错误体式示例

腿部韧性不够的练习者，多会出现不自觉弯曲膝盖的错误；为了让双手抓到脚趾，也会使背部弯曲，头颈部和背部的脊椎不再平直。这样的错误会让练习者的腿部和背部得不到较好的拉伸，还容易造成腿部肌肉紧张、脊柱变形。

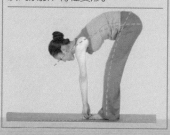

示范图解

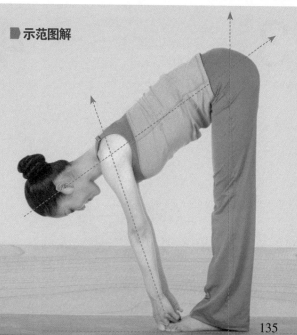

○ 舞者式

功效：练习此式，可以锻炼身体整体的平衡性，缓解生理期的不适；锻炼双臂的韧性，收紧双臂松弛的肌肉，使手臂线条更美；强化腿部肌肉和双脚的力量；拉伸脊椎，打开双肩，矫正驼背等不良体态；增大肺活量，舒展身心；修饰双腿，内收臀部，塑造挺翘的臀部曲线，拉长腿部比例，美化身形。

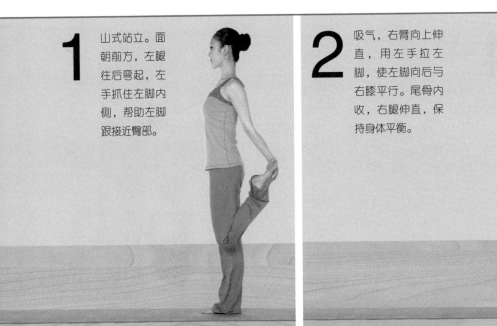

1 山式站立。面朝前方，左腿往后弯起，左手抓住左脚内侧，帮助左脚跟接近臀部。

2 吸气，右臂向上伸直，用左手拉左脚，使左脚向后与右膝平行。尾骨内收，右腿伸直，保持身体平衡。

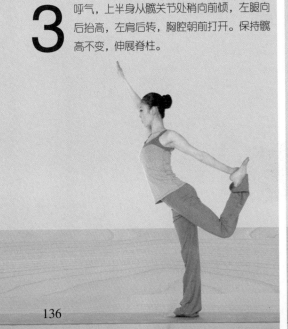

3 呼气，上半身从髋关节处稍向前倾，左腿向后抬高，左肩后转，胸腔朝前打开。保持髋高不变，伸展脊柱。

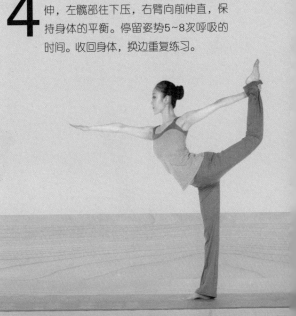

4 呼气，上半身继续向下弯曲，左腿向上伸，左髋部往下压，右臂向前伸直，保持身体的平衡。停留姿势5~8次呼吸的时间。收回身体，换边重复练习。

■**练习技巧**　撑地的脚在整个练习中，一定要保持好身体的平衡。脚趾张开，紧紧抓住地面，腿部膝盖平伸；抬高的腿尽量靠近身体内侧延展，不要向外打开；从体前看，身体应该是保持在肩宽的范围内，不应出现左歪右倒的情况；髋部和腹部下压，帮助身体控制平衡；双肩打开，往两侧延展，带动身体两侧尽量往上延伸。

■**示范图解**

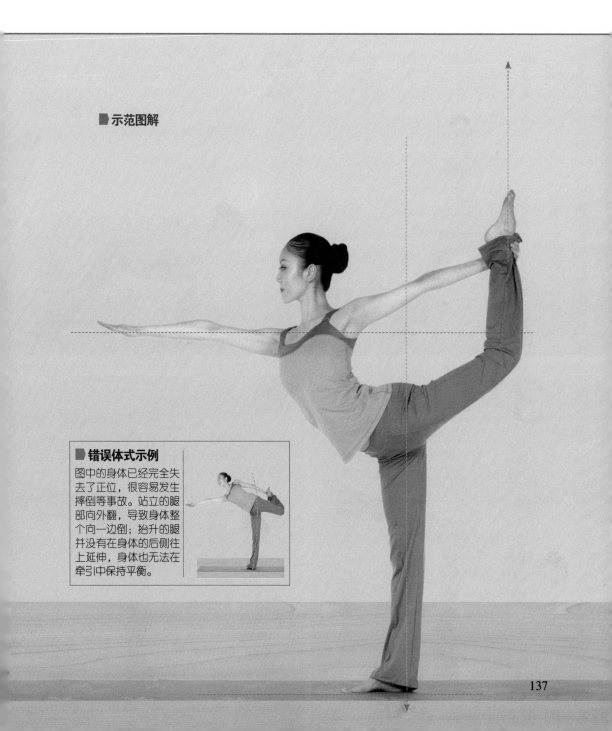

■**错误体式示例**
图中的身体已经完全失去了正位，很容易发生摔倒等事故。站立的腿部向外翻，导致身体整个向一边倒；抬升的腿并没有在身体的后侧往上延伸，身体也无法在牵引中保持平衡。

○ 半月式

功效：拉伸脊柱和下背部；强化足弓、脚腕、膝部和大腿的力量；舒展腘绳肌腱，加强腿部后侧的韧性；舒展胸部与髋部；缓解生理期不适和坐骨神经痛；提高平衡性和协调性，改善循环系统的功能。

1 站姿，两腿分开大约两个肩宽，脚尖指向前方。吸气，肩膀放松、放平，手臂侧平举，感觉手臂向身体两方延伸。

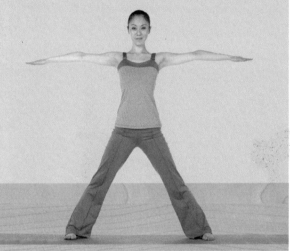

2 右脚外转90度，左脚微微内转，右脚后跟与左脚弓在同一直线上，双腿充分伸直。呼气，右膝弯曲成90度，右手放在右脚前方20厘米的位置，左手放在髋部，眼睛看向右手指尖，腹部贴近大腿。

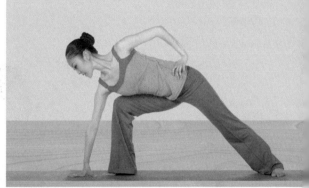

3 吸气，左臂用力向上伸直，左腿向上抬起并伸直，重心移往右脚右手上。保持3~5次呼吸的时间。左手放在髋部，呼气，右膝弯曲，左腿慢慢放下，双手放在髋部，收回姿势。调整呼吸后，换边重复练习以上动作。

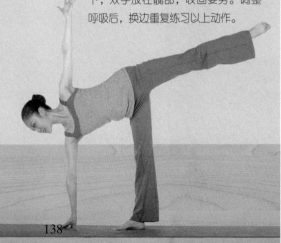

简易式 身体弯曲太过便不能保持平衡的练习者，可以借助瑜伽砖的帮助来完成此体式。在地上放置好瑜伽砖，原本触地的手扶住砖块，另一只手放在髋部，可以有效地让身体处在平衡的状态。

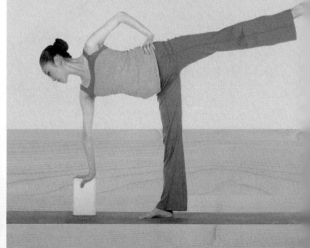

■**练习技巧**　练习此式时，一定要注意保持身体的平衡，将注意力集中在对身体的控制上。双臂在完成体式中，应该保持在一条直线上。落地的那只手掌，帮助身体保持平衡的同时，给上举的手臂一个向下对应的力，来保持上臂的拉伸；双腿在练习中也应该一直伸直，肌肉绷紧；全身的平衡点在骨盆处，从侧面看，身体应该处在一个平面上。

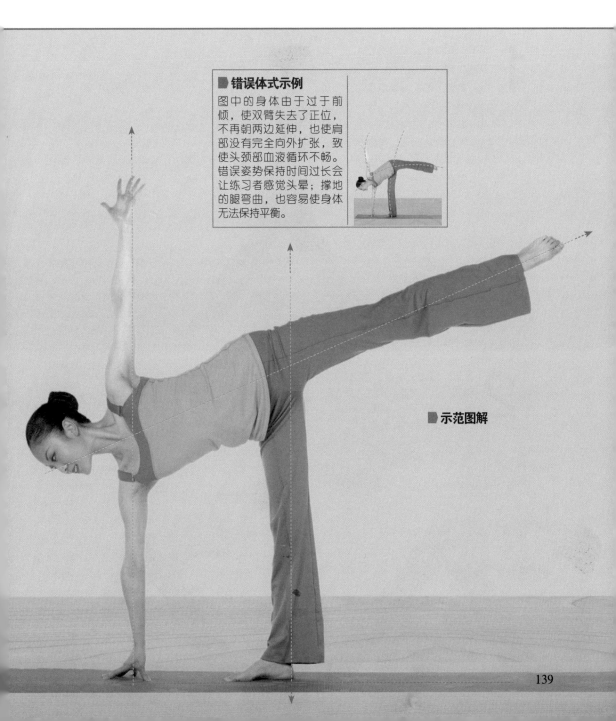

■**错误体式示例**

图中的身体由于过于前倾，使双臂失去了正位，不再朝两边延伸，也使肩部没有完全向外扩张，致使头颈部血液循环不畅。错误姿势保持时间过长会让练习者感觉头晕；撑地的腿弯曲，也容易使身体无法保持平衡。

■**示范图解**

○ 三角转动式

功效：改善消化系统、循环系统的功能；锻炼并伸展小腿、大腿、腘绳肌腱和腹部肌肉，提高身体的平衡能力和控制能力；拉伸脊柱，拉伸手臂和肩部，使肩部、髋部的关节灵活；打开咽喉，清理体内垃圾。

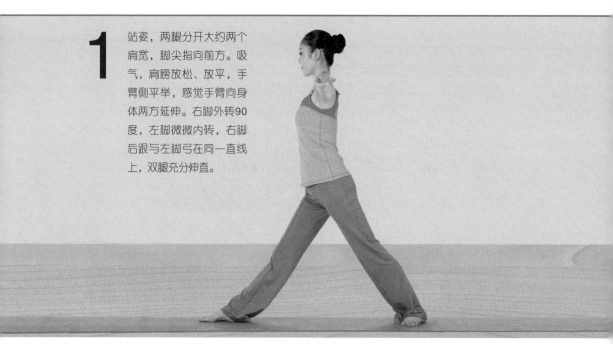

1 站姿，两腿分开大约两个肩宽，脚尖指向前方。吸气，肩膀放松、放平，手臂侧平举，感觉手臂向身体两方延伸。右脚外转90度，左脚微微内转，右脚后跟与左脚弓在同一直线上，双腿充分伸直。

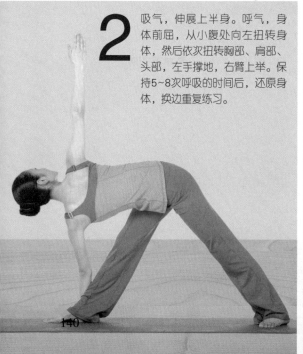

2 吸气，伸展上半身。呼气，身体前屈，从小腹处向左扭转身体，然后依次扭转胸部、肩部、头部，左手撑地，右臂上举。保持5~8次呼吸的时间后，还原身体，换边重复练习。

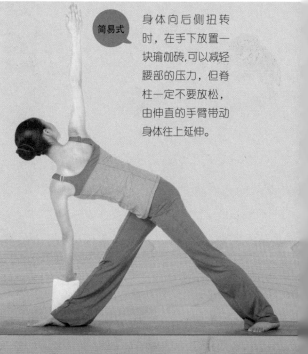

简易式 身体向后侧扭转时，在手下放置一块瑜伽砖，可以减轻腰部的压力，但脊柱一定不要放松，由伸直的手臂带动身体往上延伸。

■**练习技巧** 这个体式是对三角伸展式的反式拉伸，能让练习者掌握身体转动的技巧。要实现身体从脊椎到头部的有效扭转，需要以双腿和髋部的稳定为基础。练习时，要注意左右髋部处在同一水平面；翻转身体时，肩部、胸部朝上打开，扩张胸腔，完全地扭转上半身；上抬的手臂带动上半身往上延展，注意力集中在侧腰处，不要把身体的重量都放在落地的手臂上。

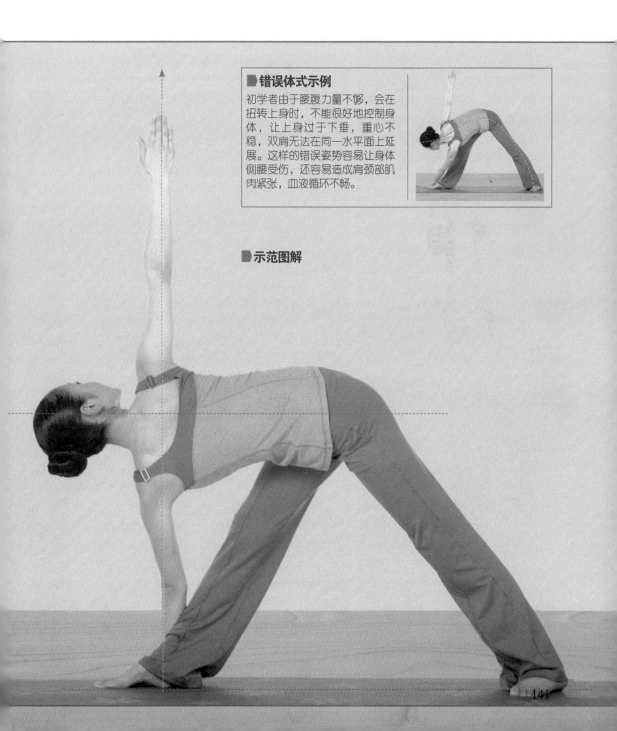

■**错误体式示例**
初学者由于腰腹力量不够，会在扭转上身时，不能很好地控制身体，让上身过于下垂，重心不稳，双肩无法在同一水平面上延展。这样的错误姿势容易让身体侧腰受伤，还容易造成肩颈部肌肉紧张，血液循环不畅。

■**示范图解**

141

◯ 前伸一式

功效：这个姿势可以使脊柱充分伸展，并使腹腔内脏器得到调节。由于低头时流向头部的血液增加，因而可以镇定大脑细胞，缓解脑部压力，消除身心疲劳。

1 山式站立，双脚分开约肩宽，保持双脚内侧平行，脚趾向前，双腿伸直，膝部绷紧。双臂交叉互抱，右手握住左肘，左手握住右肘。吸气，双臂举过头顶，置于耳侧，脊柱向上伸展。

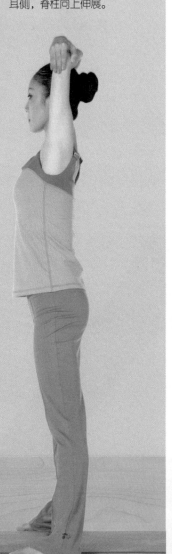

2 呼气，上身保持平直，缓慢前倾。当上身与地面平行时，保持2次呼吸的时间，稳定控制好自己的身体。

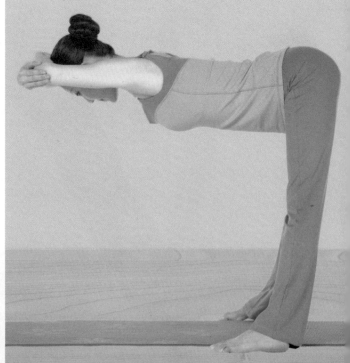

■ **练习技巧** 这个前倾的体式可以借助重力作用完成，是比较轻松的前倾体式。身体前倾下压时，双腿保持伸直绷紧，不可因为腿部拉伸过大而弯屈膝盖；上身脊柱往头顶处延展，不要弯腰驼背，手肘打开，感觉身体上半部分的完全伸长；双腿保持与地面垂直，可微微往前推送髋部，增加腿部的拉伸。一定要注意保持身体的平衡，不要往前摔倒。

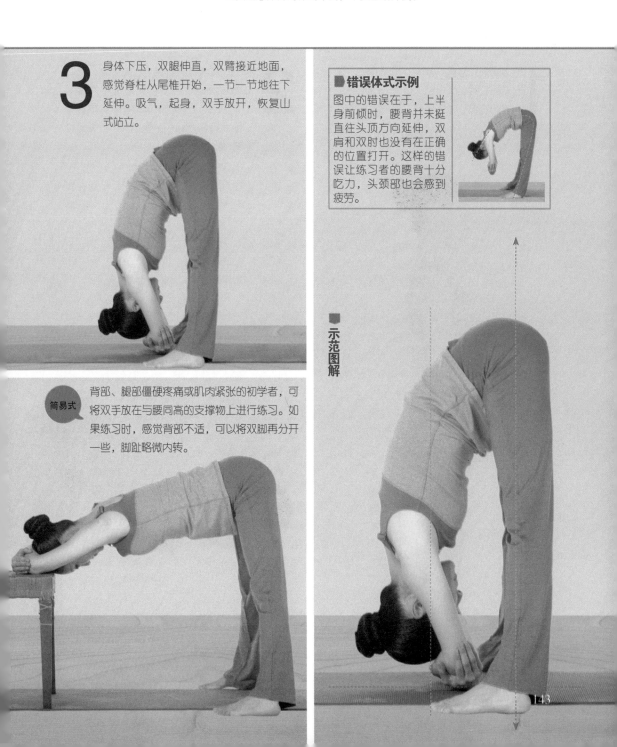

3 身体下压，双腿伸直，双臂接近地面，感觉脊柱从尾椎开始，一节一节地往下延伸。吸气，起身，双手放开，恢复山式站立。

■ **错误体式示例**

图中的错误在于，上半身前倾时，腰背并未挺直往头顶方向延伸，双肩和双肘也没有在正确的位置打开。这样的错误让练习者的腰背十分吃力，头颈部也会感到疲劳。

简易式 背部、腿部僵硬疼痛或肌肉紧张的初学者，可将双手放在与腰同高的支撑物上进行练习。如果练习时，感觉背部不适，可以将双脚再分开一些，脚趾略微内转。

■ 示范图解

○ 脚尖式

功效：强化足弓、脚腕、小腿和大腿的力量，提升身体的平衡能力；舒展胸部、肩部、大腿和髋部，拉伸脊椎，使身体变得更灵活；改善消化系统和循环系统的功能；缓解坐骨神经痛症状。

1 山式站立准备，吸气，重心移到右脚掌上，用右腿保持平衡，左膝弯曲，抬起左脚，左膝外伸，左脚后跟抬向肚脐处。

2 将右大腿后挺，左脚放在右大腿上方的腹股沟处，左脚趾紧贴在右大腿上。呼气，右脚掌紧贴地面，弯腰，上身缓缓前倾，双手撑地，保持腿部平直站立。

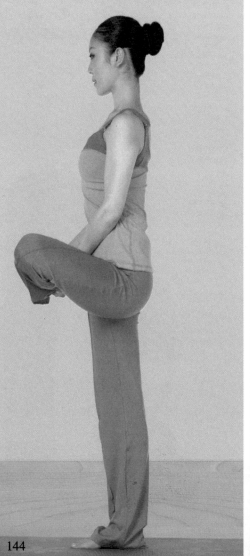

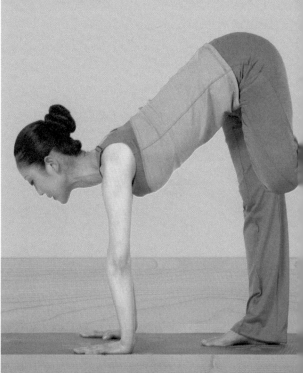

■**练习技巧** 练习此体式时，脊柱要一直保持笔直平伸的状态，不要弯腰驼背；肩部打开，收紧手臂内侧；目视前方，不要低头，保持身体平衡。弯曲左腿时，双手将左腿尽量抬高，髋部打开，左脚脚背贴在右大腿根部；上身前弯时，挺直站立的腿，待身体稳定后，再弯曲蹈脚，吸气，保持身体脊柱的延伸。

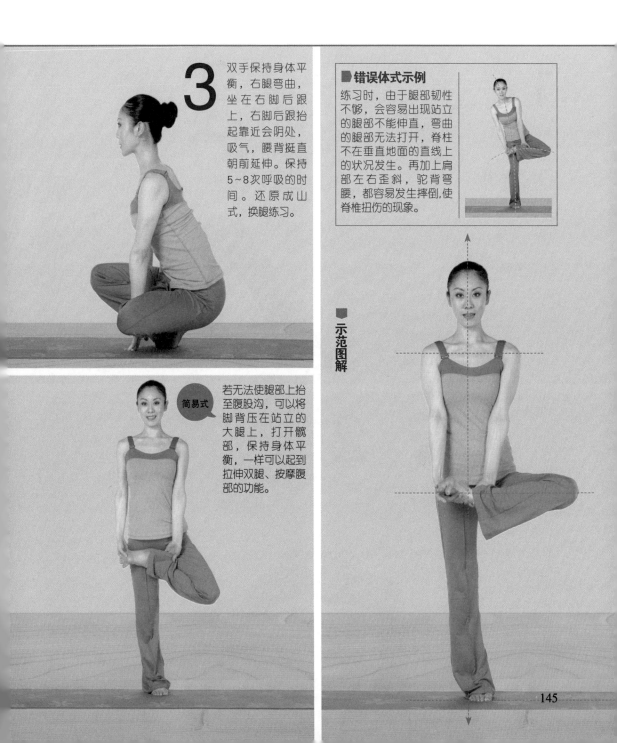

3 双手保持身体平衡，右腿弯曲，坐在右脚后跟上，右脚后跟抬起靠近会阴处，吸气，腰背挺直朝前延伸。保持5~8次呼吸的时间。还原成山式，换腿练习。

■**错误体式示例**
练习时，由于腿部韧性不够，会容易出现站立的腿部不能伸直，弯曲的腿部无法打开，脊柱不在垂直地面的直线上的状况发生。再加上肩部左右歪斜，驼背弯腰，都容易发生摔倒，使脊椎扭伤的现象。

▼**示范图解**

简易式 若无法使腿部上抬至腹股沟，可以将脚背压在站立的大腿上，打开髋部，保持身体平衡，一样可以起到拉伸双腿、按摩腹部的功能。

○ 战士三式

功效：强化双脚、脚腕、小腿、膝部和大腿的力量，增强肌肉耐力，同时也修饰了身体各个部分的线条，使身体更匀称、更纤长；增强循环系统的功能；提高身体的平衡控制能力；舒展髋部，纠正各种不正确姿势，使身体变得更轻盈。

1 正立在垫子上，双脚打开约两个肩宽，双臂在体侧平伸，放平双肩，脊椎保持向上伸直。吸气，右脚跟往右转动90度，左脚稍向内转，身体保持面向前方，不要左右转动。

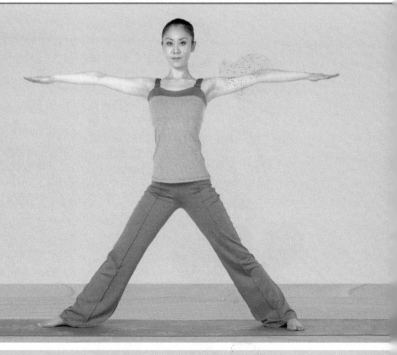

2 身体转向右侧，双臂向头顶上方延伸，掌心相对。呼气，弯曲右腿，上身在保持伸直的状态下缓慢前倾。左脚脚尖点地，左脚跟微微上抬，让双臂、颈部、背部、腿部都处在一条直线上。保持2~3次呼吸的时间。

▌练习技巧　　练习此式的重点在充分拉伸腿部肌肉后，控制好身体的平衡，让身体在水平线上得到有效的放松伸展。后腿离地前，腹部紧贴前腿，双臂保持贴耳伸直，腿部肌肉保持伸直；伸直前腿时，动作一定要缓慢稳定，后腿向后伸直不要弯曲，脚尖内勾，有一定紧张感；注意力集中在骨盆中间，臀部两侧也同样处在水平线上，不要一高一低。

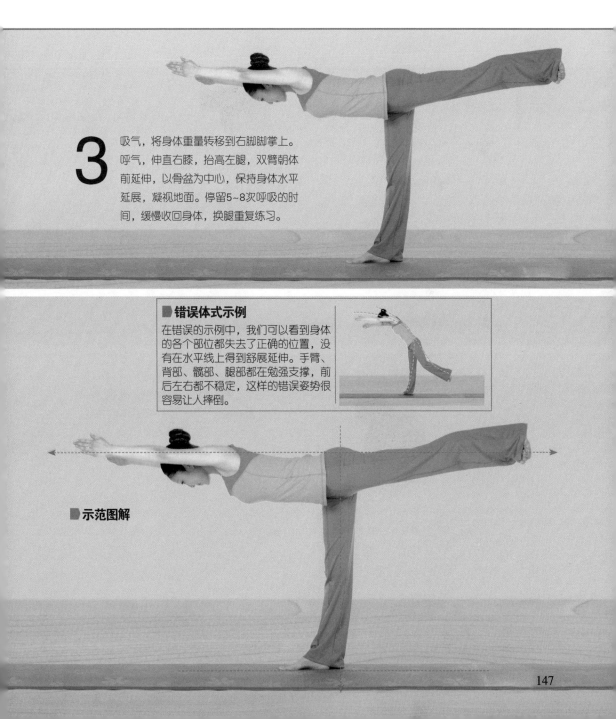

3 吸气，将身体重量转移到右脚脚掌上。呼气，伸直右膝，抬高左腿，双臂朝体前延伸，以骨盆为中心，保持身体水平延展，凝视地面。停留5~8次呼吸的时间，缓慢收回身体，换腿重复练习。

▌错误体式示例
在错误的示例中，我们可以看到身体的各个部位都失去了正确的位置，没有在水平线上得到舒展延伸。手臂、背部、髋部、腿部都在勉强支撑，前后左右都不稳定，这样的错误姿势很容易让人摔倒。

▌示范图解

坐姿体式

◯ 坐广角A式

功效： 这个体式可以拉伸腘绳肌，拉长腿部线条；促进骨盆区的血液循环，还能锻炼支撑膀胱和子宫的肌肉；缓解髋部的僵硬姿态，缓解坐骨神经痛症状。

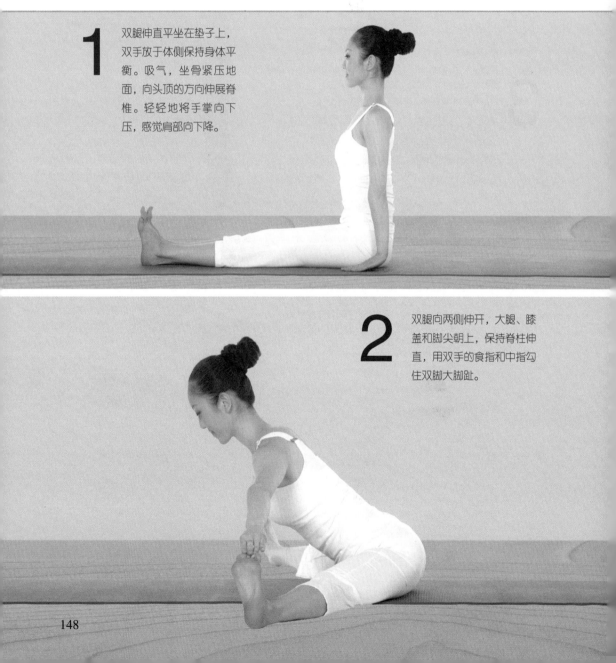

1 双腿伸直平坐在垫子上，双手放于体侧保持身体平衡。吸气，坐骨紧压地面，向头顶的方向伸展脊椎。轻轻地将手掌向下压，感觉肩部向下降。

2 双腿向两侧伸开，大腿、膝盖和脚尖朝上，保持脊柱伸直，用双手的食指和中指勾住双脚大脚趾。

■**练习技巧**　身体前倾下弯时，双脚不要外转，保持脚趾朝上；双脚脚跟尽量向外拉伸，双腿伸直按压地面，膝盖朝上。初学者可以靠墙练习，以支撑背部。坐在靠墙放置的瑜伽砖上也能获得进一步的支撑。如果手指勾不到脚趾，可以将带子绕在脚上，再用手抓住带子。

3 呼气，身体向前弯曲，脊柱保持舒展，脊背不要弯曲，沿着地面伸展身体，胸部、腹部尽量贴近地面。保持5~8次呼吸的时间。

■**示范图解**

■**错误体式示例**
练习时，若感觉不能承受腿部后侧和背部的拉伸力，可以依据自身的条件来设定锻炼强度。若过分追求身体前倾，可能会使背部脊椎弯曲、肩部上耸或是脚跟翻转，反而使身体得不到正确的拉伸与放松。

○ 坐广角B式

功效： 这个姿势可以练习髋部、下背部和大腿内侧的灵活性；训练对身体的控制力；拉长双腿，修饰身体下半部分的线条。

1 双腿伸直平坐在垫子上，双手放于体侧保持身体平衡。吸气，臀部紧压地面，脊椎向头顶的方向伸展。轻轻地将手掌向下压，感觉肩部向下降。

2 吸气，身体前倾抓住双脚脚趾，弯曲双腿，以坐骨为基础向后倾斜，带动腿部离地。向上伸展背部下侧，大腿贴近腹部，尽量保持小腿与地面平行。平衡好身体后，呼气，感受腹部得到腿部的按摩。

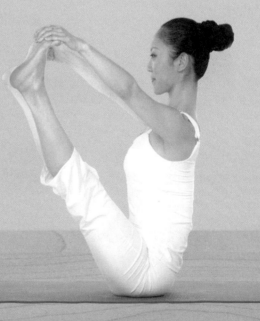

■**练习技巧** 保持坐骨上方的平衡是安全地完成一个打开姿势的关键。将背部的下侧向上提起，同时有力地提起胸部，这有助于把重心转移到臀部，而不是下降至尾骨。这是一个很好的平衡点，掌握好这个平衡点，可以通过打开双肩和像弓一样伸展双腿来进一步提起胸部。

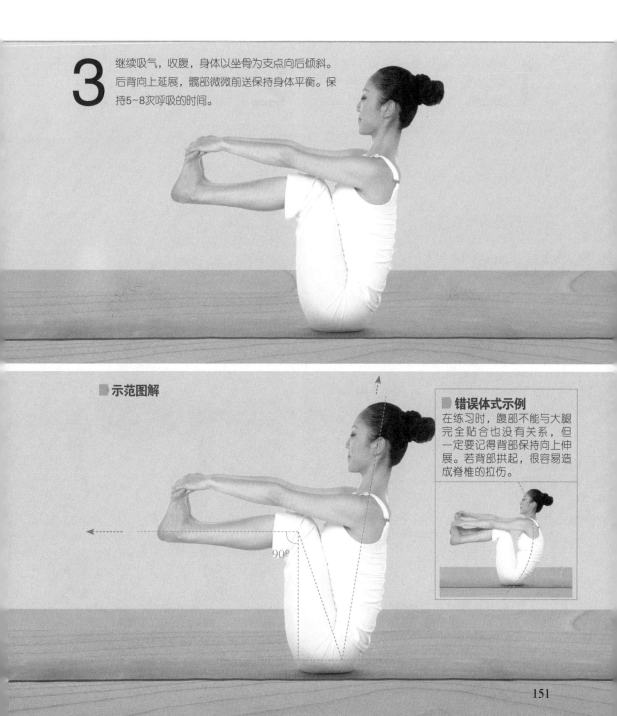

3 继续吸气，收腹，身体以坐骨为支点向后倾斜。后背向上延展，髋部微微前送保持身体平衡。保持5~8次呼吸的时间。

■**示范图解**

90°

■**错误体式示例**

在练习时，腹部不能与大腿完全贴合也没有关系，但一定要记得背部保持向上伸展。若背部拱起，很容易造成脊椎的拉伤。

○ 闭莲式

功效：强健肩关节、肩部肌肉和韧带；帮助打开胸和肩膀，提高肩关节的灵活性，消除背部疼痛；使脊椎神经旺盛有生气；打开髋部，使膝盖灵活。

1 莲花座姿势预备，充分向上伸展脊柱，肩部微微打开，肩胛骨收紧，双膝尽量压向地面，稳定住身体，自然呼吸。

2 吸气，身体稍向前倾，双手绕过背后，用右手去抓右脚脚趾，左手去抓左脚脚趾。呼气时，向上挺拔脊柱。

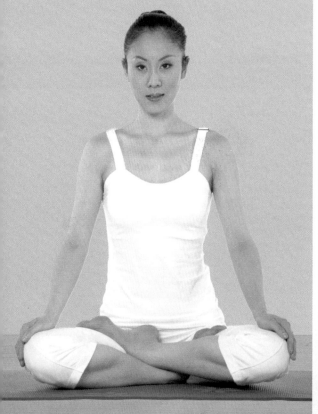

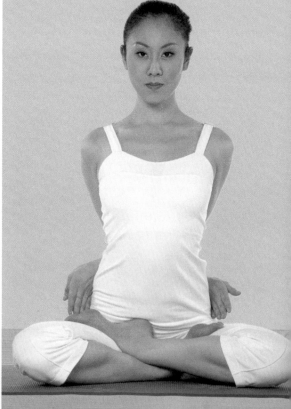

▊练习技巧 练习时，注意身体的各个部位都要处在正位上。脊柱向上伸直延展，不要向前或向后弯曲；双肩朝后打开，保持双肩在同一水平线上，收紧肩胛骨，感受胸腔得到扩张；双手抓不到脚趾也没有关系，手背背在侧腰处即可；双膝向下压，使身体下盘稳稳地贴在地面。

▊示范图解

▊错误体式示例
练习这个体式时容易出现因追求手抓脚趾而歪斜身体的错误姿势。当双肩不平时，脊椎便也不再向上伸直延伸，甚至有可能损伤脊柱；膝盖翘起也容易使身体失去平衡，以致后仰摔倒。

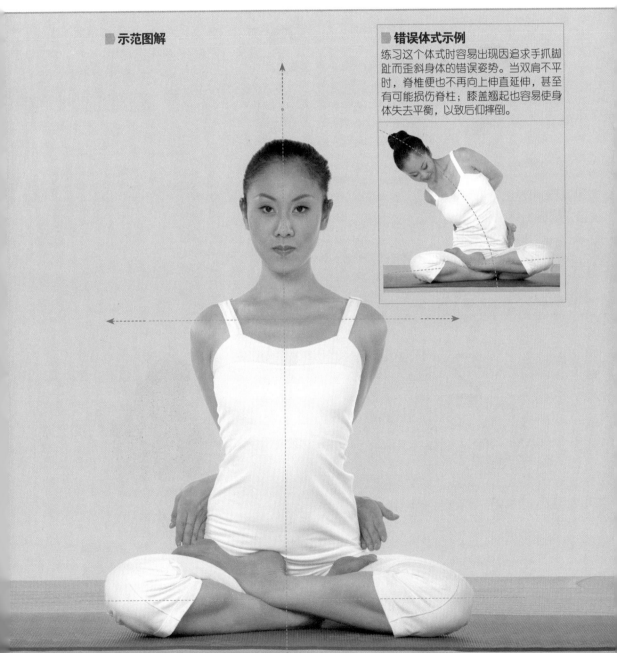

◯ 敬礼式

功效：此体式可以增强身体的平衡感，改善体态；伸展颈部，对双肩、双臂、双腿和双膝的神经有益；身体大幅度地折叠变换，能有效地协调身体，增加体内的氧含量，改善情绪。

1 自然蹲在垫子上，双脚分开略比肩宽，双脚稍朝外；双手于胸前合十，拇指相扣。挺直腰背，目视前方。

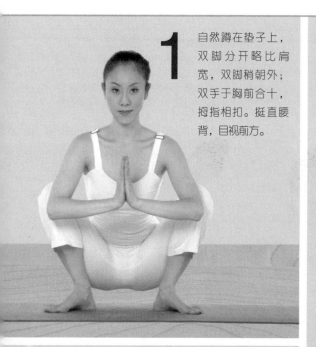

2 吸气，脚掌稳稳地踩在地面上，抬头后仰，最大限度地向后伸展颈项，手肘顶住膝盖向两侧推开，肩部放平，感觉颈部的拉伸。

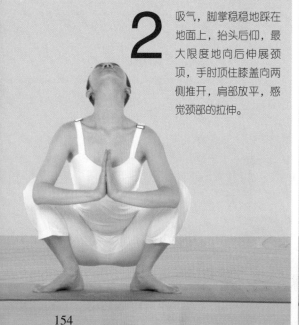

3 呼气，低头，并拢双膝，额头抵于膝盖上，手臂向前伸直，保持双手合掌，指尖指向前方地板，保持指尖和臀部不要接触垫子。

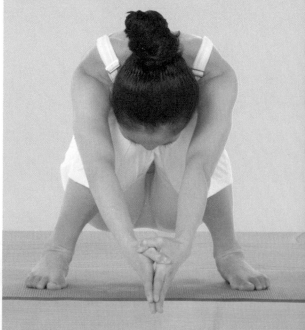

■ **练习技巧** 整个过程中应保持脚掌不抬离垫子，身体不要前倾，同时，臀部也不要后坐，以防向后摔倒。膝盖的打开与并拢，靠的是髋部的打开与收紧的平衡，因此脚踝和膝关节在练习中更加灵活；手肘和肩部在扩张和前伸的过程中，也应该保持两边放平。

■ **示范图解**

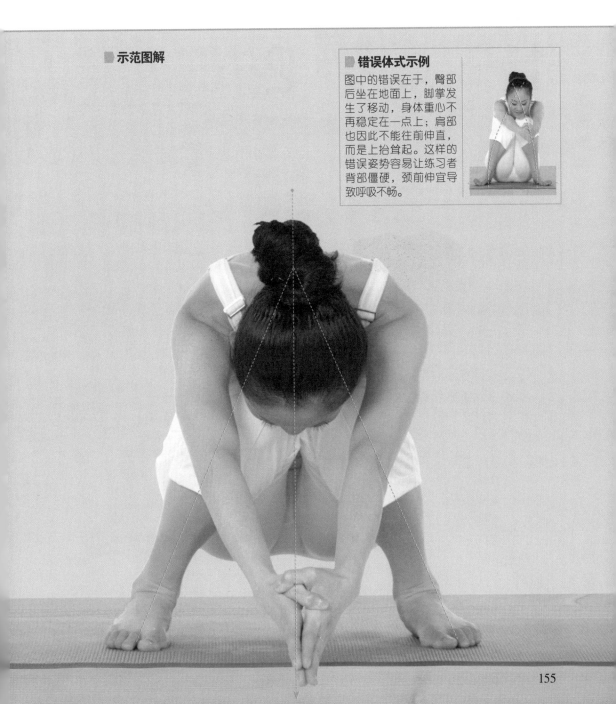

■ **错误体式示例**

图中的错误在于，臀部后坐在地面上，脚掌发生了移动，身体重心不再稳定在一点上；肩部也因此不能往前伸直，而是上抬耸起。这样的错误姿势容易让练习者背部僵硬，颈前伸宜导致呼吸不畅。

○ 吉祥式

功效：常做吉祥式，可改善新陈代谢，刺激腺体，调整及强化耻骨、尾骨肌肉，增强性功能；改善腰背僵硬状况，舒缓情绪，缓解坐骨神经痛等症状。同时，还能消除腰部内侧赘肉，治疗低血压及便秘。

1 挺直腰背端坐在垫子上，弯曲双腿，双脚脚掌相贴，双手交叉握住前脚掌。眼睛直视前方，双膝下压，感受脊柱向上延展。

2 吸气，身体缓慢向前倾，双手抓住双脚脚踝，肘部打开，帮助上身向前向下不断延伸。达到身体最大限度后，保持5~8次呼吸的时间，以头部上抬带动身体还原。

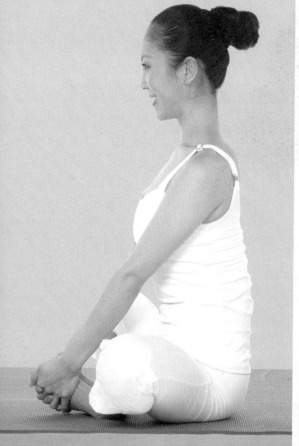
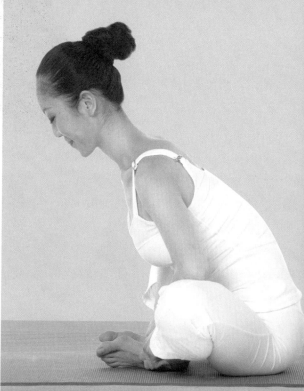

■练习技巧　练习的整个过程中，尽量保持好呼吸，保持动作时，可用腹式呼吸，感受腹腔器官的活动；身体下弯和上抬时都应动作缓慢，身体向前弯时，也同样要保持背部的平直。双手抓住前脚掌和脚踝，都可以帮助下盘稳定，使双膝下压，腿部更灵活。练习时，为了使精神专注，可闭上眼睛。注意，女性经期时可不练习此姿势。

■示范图解

■错误体式示例

腰背部韧性不够或者肌力不足的练习者在练习此式时，会感到上身较难往前下压，这样腰背部因为追求前倾效果就会不自觉地弯曲，使背部形成驼背等不良体态。

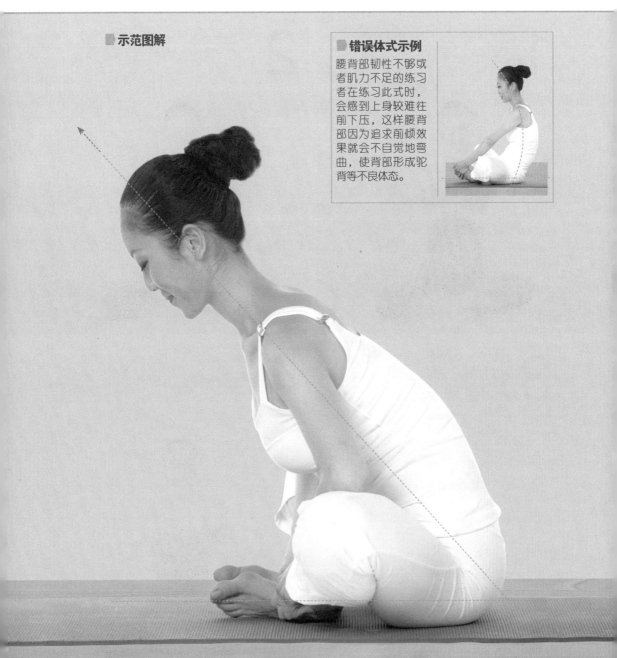

○ 坐姿臂前伸式

功效： 伸展双臂和脊背，消除肌肉紧张，防治腰酸背痛等"电脑综合症"；滋养脊柱，增强脊椎的灵活性和延展性；促进双臂和肩背脂肪燃烧，美化手臂和肩背线条。

1 坐姿，右腿弯曲向上，搁在左大腿上，脚心朝上；腰背挺直，下颌略向下收，使鼻头与肚脐处于同一直线上；双手弯曲向上，于胸前合十。

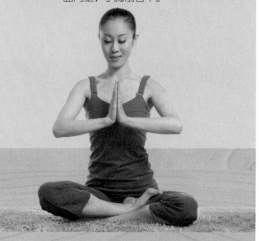

2 呼气，两拇指相扣，指尖朝前，将合十的双手向前推，双臂向前伸直。

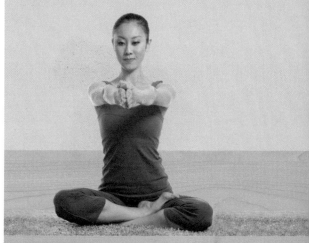

3 继续呼气，保持腰背挺直，肩膀放松，身体向下压，双臂向前推，使肩部、背部与腰部向前延伸。伸展至个人最极限处停下，保持几次呼吸的时间。

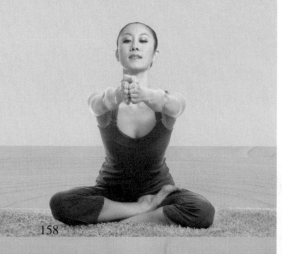

4 动作还原，双手自然放松，伸展于身体两侧，放松。

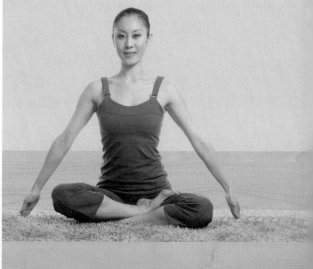

▉练习技巧 这个是坐姿的练习体式，操作时务必配合呼吸，坚持坐姿正位概念，使上半身保持挺直，髋部保持水平，要在水平及垂直的平衡下完成向前施力的动作，切勿因将身体向前而使身体失去正位。

▉错误体式示例

当身体向前伸展时，常因骨盆、腿部韧带、脚踝等的弹性不够，使身体无法挺直向前，呈现出驼背弯曲的错误姿态。长期使用错误的练习方法，容易挤压到脊背，导致肩背酸麻疼痛等症状。只有掌握并坚持腰背挺直的正位概念才能达到练习效果。

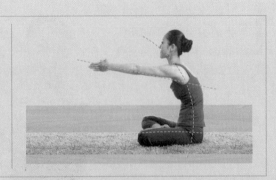

▉示范图解

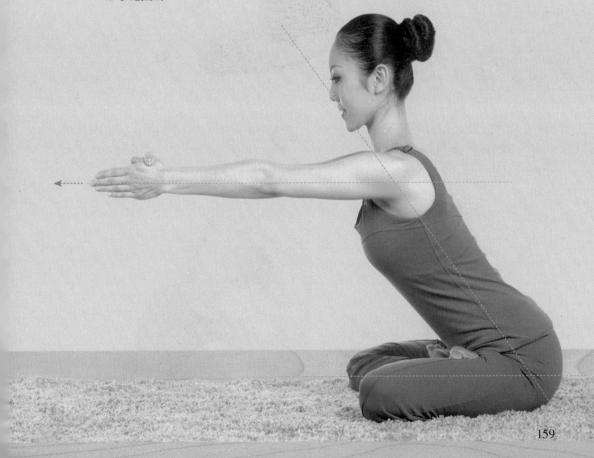

○弯腰变形式

功效： 训练手臂、颈部和身体侧面肌肉，塑造纤细的手臂和流畅的肩颈线条；舒展肩关节，消除肩颈紧张，预防肩颈疼痛；促进淋巴排毒和血液的供给，加快脂肪的燃烧，使身体更显健康纤美。

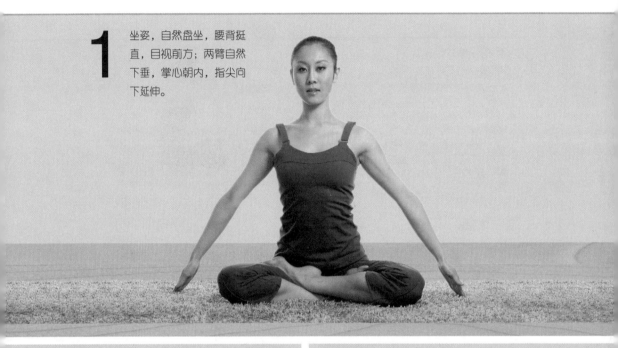

1 坐姿，自然盘坐，腰背挺直，目视前方；两臂自然下垂，掌心朝内，指尖向下延伸。

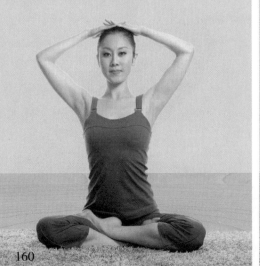

2 吸气，胸部抬起，保持腰背挺直，手臂弯曲，十指相扣于头顶，肘部向外打开，肩膀不要用力耸起。

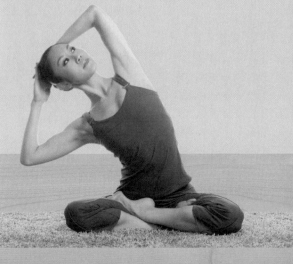

3 呼气时，身体向右侧弯曲，尽量让右手肘靠近地面；弯曲至个人最极限处时停下，保留几次呼吸的时间，体会身体左侧肌肉的伸展。

■练习技巧　身体向左向右弯曲时，应保持骨盆端正不偏地稳坐于地上，如大树般扎根于地底，使腰背在同一直线上向两侧弯曲。因此练习这个体式时，首先要掌握正确的正位坐姿，这样才能牢固操作肌肉伸展施力的支点（骨盆和腰部），确保动作的正确进行。

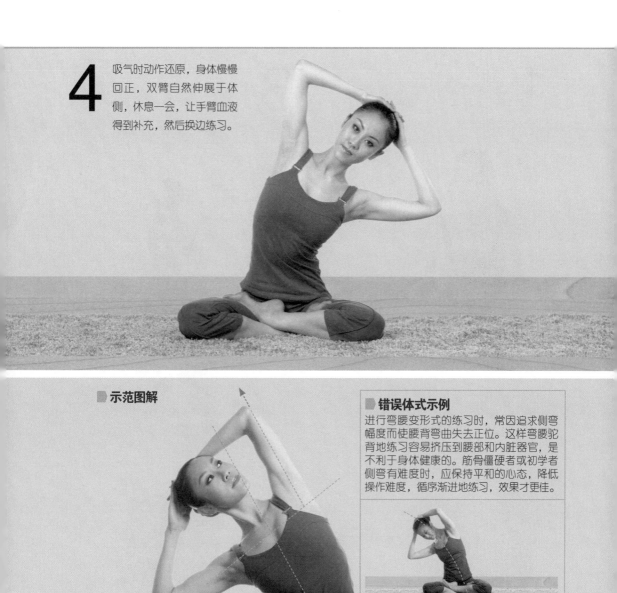

4 吸气时动作还原，身体慢慢回正，双臂自然伸展于体侧，休息一会，让手臂血液得到补充，然后换边练习。

■示范图解

■错误体式示例

进行弯腰变形式的练习时，常因追求侧弯幅度而使腰背弯曲失去正位。这样弯腰驼背地练习容易挤压到腰部和内脏器官，是不利于身体健康的。筋骨僵硬者或初学者侧弯有难度时，应保持平和的心态，降低操作难度，循序渐进地练习，效果才更佳。

○牛面式

功效：有针对性地训练上臂后侧的肌肉，促进脂肪燃烧，预防和改善"蝴蝶袖"现象；充分伸展双肩，促进肩部血液供给，消除肩部肌肉紧张与疲劳，预防肩周炎；打开双肩，伸展脊椎，矫正驼背、耸肩等不良姿势。

1 右膝在前，左膝在后，双膝弯曲坐下，使右膝叠放在左膝上，两脚背贴地；腰背挺直，目视前方，双手自然放于体侧。

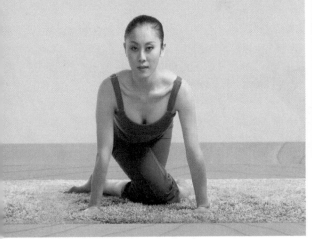

3 呼气，右臂弯曲向下，左臂弯曲向上，两手于背部中线相握；继续呼气，两手握紧，用力拉伸双臂，保持2~3次呼吸的时间。

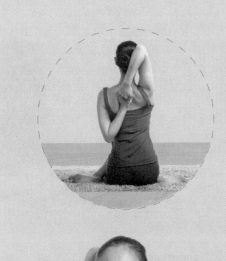

2 吸气，两臂抬起，右臂向上伸直，左臂向体侧伸直；注意保持身体的中正，腰背要直，骨盆不要高低不平。

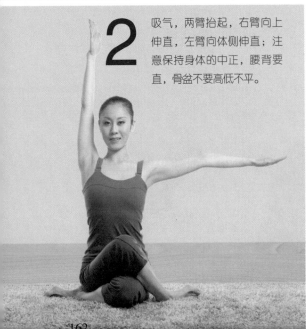

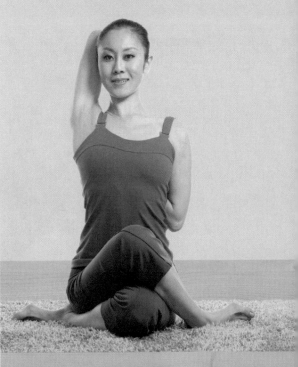

■练习技巧　练习过程中，腰背要保持挺直的状态，不要弯曲；手肘要尽量向外打开，这样才可使脊椎保持挺直，肩部得到充分伸展；在此过程中，肩部不要用力耸起，两肩要保持在同一直线上；骨盆不要倾斜，两手应在左右肩胛骨的中央处相握，从而确保身体的中正。

4 吸气，双臂慢慢放松打开，自然伸展于体侧，休息一下，两臂换方向重复练习。初学者如果无法使双手在背后相扣，可用瑜伽带辅助进行练习：在上侧的手握住瑜伽带的一端，使其垂直向下，然后用另一只手握住瑜伽带的另一端，完成练习。

■错误体式示例
练习此式时常见的错误就是弯腰驼背，这样不仅达不到练习效果，长此以往还可能加重驼背、高低肩等不良体态，甚至可能诱发肩周炎、颈椎痛等病症。

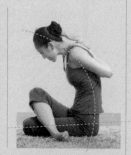

■示范图解

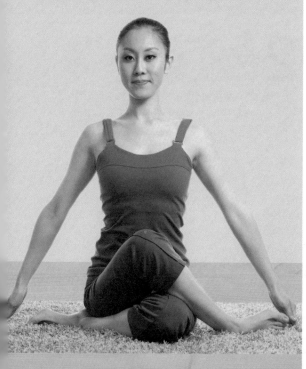

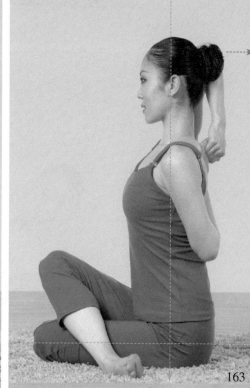

○ 射手式

功效：多练习此式可以消除肋腹赘肉，美化腰部曲线，对手臂和侧腰有很好的减肥效果；脊柱保持伸直还可以矫正肩部歪斜的形体问题；同时，还有防治坐骨神经痛，促进代谢的作用。

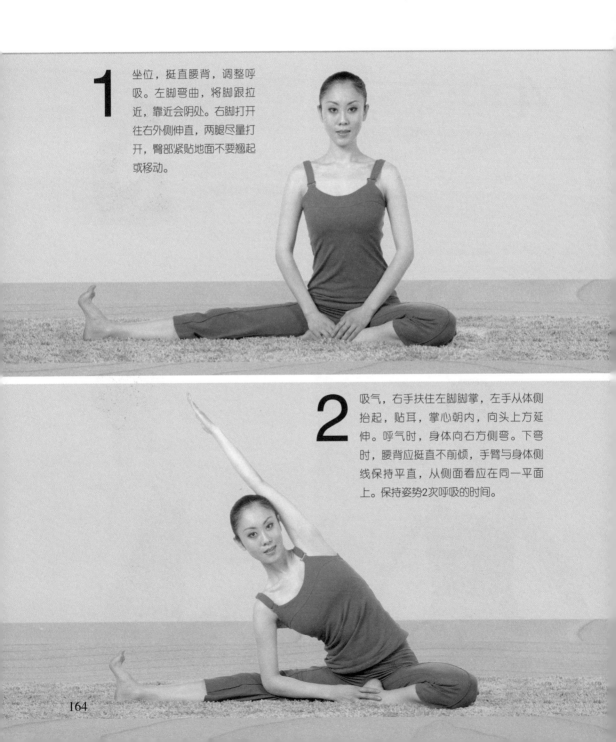

1 坐位，挺直腰背，调整呼吸。左脚弯曲，将脚跟拉近，靠近会阴处。右脚打开往右外侧伸直，两腿尽量打开，臀部紧贴地面不要翘起或移动。

2 吸气，右手扶住左脚脚掌，左手从体侧抬起，贴耳，掌心朝内，向头上方延伸。呼气时，身体向右方侧弯。下弯时，腰背应挺直不前倾，手臂与身体侧线保持平直，从侧面看应在同一平面上。保持姿势2次呼吸的时间。

■练习技巧　当准备做射手式动作时，就需要注意以正确的正位坐姿开始，骨盆与坐骨要稳，才能在操作上半身侧弯时保持在同一平面。身体向侧面延伸时，腰背要保持挺直，以腰腹的力量维持身体的弯曲；手肘不要弯曲，手臂应与身体侧面在同一直线上，细细感受手臂和侧腰无限延伸；肩膀放松向外打开，切勿含胸驼背。

3 呼气时，左手臂带动身体继续右弯，向右腿靠近；右手顺着左腿向前滑动，试着用左手绕过头部上方，去抓右脚的脚掌；打开双肩，细细体会身体向左的拉伸，保持2~3次呼吸的时间。

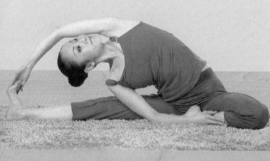

4 吸气时慢慢恢复到开始的姿势，换腿进行练习。

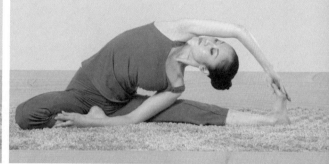

■示范图解

■错误体式示例
此体式的侧弯腰是由手臂伸展带动身体侧弯。若刻意追求手抓脚板，会不自觉地使身体前倾，腰背弯曲。练习错误的体式时会感觉胸闷、恶心、颈部疲劳，长此以往还会造成脊柱的错位和变形。

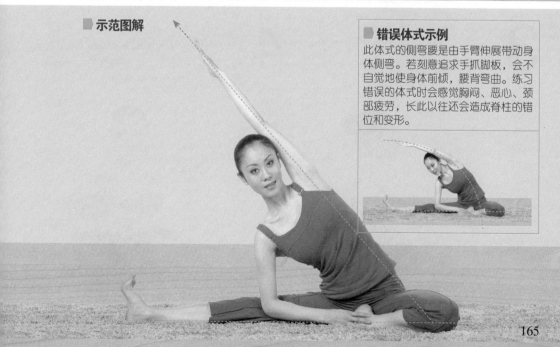

○ 摇篮式

功效： 本体式可以作为莲花座体式的辅助练习动作，也是练习其他体式前很好的热身运动，可以打开髋关节、膝关节，打开盆腔。同时，本体式可以强健脊椎，强健大腿后侧肌肉和韧带；使臀部重心上移，减少臀部多余脂肪，防止臀部下垂；减少小腿后侧多余脂肪，使腿部结实有力；扩张胸部，减少腹壁脂肪，能按摩腹部内脏器官，加强腹肌力量。

1 坐姿，腰背挺直，头部摆正，目视前方；双腿并拢向前伸直，脚尖朝上；双手自然下垂，指尖撑于臀部后侧。

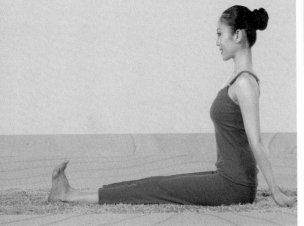

2 吸气时，屈左腿，膝盖外转，双手抱住左脚和左小腿；右腿伸直并微微内收，使其得到充分的伸展。

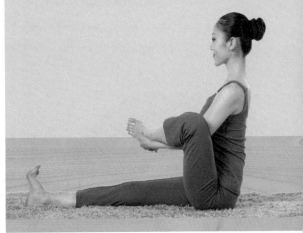

3 呼气时，将左腿上抬，尽量让左小腿平行地面，将左脚板放右肘肘窝里，左膝盖放在左肘肘窝内。吸气，脊椎向上伸展，将左腿推离胸部。

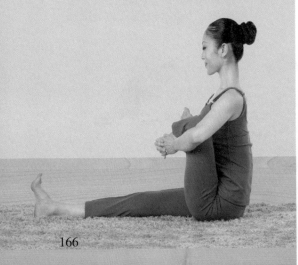

4 呼气，放松肩膀，将左腿压向胸前；前后推动左腿时，重心放在大腿根部和尾椎处，右腿不要移动，脊柱不要弯曲。再次吸气时回到开始的姿势，换边操作。

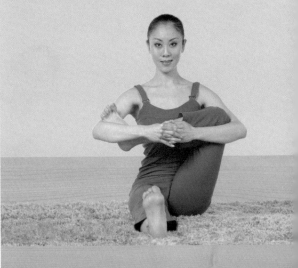

练习技巧　此体式难度不高，肩膀放松、放平，脊柱一定要保持伸直，不要弯曲。但若要大腿贴近胸部，对于韧性不够的初学者可能有一定困难，初学者可将原本伸直的腿弯曲，脚跟靠近臀部。

错误体式示例
腿靠近胸部时，练习者常常会弯曲脊背以达到贴近的效果，这样反而达不到伸展筋骨、按摩腹部的作用。在后面体式练习中，有可能因身体没有活动开而拉伤肌肉。

示范图解

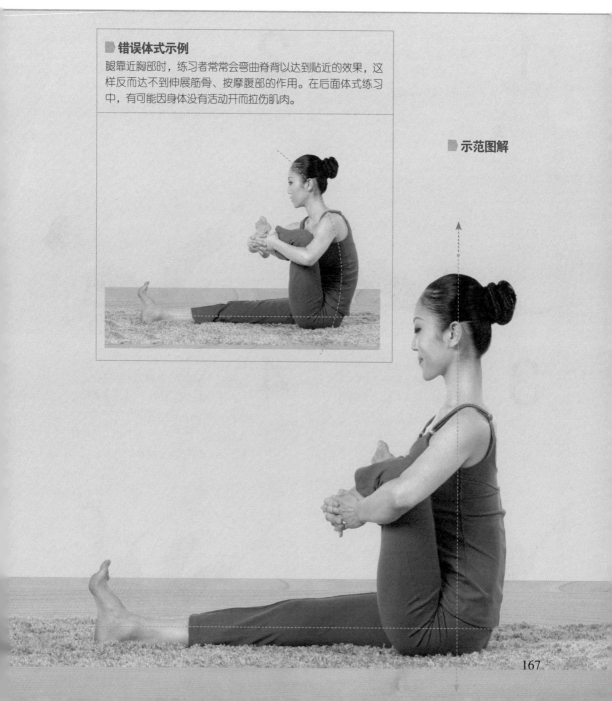

◯ 细腿变化式

功效： 此体式能修长腿部线条，燃烧腹部脂肪，去除腿部及腹部的赘肉，增强体力，增加腰腹和双腿的力量。

1 直腿坐，调整呼吸。吸气，上身后仰，双手肘撑地，保持上臂与地面垂直，腰部挺直，不要凸肚，吐气。

2 吸气，双脚高举，与身体保持90度，脚尖伸直，保持2~3次呼吸，准备下一个动作。

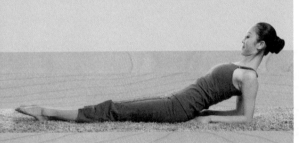

3 腿始终离地不要放下，双手撑起上身。右手前移带动上身缓慢左转，左手后移，保持身体平衡，上身与腿部之间的角度不变，此时双腿与地面的夹角约45度。

4 吸气，左脚慢慢向身体靠近，右手拿住左脚尖，深呼吸，右膝不断向后伸直。从侧面观察动作，腿、上身、手臂应处在同一平面。还原坐姿时，先双手辅助上身躺到地面，然后双腿并拢，一齐缓慢放下。调整呼吸后，换边练习。

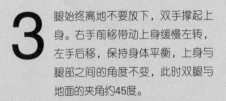

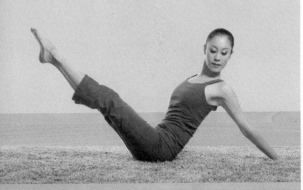

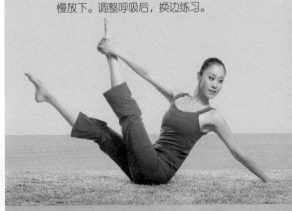

■**练习技巧**　在细腰变化式的练习过程中，一定要注意呼吸的吐纳。上身与腿部保持90
度，腿部应尽量伸直，利用腹部的力量平衡身体，而不是将全身重量落在
手肘处。要注意手臂和肩膀始终在同一条直线上。腹部有酸胀的感觉时，
是腹部的脂肪在燃烧。如果练习时突然放下双腿，会对腹部和腿部造成伤
害；若有不适，应先放倒上身后缓慢放下双腿。

■**错误体式示例**

此体式对腹部、腿部的肌
肉要求很高，初学者的右
手不能抓到左脚时，容易
弯曲膝盖，以减轻腹部的
压力。同时，此体式中也
有一定的扭转动作，脊柱
弯曲会加重尾椎的重量，
容易失去平衡，造成脊柱
错位。

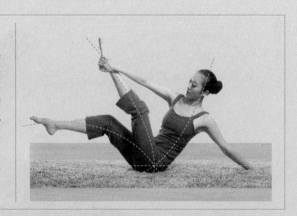

■**示范图解**

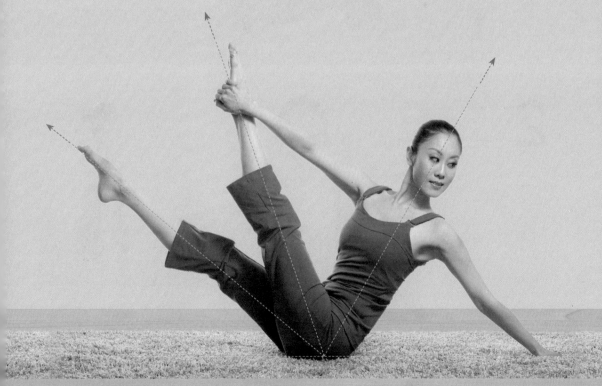

○ 后视式

功效： 可矫正脊椎，预防驼背，消除疲劳。能纤细腰围，美化身材。同时，扭转的后视式可强化背部与腹部肌肉，保养胃肠，刺激内脏，使肝脏功能旺盛，并且可以调整中枢神经与交感神经。

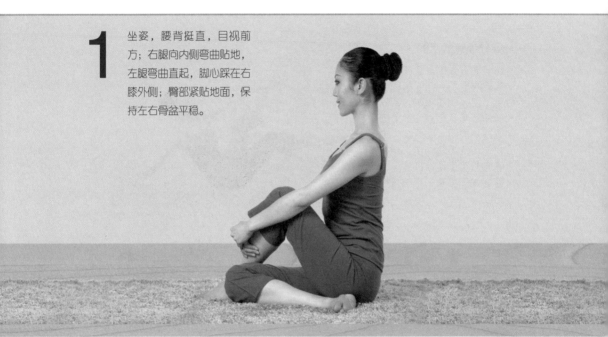

1 坐姿，腰背挺直，目视前方；右腿向内侧弯曲贴地，左腿弯曲直起，脚心踩在右膝外侧；臀部紧贴地面，保持左右骨盆平稳。

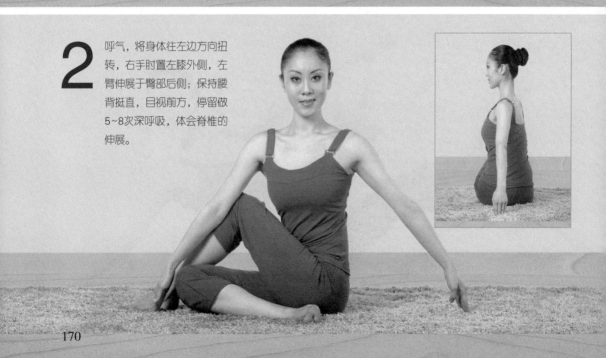

2 呼气，将身体往左边方向扭转，右手肘置左膝外侧，左臂伸展于臀部后侧；保持腰背挺直，目视前方，停留做5~8次深呼吸，体会脊椎的伸展。

■**练习技巧** 做动作时，上身一定要保持挺直，不可弯曲。将身体左转时，应缓慢地以头的转动带动腰椎转动，腹部贴近竖起的大腿根部，感受腹部的起伏。若右手不能置肘在左膝外侧时，不可强求，可用右手扶住左脚脚踝保持平稳，以免错误姿势的过度偏转引起腰部扭伤。

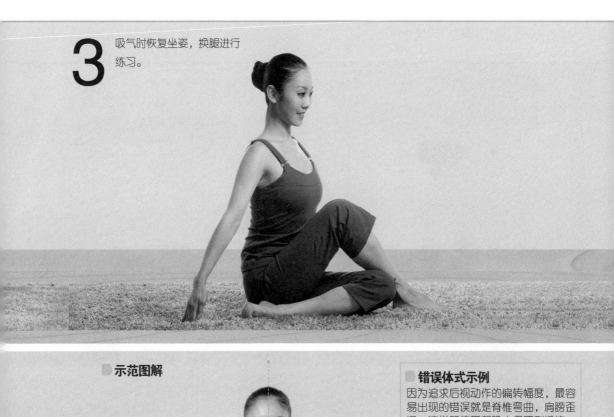

3 吸气时恢复坐姿，换腿进行练习。

■**示范图解**

■错误体式示例
因为追求后视动作的偏转幅度，最容易出现的错误就是脊椎弯曲，肩膀歪塌。这样既使腰部肌肉得不到锻炼，还容易造成脊柱错位，引起胸闷、头晕、消化不良等不适症状。

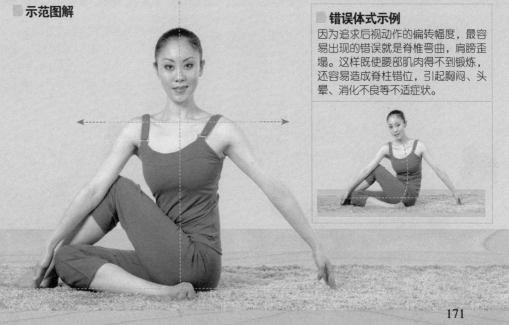

跪姿体式

○ 抬腿式

功效：锻炼臀部肌肉，减少臀部多余脂肪，提臀翘臀；伸展两腿后侧韧带，拉动伸展腹肌、腰肌，塑造纤细的小蛮腰；反方向伸展脊椎，促进背部血液循环，消除脊椎紧张和疲劳；锻炼身体的平衡感，强化注意力。

1 自然跪坐，臀部坐于脚后跟处，脚背贴地；腰背挺直，目视前方，双手放松，掌心贴于大腿上侧。

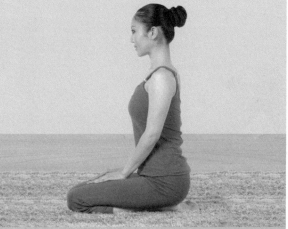

2 吸气，大腿抬起与小腿垂直，双手向前撑于地面，使身体成四肢着地跪姿；注意保持腰背挺直，头部面向地面，使头、腰、背在同一直线上，与地面平行。

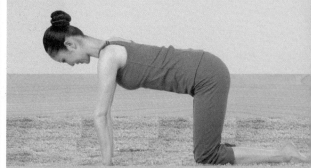

3 呼气，头部抬起，右腿从后方向上抬高，脚尖向天空延伸；注意保持左右骨盆的平稳，腿部抬起时不要使骨盆翻转；保持姿势1次呼吸的时间。

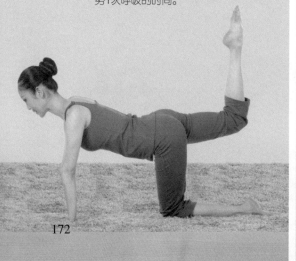

4 再次呼气时，左手抬起向前伸直，右腿进一步向上延伸，保持2次呼吸的时间。吸气时慢慢收回，恢复到开始的姿势，调整呼吸，手臂和腿部换边重复操作。

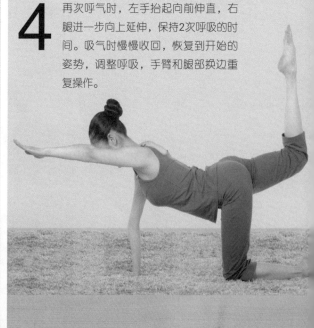

▌**练习技巧**　首先要保持手掌、膝盖和骨盆平稳对称；保持身体的平衡，不要出现一前一后、一高一低等状况；保证身体平衡后，单腿向上伸展，向上伸展的小腿与跪于地的大腿要与地面保持垂直，不要左右偏转，使身体呈现积极向上的姿态。

▌**错误体式示例**

腿部和手臂歪斜，极易使身体失去平衡，翻转跌倒；身体歪斜还极易扭伤腰部或脊椎，长期坚持错误的姿势还可能引起脊椎侧弯等严重后果，所以一定要注意。

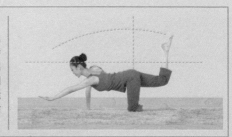

▌**示范图解**

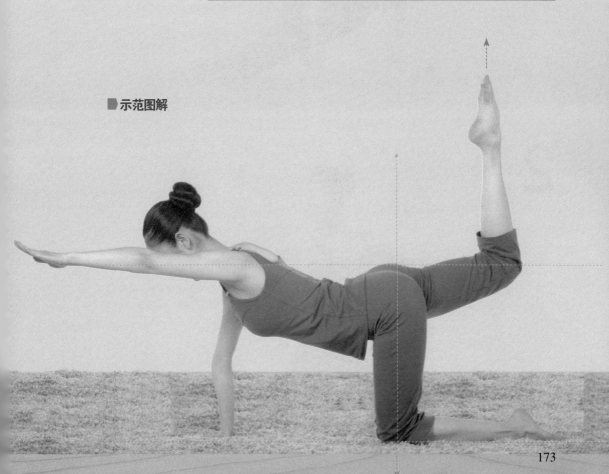

◯ 骑马变形式

功效：通过身体的伸展可以调理脊椎和腰椎，矫正脊椎变形，治疗脊椎盘错位和腰椎盘突出，减轻腰酸背痛及坐骨神经痛；拉伸跨步和腿部弯曲的动作，有助于增加骨盆的血液供应，按摩结肠等器官，还能促进激素分泌，有效防止和治愈便秘等结肠类疾病。

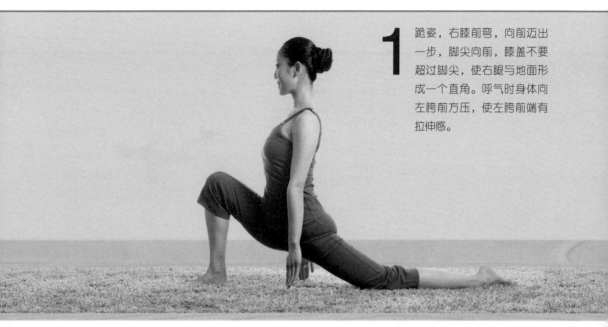

1 跪姿，右膝前弯，向前迈出一步，脚尖向前，膝盖不要超过脚尖，使右腿与地面形成一个直角。呼气时身体向左胯前方压，使左胯前端有拉伸感。

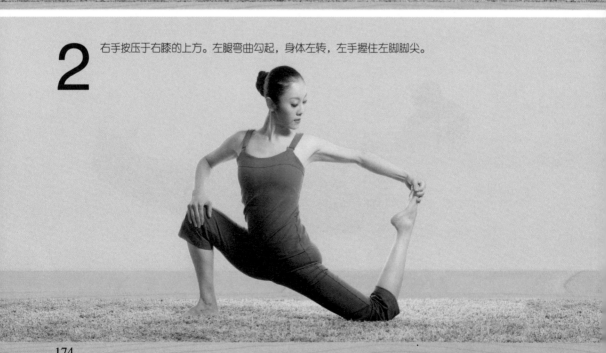

2 右手按压于右膝的上方。左腿弯曲勾起，身体左转，左手握住左脚脚尖。

■练习技巧 练习这个体式时，注意保持身体平衡，膝盖不要左右晃动；肩膀放松放平，不要缩肩或单肩翻转；胸腔向前打开扩张，脊椎挺直，保持向上伸展，不要前倾；下压骨盆，不仅可以保持平衡，更有利于伸展髋部。练习时注意感受大腿内侧、后侧的拉伸，使腿部肌肉得到锻炼。

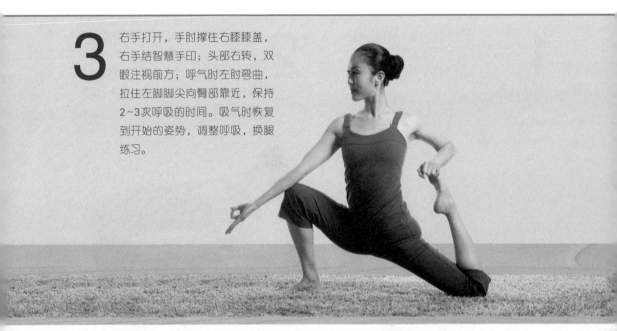

3 右手打开，手肘撑住右膝膝盖，右手结智慧手印；头部右转，双眼注视前方；呼气时左肘弯曲，拉住左脚脚尖向臀部靠近，保持2~3次呼吸的时间。吸气时恢复到开始的姿势，调整呼吸，换腿练习。

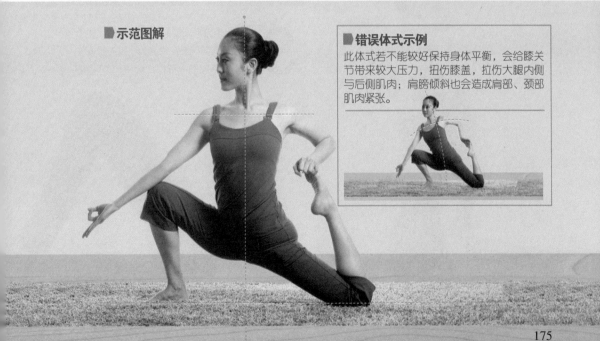

■示范图解

■错误体式示例
此体式若不能较好保持身体平衡，会给膝关节带来较大压力，扭伤膝盖，拉伤大腿内侧与后侧肌肉；肩膀倾斜也会造成肩部、颈部肌肉紧张。

○ 下犬式

功效： 练习此式，可以锻炼到手臂和腿部的韧带；同时能够锻炼腰背的肌肉，强化背部力量，矫正驼背等不良体态；修饰全身线条，为脊柱注入活力。

1 假跪立，挺直腰背，臀部坐到脚跟上做深呼吸。吸气，身体向上伸直，头部、肩部、腰部和臀部都处在同一直线上。

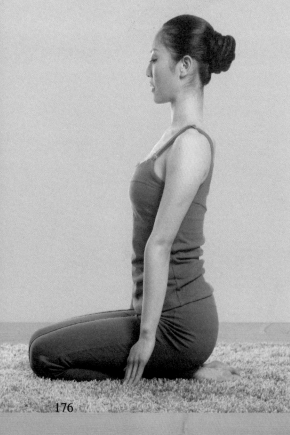

2 呼气，手臂向上举起，带动身体前倾，直至额头落地，臀部不要离开脚跟。手掌落在头部前侧的垫子上，上身前移，调整手臂和大腿间的距离，保持手臂和大腿都与地面垂直。

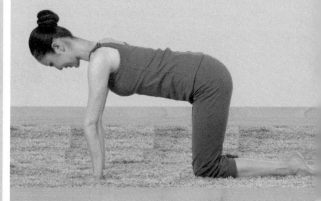

3 吸气，臀部抬起，伸直双腿膝盖，手掌和脚掌紧贴地面。每次吸气时，腰背往下压，臀部向上提拉，保持2次呼吸的时间。

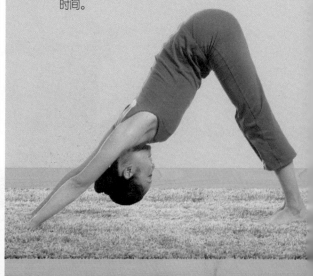

■练习技巧 练习本体式时，注意腿部、腰背部、手臂都处在一个平直的状态，在平直的状态下延伸，便可使身体得到正确的伸展。双腿伸直，脚跟踩地，感觉膝盖窝和腿部后侧得到拉伸；腰背平直，双手撑地，尽量将腰背部压向大腿的方向；臀部上抬，将注意力集中到上抬的髋部，双臂和背部保持在一个平面上。

■错误体式示例

图中动作的错误很容易引起练习者的颈椎和背部的扭伤，因为腿部膝盖弯曲减轻了腿部后侧的拉伸，双肩和腰背不在同一平面，也无法使双臂对背部施加压力，腰部得不到应有的锻炼。

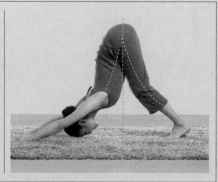

■示范图解

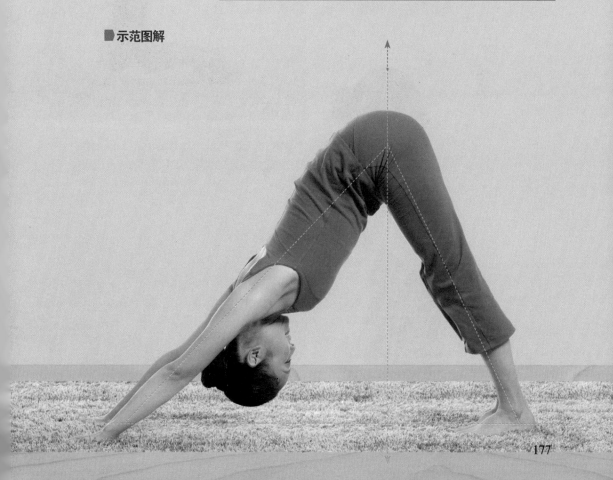

○ 塌式

功效：反方向伸展脊椎，消除脊椎压力，强化脊椎周围肌群力量；打开胸腔，增强肺活量，促进身体氧气的供给；有效拉伸肩部、颈部、手臂、腰腹等部位的脊椎，促进脂肪燃烧，完美各部位的线条。

1 坐姿，双膝并拢，小腿打开，使臀部坐在两脚之间的垫子上；双手放松，掌心贴于膝盖上，目视前方。

2 身体慢慢向后仰，双手向后移动，抓住脚掌；肩部微微向后向下压，打开胸腔，挺直腰背，吸气，保持1次呼吸的时间。

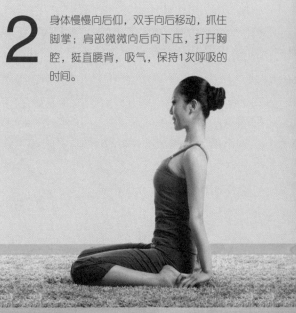

3 再次吸气，掌心抵住脚掌，身体慢慢向后仰，手肘撑地；腰背保持平直，颈部不要弯曲，与肩背保持在一条直线上。

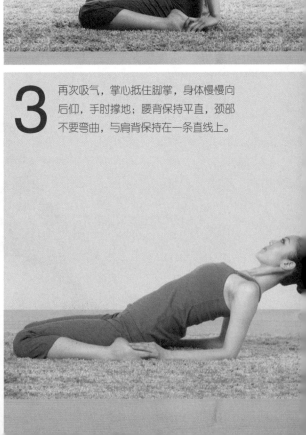

■练习技巧　练习此式时，上身的重量不应该全部落在手掌上，而应该以胸部向上、向前的力量去带动身体向上延伸；颈部不要过于后仰，双眼注视前方或者看向天空，有助于缓解颈部带来的紧张压力；肩部应放松打开，胸部应有意识地缓缓向上顶；身体不要弯曲扭转，注意保持双臂、头部、背部、腿部等部位的中心线。

4 头部慢慢往后仰，以头顶百会穴着地，背部向后弯曲呈弓形，呼气时胸腔打开向上顶起，放松肩部，细细体会脊椎向上不断延伸的感觉，保持2次呼吸的时间。

5 两臂举起，前臂交叉相叠向后打开，放于头后；呼气，将胸腔进一步向上顶起至极限，使脊椎得到个人最大限度的伸展，保持2~3次呼吸的时间。

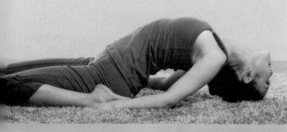

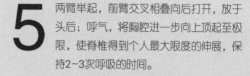
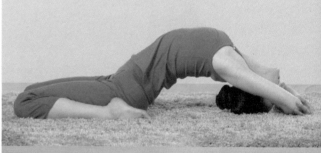

■错误体式示例
腰腹力量不足和肩膀打不开的练习者，很容易将肚子而不是胸椎向上送出。用力部位不正确不仅会让上身抬起变得困难，且容易拉伤腰腹部肌肉。

■示范图解

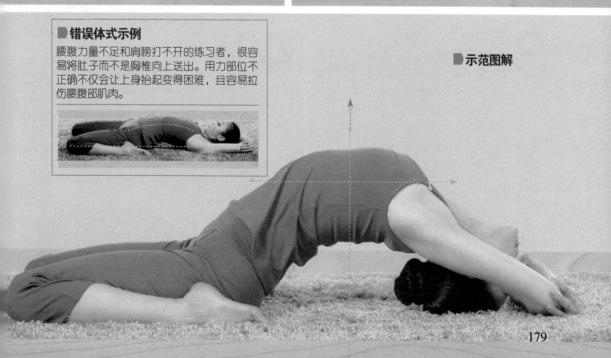

○ 跪姿背部舒展式

功效：预防乳房下垂，有扩胸、丰胸的作用；消除肩背的酸胀感，矫正双肩不平、含胸等不良体态；加强面部血液的循环，细致面部肌肤。

1 跪坐在垫子上，臀部放在两脚的脚跟上，脚背紧贴地面。双手在背后交叉握拳，眼睛直视前方，调整呼吸。

2 吸气时身体有控制地缓慢前倾，上半身平直地与大腿贴合，额头贴地，保持1次呼吸的时间。注意脊柱不要弯曲，臀部不要翘起，保持身体中线不要扭曲。

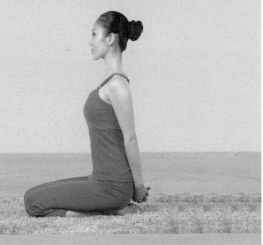
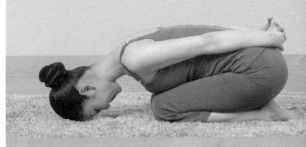

3 再次吸气时，头部顶地，将臀部抬起，手臂向上伸直；保持2次呼吸的时间，注意保持腰背的平直，大腿与地面垂直。颈部前屈有压力时，可在头部放一块瑜伽砖或枕头，帮助动作的完成。

4 吸气时，慢慢放下手臂，手背贴地；再慢慢放下臀部，坐于脚跟上；脊椎一节一节放松，将重量放在大腿上；颈部慢慢放松，额头侧面贴地，深呼吸，以缓解颈部、背部压力。

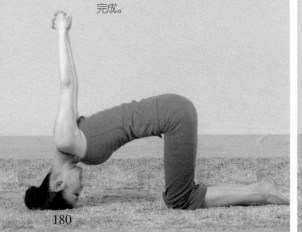
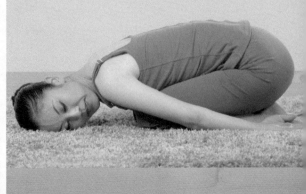

■ **练习技巧** 练习此式时，要有良好的身体控制力，身体向前倾和手臂向天空伸直的时候，都要注意大腿与地面是垂直的；这个姿势在练习时一定要注意打开胸部，肩胛骨尽量靠近；手臂尽量向上拉伸，指向天空，不要放松，以免引起扭伤；头部一定要头顶着地，不要前后滚动，否则极易引起颈椎拉伤。

■ **示范图解**

■ **错误体式示例**

练习此式时，如果注意不到姿势的错误，臀部上抬不够，大腿无法与地面垂直，很容易前额着地，致使胸腔无法打开。这种姿势容易使人憋气，长时间进行错误姿势的练习容易让人感觉缺氧、疲劳、肩周及颈部肌肉紧张。

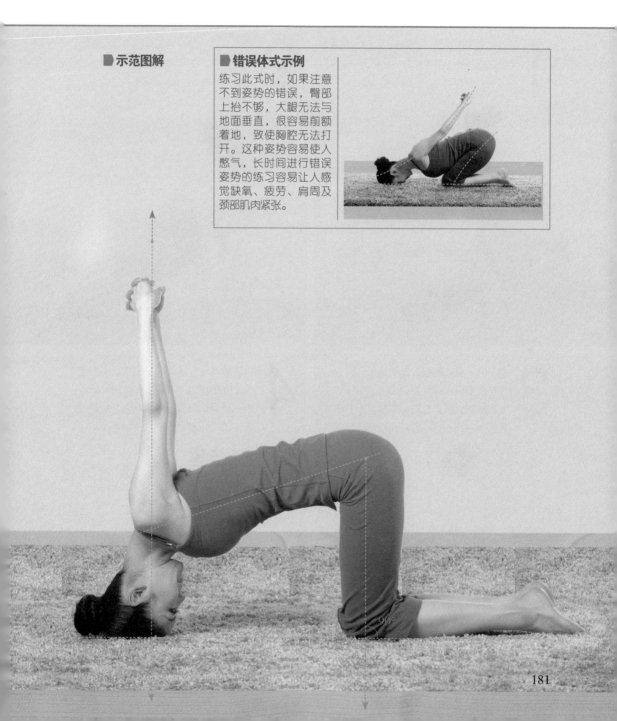

◯ 髋屈肌伸展式

功效：这个体式可以有效地伸展整个大腿前侧的肌群，避免过度伸展腿后侧肌群所造成的肌肉单向性紧张，并且可以增强平衡、协调和集中注意力的能力。

1 双膝跪立于垫子上，双手扶住右膝，右脚向前跨出一步，小腿垂直于地面；左腿向后伸展，身体保持挺直，髋部打开。

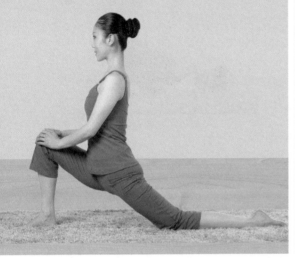

2 呼气，指尖撑住右腿两侧地面，髋稍向前推送，身体向前倾，左脚向上勾起，保持姿势2~3次呼吸的时间。

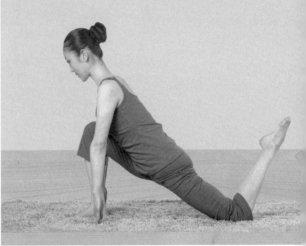

3 吸气时，身体挺直，双臂伸直，双手握住左脚尖；呼气时，脚尖向后压，双臂伸直，肩部打开，臀部收紧，体会胸腔的扩张，保持2次呼吸的时间。

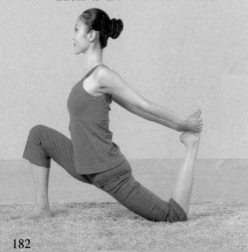

4 再次呼气时，身体再次前倾，双肘弯曲，将左脚跟拉向臀部，保持3~5次呼吸的时间。吸气时打开双手，轻轻放下左脚，回到基础跪姿，换腿练习。

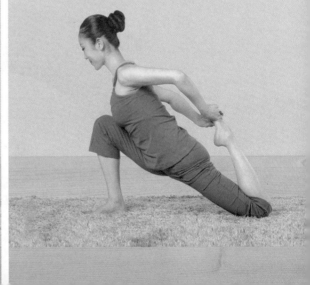

▌练习技巧　练习此体式时，最重要的是要保持身体的平衡，在身体能够很好地保持平衡后，再尽力将胯往前推，达到后腿的脚跟贴近臀部的效果；如果感到大腿后侧痉挛，就说明已经达到身体的极限，此时应该立刻停止动作；练习较为熟练后，若想要增大练习强度，最好的方法是使左大腿尽量贴向地面并使骨盆稍向前倾。

▌错误体式示例
练习此式最容易犯的错误就是上身前倾时，髋部向后，使髋部不能打开。这样也易失去身体的重心，给脊椎、肩膀带来极大的压力，容易造成身体各个部位的肌肉拉伤。

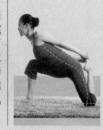

▌示范图解

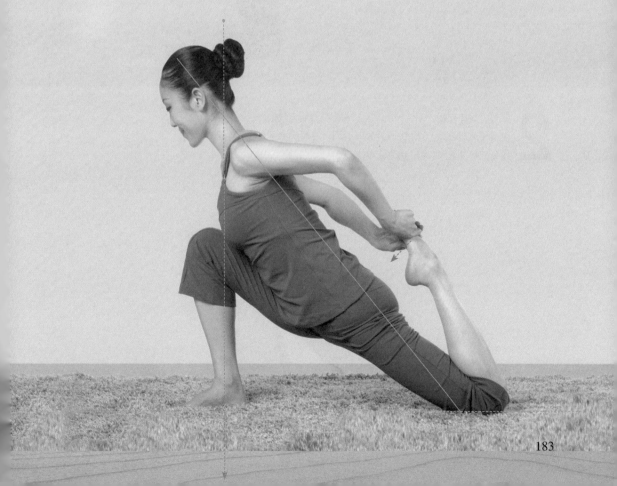

○ 猫式变形式

功效：猫式变形式可以滋养脊神经，使脊柱更富弹性；颈、肩、腰、背在伸展和扭转中都得以放松，可以缓解身体多个部位的酸痛；腰部侧弯的体式可以锻炼到腰部的肌肉，按摩内脏器官，女性的各种妇科疾病能得到有效调理。

1 跪姿，双手和双脚微微分开，膝盖与双臂都调整至与地面垂直。臀部收紧，手指指向身体前方，头部微微向前伸，眼睛看向地面。注意腰背要与地面平行，不要内凹或上拱。

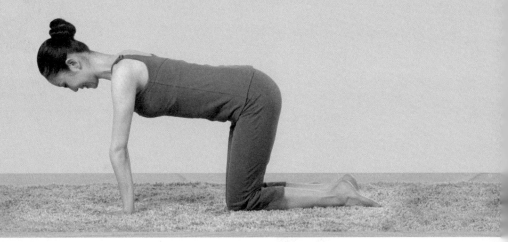

2 呼气，身体右转，左手撑住地面，头部右侧与右臂贴地，感受腰肩的扭转；保持2次呼吸的时间，注意保持下半身不动，骨盆正对地面，稳固住身体。

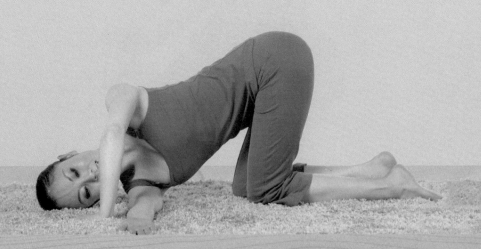

▐▶**练习技巧** 练习此体式时，一定要注意保持好身体的平衡，以免扭伤腰椎和颈椎。手部向上伸展时，观察两肩是否平行成一条直线。胸部、肩部打开，才能使侧腰得到良好的伸展；大腿要与地面保持垂直，髋部不要左右晃动，稳定住下身，才能让上身得到更好的锻炼。

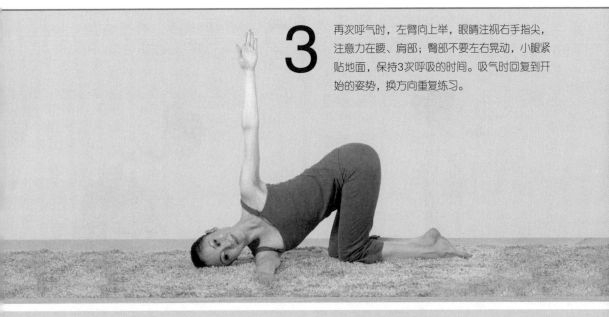

再次呼气时，左臂向上举，眼睛注视右手指尖，注意力在腰、肩部；臀部不要左右晃动，小腿紧贴地面，保持3次呼吸的时间。吸气时回复到开始的姿势，换方向重复练习。

▐▶**示范图解**

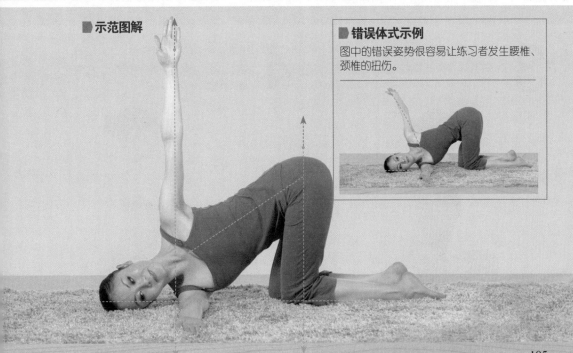

▐▶**错误体式示例**
图中的错误姿势很容易让练习者发生腰椎、颈椎的扭伤。

○ 脚尖跪式

功效： 此体式跐脚尖的动作能够强化脚踝和脚趾的力量，使脚踝圆润可爱，十指灵活修长；可促进脊椎的伸展，改善寒背；调理手部、手肘关节、膝盖、脚踝，增强这些部位的韧性，避免运动损伤。

1 跪坐在垫子上，腰腹部收紧上提。双膝与大腿保持并拢，将意念专注于腰椎，吸气。呼气，头顶的部位向上延伸。

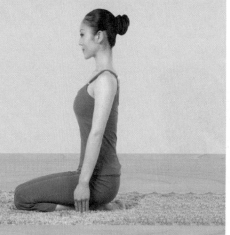

2 控制好身体，保持平衡，慢慢跐起脚尖。双手可以轻触地面，以保持身体平衡。

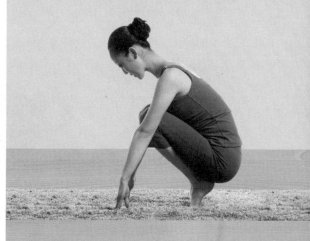

3 吸气，抬起手臂，向前方伸直，身体保持平衡，脚跟不要落下。

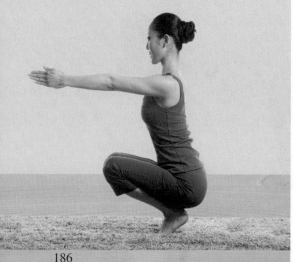

4 缓缓呼气，双手慢慢举起，掌心在胸前合十。保持3~5次呼吸的时间，在每次吸气时上提腰椎。

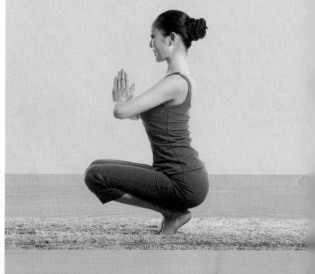

▌练习技巧　练习此体式时要格外小心，上身进行动作时，下半身一定要保持好平衡后再缓慢上抬，不可操之过急。尽量让腰背保持挺直，在感觉舒适的前提下保持住姿势，配合呼吸。练习熟练后，可试着将脚尖踮得更高，脊椎往上尽量延伸，这些都对身体的平衡力有着更高的要求。

▌错误体式示例

练习此式时，最容易出现腰腿力量不足而使脊椎前弯的状况。脊椎向前弯曲会给脚踝带来更大的压力，肩部得不到放松，同时还会让胸腔受到压迫，令练习者感觉头晕。

▌示范图解

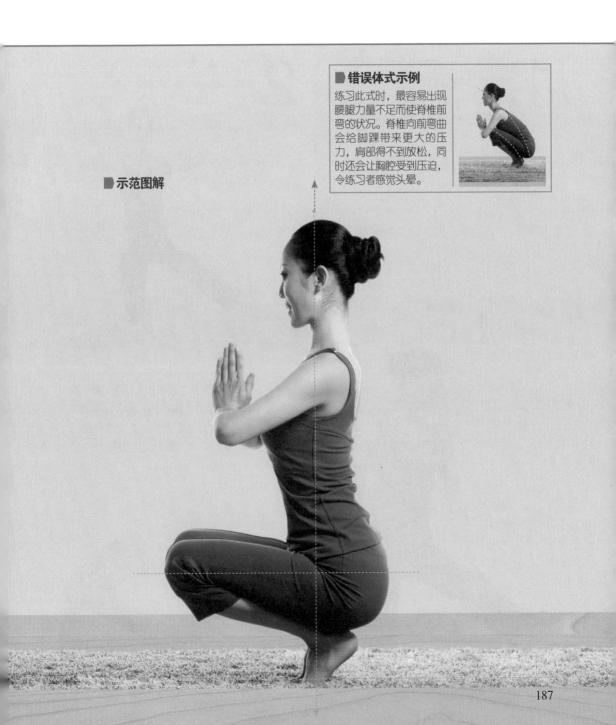

○ 门闩式

功效：此体式可以有效修饰侧腰的线条，收紧手臂多余的赘肉；令髋关节区域的多余脂肪得以消除；维护腹部脏器功能，有效缓解痛经等妇科疾病；可以滋养脊椎神经，改善面部气色；缓解长期伏案造成的背部及肩部的僵硬状况。

1 跪立在垫子上，腰背挺直，双手自然下垂。右腿向侧面打开伸直，脚趾指向右侧，与左腿膝盖平行；左大腿保持垂直于地面，右手轻放在右腿上。

2 吸气，放松双肩，两臂由侧面平举，体会两臂向两侧无限延伸的感觉。

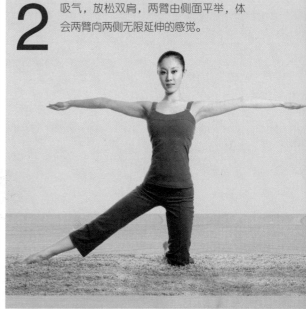

3 呼气，右臂扶住右腿向下滑动，身体向右侧弯曲，左臂随之上举，与地面垂直，眼睛注视左手指尖延伸的方向，保持2~3次呼吸的时间。

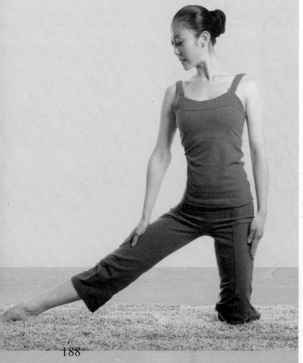

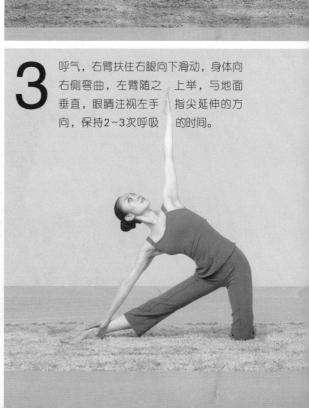

■ **练习技巧**　首先注意将身体保持在同一平面上。身体侧弯时，髋部要向前顶，使脊椎挺直，不要前倾或后仰；同时肩部要打开，两肩与身体保持在同一平面上；重力不要全部放在膝盖和腿上，要利用腰部的拉力来保持身体的平衡；撑地的大腿要保持同地面垂直，向两边歪斜可能会拉伤腿部内侧肌肉。

4 再次呼气时，身体进一步向右侧弯曲，左臂也随之向下压，贴向左耳，向右方延伸，停留5~8次呼吸的时间。吸气时慢慢回复到基础跪姿，换方向练习。

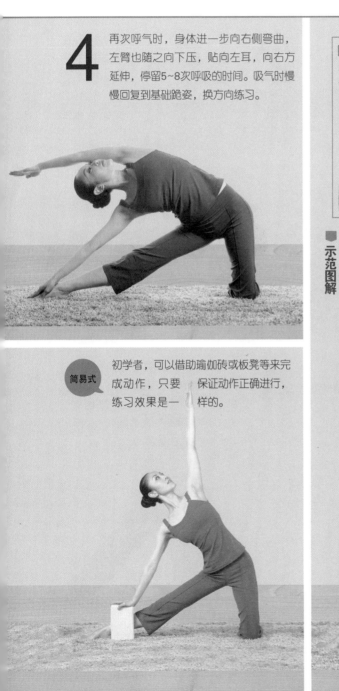

■ **错误体式示例**
练习此体式时最容易出现体前倾的状况，这样身体的重量会落在扶住腿部的手臂上，腰部就难以得到侧面方向的拉伸。

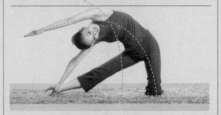

■ 示范图解

简易式 初学者，可以借助瑜伽砖或板凳等来完成动作，只要保证动作正确进行，练习效果是一样的。

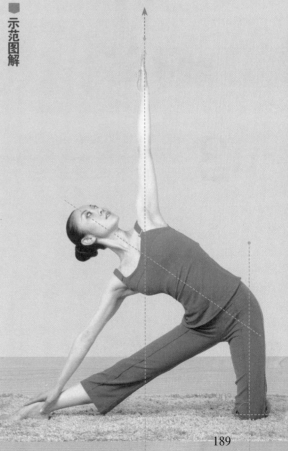

189

◯ **海豚式**

功效：此体式能美化手臂线条，消除手臂多余赘肉，紧实手臂肌肉，柔软肩关节与膝关节，强化内脏器官，增加体温，暖身防寒；促进血液循环与新陈代谢，美化面部、颈部肌肤。

1 跪立，挺直腰背，做深呼吸。臀部后移，坐到脚跟上。吸气，身体准备向下，手臂前侧、手肘落于地面，双手交叉握住，固定好身体后吐气。

2 吸气，身体向前，脚尖点地，膝盖保持不要离地，头点地。平衡好身体，不要左右摇晃。

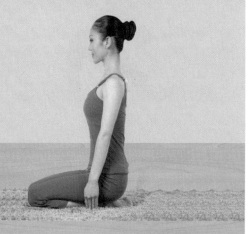

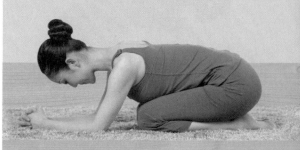

3 呼气，收紧腹部，尾骨内侧，胸腔打开，保持腰背挺直；大腿跪起，与小腿成90度，保持姿势1次呼吸的时间。

4 再次呼气时，臀部向上抬起，腰背保持挺直；脚跟离地，脚尖顶地，拉直双腿，使身体往上延伸；头部顶地，双臂撑于头部两侧，前臂贴地，保持姿势2~3次呼吸的时间。

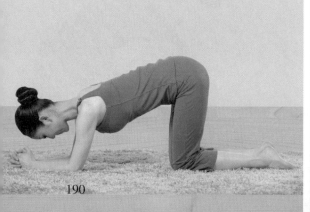

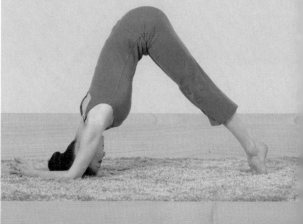

■练习技巧　　　练习此式时，一定要保持身体的平衡，做准备动作时，就应该保持腿部、手部、肘部稳稳地落于地面。臀部抬起向上拉伸时，注意不要左右摇晃，上身与腿部和地面形成规则的三角形，身体重心平均分布到手肘和脚尖的位置。

■错误体式示例

练习此体式时，初学者和力量不够的练习者容易弯曲膝盖，脚跟下压，使手肘和脚尖承担了极大的重量，而腿部、肩部、上臂和背部的肌肉却没有得到拉伸与锻炼。

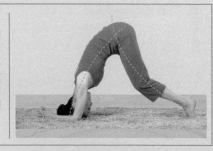

■示范图解

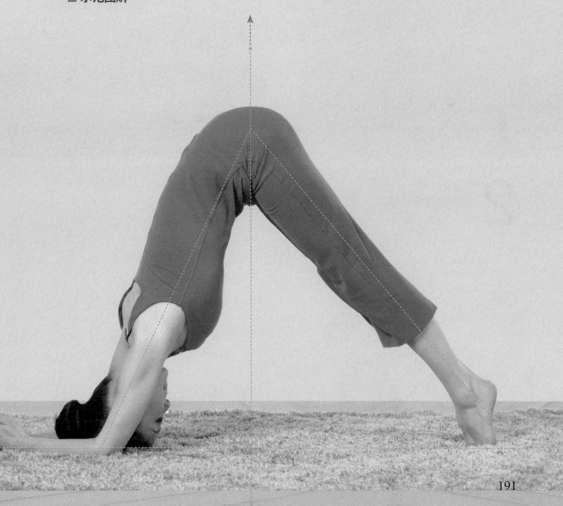

○ 英雄式

功效：舒缓下背部；改善髋关节、膝关节和腕关节的功能；促进甲状腺和甲状旁腺的功能；缓解更年期不适，帮助稳定情绪，减轻压力和焦虑情绪；缓解高血压。

▶ 此体式不适宜膝部或脚腕处有外伤疾患的练习者，心脏病患者和关节炎患者也不要练习这个体式。

1 双腿分开与髋部同宽，跪立在垫子上，双手叉腰。脚背和十个脚趾贴地，小腿肌肉绷紧，臀部内收，脊柱保持向上延伸。自然呼吸。

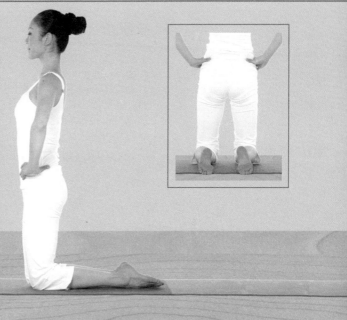

2 呼气，上身有控制地往前落下，头顶触地，手放在膝盖窝后面的小腿肚上，眼睛看向腹部，体会身体血液的不断流动。

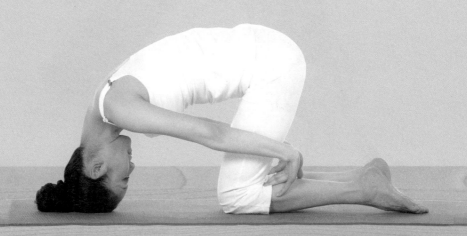

■**练习技巧**　臀部后坐时，双脚放在臀部两侧，脚趾下压地面，脚跟紧贴臀部；背部保持平直，向上延展，颈部与脊椎在同一直线，下颌微收；肩部朝外打开，双肩微微下沉。上身朝前倾时，动作要缓慢，上半身脊椎一节一节地慢慢落下，大腿贴近腹部，按摩挤压腹部器官。

3

吸气，臀部后坐，落于地面，脚跟紧贴臀部，充分伸展上半身。

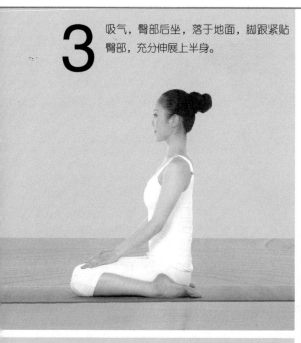

■**错误体式示例**
向前伸展背部的动作，通常易出现的错误姿势都是背部弯曲，不再挺直朝脊柱方向延伸。这一错误之后还连接着肩部内收、下塌等种种不良体态，需要引起练习者的注意。

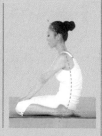

▼**示范图解**

4

呼气，臀部不要离开，上身折叠向下，直到腹部贴近大腿根部，前额触地。双手轻轻抓住双脚脚掌，放松背部，放松全身。

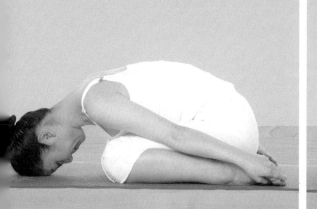

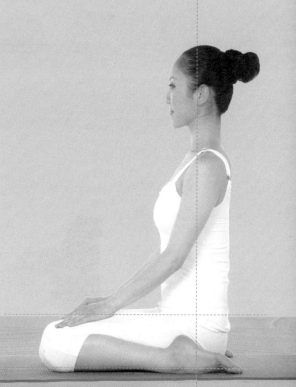

193

◯ 英雄前屈式

功效：练习这个体式可以安抚、镇静头脑，让身体得到充分休息，缓解背部、颈部和四肢的疲劳；减轻头部压力，缓解头痛症状；锻炼、调节脊柱，减轻背部、颈部疼痛。

1 跪立在垫子上，双膝分开与臀同宽，臀部坐在双脚脚跟之间，完成英雄式的坐姿。双手放在大腿上，脊椎向上充分伸展。

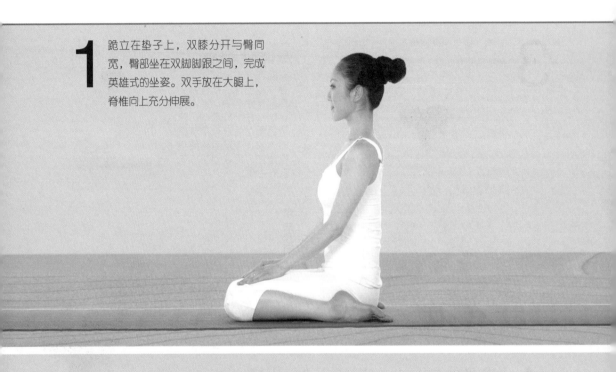

2 吸气，身体向上延伸。呼气，上身缓慢前倾，脊椎一节一节地朝前落下，双手沿着腿部、地面向前滑动，至手臂完全伸直后保持，做深长的呼吸，保持5次呼吸的时间。

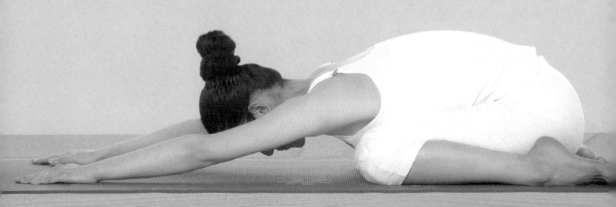

▌练习技巧　练习此体式时，要注意保持身体各个部位的正位。臀部稳稳地坐在脚跟上或者双脚脚跟之间的地面上，不要在身体前弯时离开脚跟；背部在放松中有意识地向上延伸，不要前凸或者内凹，保持平伸的状态；手臂向前向上延伸时，打开双肩；头部尽量贴地，若不能贴地，可以垫上瑜伽砖或垫子，但一定要保持脊椎向前伸直。

▌错误体式示例
上身向前倾时，若臀部后坐力不足，也会带动臀部离开脚跟和地面，这样的错误姿势会给肩部带来前冲的压力，有可能损伤颈椎。

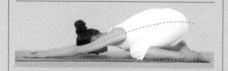

▌示范图解

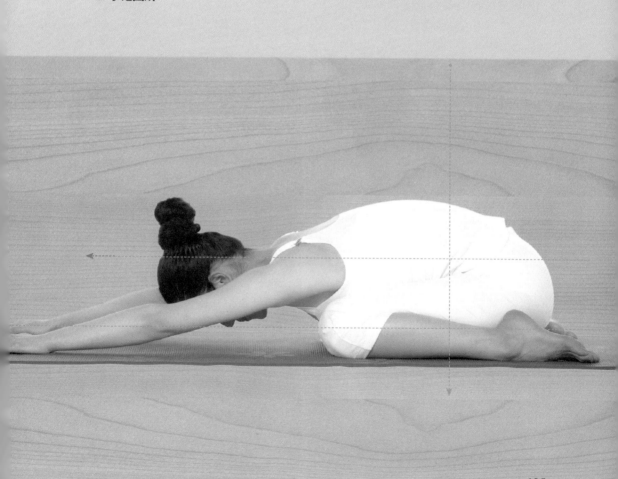

○ 英雄转体式

功效：练习英雄转体式，可以温和地刺激脊椎，让轻微弯曲或者错位的脊柱还原到健康状态；侧腰的扭转可以消除侧腰的多余脂肪，纤细我们的腰肢；上身旋转时，双肩和手臂的打开，也有很好的矫正形体的作用。

1 完成英雄式的坐姿，双手放在大腿上，脊椎向上充分伸展，臀部稳稳坐在双脚脚跟之间。

2 吸气，双臂在体侧平举，向两侧延伸。呼气，双臂带动身体左转，右手落在左膝上方，左手落于身后，颈部保持延伸，下颌微微内收。深长地呼吸。

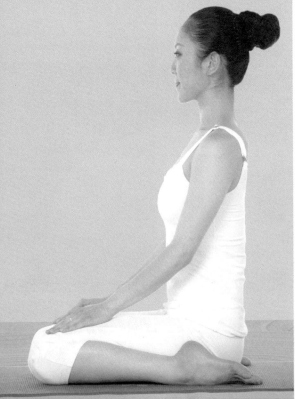
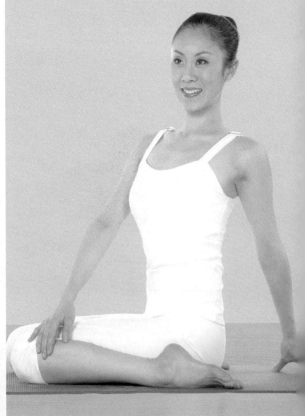

■**练习技巧**　身体旋转时，以尾椎为中心，脊柱始终保持与地面垂直，向上延伸脊柱；
双肩要朝外打开，肩胛骨向内收紧，扩张胸部，左右肩保持在同一水平面
上；头部向后转动时，不要过分扭动颈椎，下颌微微收紧，保持颈椎的正
位；臀部始终保持不动，不要前后左右移动。

3

每一次吸气时，都将脊椎向上拉伸一
点；每次呼气时，都将身体往左、往
后转动，试着将左手绕过腰背，左手
手背放在右侧腰处。眼睛看向右后
方。保持3~5次呼吸的时间，慢慢还原
身体，换边练习。

■**错误体式示例**

练习此式时，容易在旋
转身体的时候弯曲背部
脊椎，肩部不在正位。
在脊椎弯曲的状态下做
身体的旋转，有可能扭
伤脊椎；肩部上耸时，
双肩无法打开，也给肩
颈部位的灵活性带来负
面的影响。

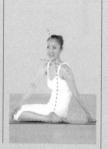

■示范图解

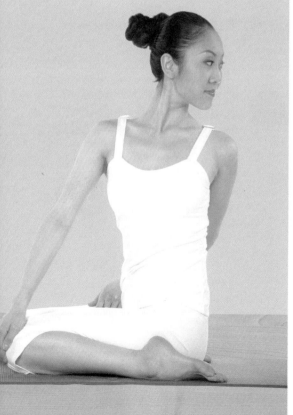

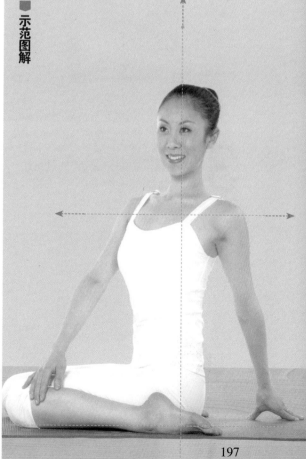

○ 半英雄式
全伸展式

功效： 半英雄式全伸展式对于放松骨盆后面的紧张肌肉有特别的功效。练习这个姿势也可以打开骶骨区，刺激脊椎神经和坐骨神经；加强背部肌肉的锻炼；加速身体的血液循环，清除体内垃圾。

1 双腿并拢伸直端坐在垫子上，弯曲左腿，左小腿放在左大腿外侧。吸气，脊椎向上延伸，身体放松，颈椎、腰椎都保持在同一直线上。

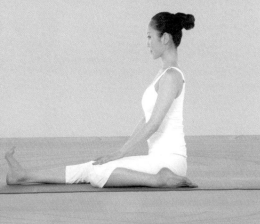

2 呼气，上身前倾，双手去抓右脚脚趾，右脚绷起，右膝盖向下压不要弯曲。臀部不要抬离地面，腰背伸直。

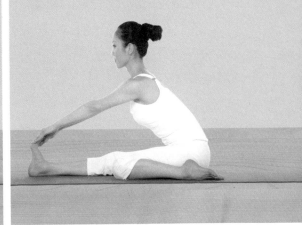

3 继续呼气，脊柱一节一节地往下延伸，腹部、胸部、下巴依次分别贴近大腿、膝盖和小腿胫骨处。

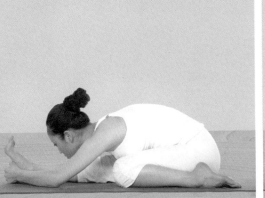

简易式 初学者或者腰、腿部韧性不够的练习者，可以使用毛巾或者瑜伽带进行辅助练习，在练习过程中保持腰背平直伸展，腿部绷直拉伸即可。

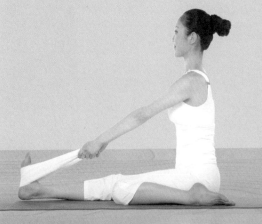

■**练习技巧**　上身前倾时，打开胸部，伸长背部，感觉背部逐渐得到放松与伸长；髋关节向下打开，稳稳地贴在地面上，左臀和左髋关节下压稳定住下半身；伸直的腿膝盖窝尽量贴近地面，脚尖绷起，拉伸腿部后侧；弯曲的腿前侧有微微的拉伸感，贴近腹部时感受腹部的起伏和对腹腔器官的按摩刺激。

■**错误体式示例**

练习这个体式时，容易出现因为腿部韧性不够而弯曲膝盖的情况。这种错误姿势不仅不能拉伸腿部后侧肌肉，还有可能拉伤腿部的韧带；背部的弯曲和双肩上耸，也会让肩颈肌肉变得紧张僵硬。

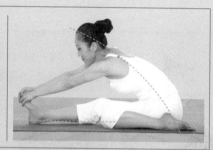

■**示范图解**

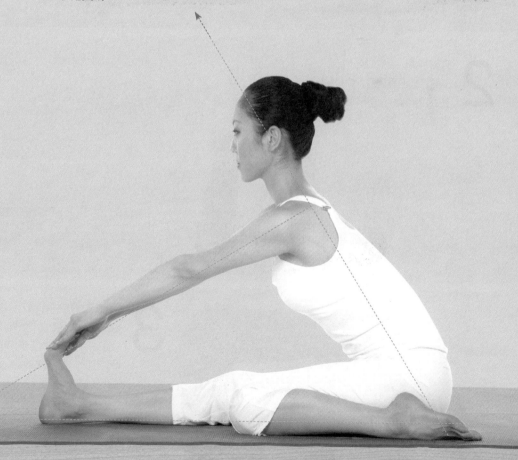

仰卧体式

○ 犁式

功效： 在该体式中，整个神经系统都能得到锻炼，脊椎得以放松，对生殖、消化、呼吸、循环等系统的病症有改善作用；还能缓解各种肩背痛及肩周关节紧张。

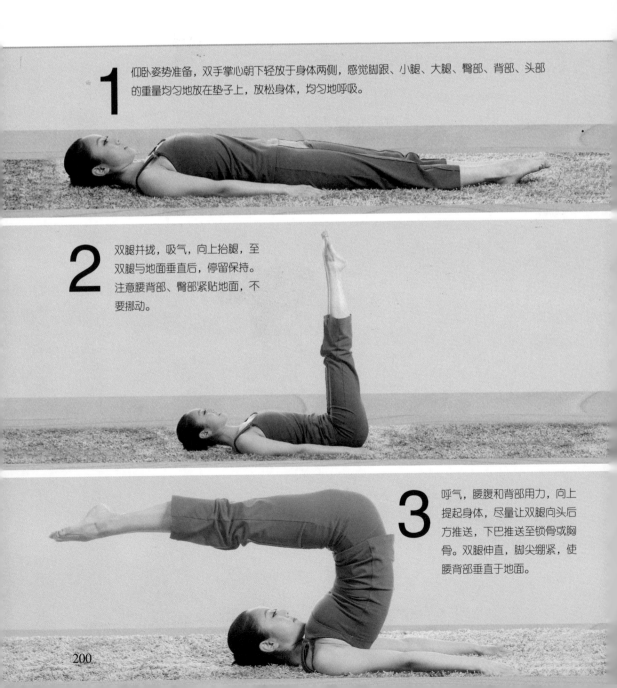

1 仰卧姿势准备，双手掌心朝下轻放于身体两侧，感觉脚跟、小腿、大腿、臀部、背部、头部的重量均匀地放在垫子上，放松身体，均匀地呼吸。

2 双腿并拢，吸气，向上抬腿，至双腿与地面垂直后，停留保持。注意腰背部、臀部紧贴地面，不要挪动。

3 呼气，腰腹和背部用力，向上提起身体，尽量让双腿向头后方推送，下巴推送至锁骨或胸骨。双腿伸直，脚尖绷紧，使腰背部垂直于地面。

■**练习技巧** 练习此式时，要求练习者有良好的腰背力量和身体控制能力。练习时若感觉腰背力量不足，可以用手扶住腰背，避免受伤。腿部、腰背、肘部应始终保持平直伸展。

■**不同病因引起的坐骨神经痛患者应在得到医生的指导后再决定是否适宜练习此体式；生理期不适宜做类似的倒立姿势，应避免在生理期练习此式。**

4 脚尖接触地面，顶住腿部的后坐力。手掌贴近地面，手肘伸直，保持身体平衡。保持5~8次呼吸后，收回身体。

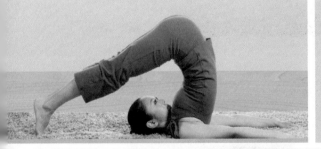

简易式

在练习过程中，应根据身体的情况在任何一个阶段停下来，不可勉强，以免脊椎受伤。初学者和高血压患者可借瑜伽砖或靠垫辅助练习；也可头部朝向墙壁练习，便于双脚借助墙壁稳定姿势；腰腹力量不够的，可用双手撑住腰背，完成练习。

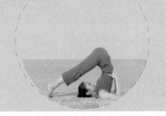

■ **错误体式示例**

练习时，若腰背弯曲，不能垂直于地面，很容易造成脊椎的损伤；肩部不能立起对练习者的呼吸也会造成一些阻碍；脚尖触地时膝盖弯曲容易导致身体前后不稳。

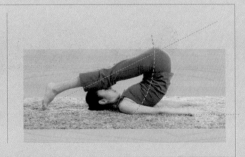

■ **示范图解**

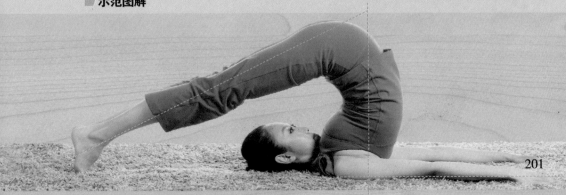

○ 扭腰式

功效：练习本体式，可以纤细腰肢，消耗侧腰多余赘肉，美化腰部线条；矫正脊椎不正现象，帮助形成优雅的体态；预防坐骨神经痛，增强内脏器官活力，并可强化膝关节、髋关节的柔韧性。

1 仰卧位预备姿势，身体平躺于垫子上，腿部、臀部、腰部、肩部和头部均匀受力，呈直线，放松。双臂平摊于身体两侧，掌心向下。深呼吸。

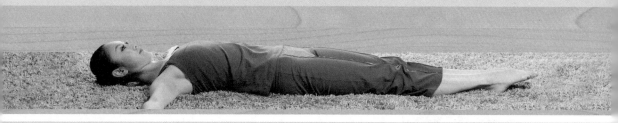

2 屈左膝，脚掌落在垫子上，小腿保持与地面垂直。身体保持不动，不要向上抬起。目视天花板，集中注意力。

3 吸气，弯曲右膝，左腿穿过右腿，缠绕在右腿上。

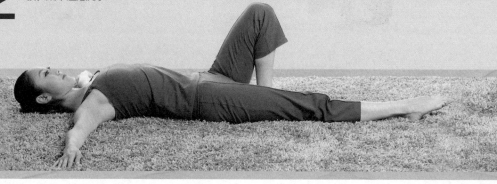

▌**练习技巧**　练习这个体式时，要注意双膝尽力向地面靠拢，髋部得到完全的扭转和伸展；头向反方向转动能更好地带动脊椎的活动；手臂紧贴地面，不要上抬，保持身体的稳定和平衡；练习时腰部不要向前突起，背部呈一个平面，让脊椎得以在一条线上完全地活动开来。

4 呼气，双腿往左倒，膝盖尽力去贴近地面，头部右转，右耳贴地，眼睛看向右手指尖的方向。感受髋部和颈部的反方向扭转，脊椎得到活动。保持5~8次呼吸的时间，换边重复练习。

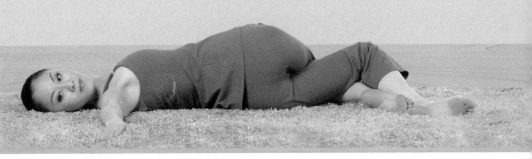

▌**错误体式示例**

此体式是个简单的姿势，较容易做到，但不注意的时候还是容易出现肩部上抬的问题。在这个体式中，肩部应打开，得到全面的伸展，若长期处在一个扭曲的姿势，容易造成肩部肌肉的紧张，引发各种肌肉酸痛。

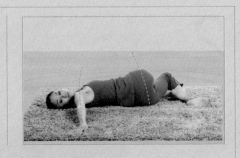

▌**示范图解**

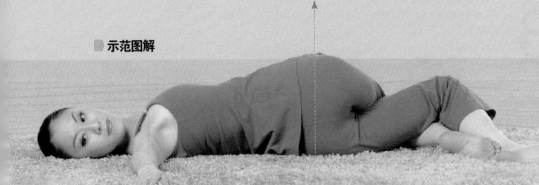

○ **鱼式变形**

功效：柔软颈部、胸部、腰部，刺激神经，促进血液循环；给肩部及颈部以按摩，矫正肩部；增加肺活量和身体能量；有助于减轻哮喘及其他呼吸方面的问题；使心境平和，减轻压力。

1 仰卧位预备姿势，身体平躺于垫子上，腿部、臀部、腰部、肩部和头部均匀受力，呈直线，放松。双臂放在臀部下方，掌心向下。深呼吸。

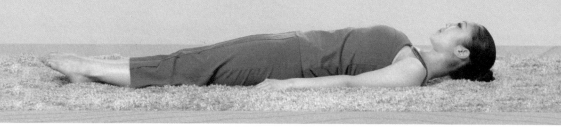

2 吸气，弯曲双肘，支撑身体离开地面，双腿并拢伸直，贴紧地板，脚尖朝前绷直。呼气，头部后仰，头顶贴地，胸椎向上顶出，扩张肋骨，感受胸椎与颈椎的延伸，保持2次呼吸的时间。

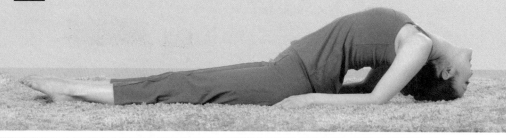

3 吸气，抬高左腿，保持左腿伸直，左腿与地面呈45度角，停留2次呼吸的时间。

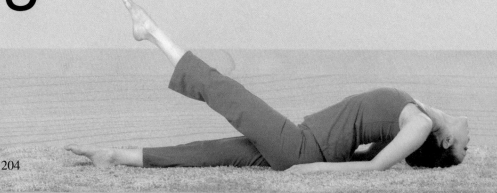

■ **练习技巧**　进行鱼式练习时，要注意骨盆紧贴地面，双肘保持水平，紧贴地面；而胸椎、双腿则应保持向上伸展状态，呈现"鱼跃"的姿势。做完倒立后，可用鱼式来放松。

■ **颈椎有疾患的练习者，练习此式应小心谨慎。**

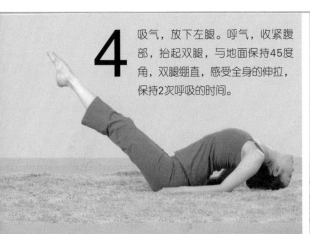

4 吸气，放下左腿。呼气，收紧腹部，抬起双腿，与地面保持45度角，双腿绷直，感受全身的伸拉，保持2次呼吸的时间。

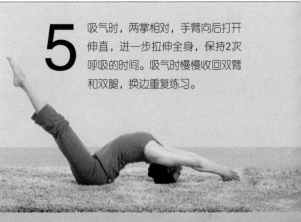

5 吸气时，两掌相对，手臂向后打开伸直，进一步拉伸全身，保持2次呼吸的时间。吸气时慢慢收回双臂和双腿，换边重复练习。

■ **错误体式示例**

练习此式常见的错误就是无法使胸部抬起、使背部离地，抬高的腿弯曲也在一定程度上抵消了腹部的紧张感，起不到拉伸的效果。此式的重心应落在肘部，而不是背部。

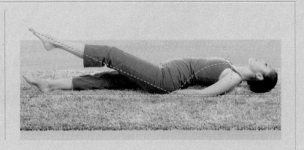

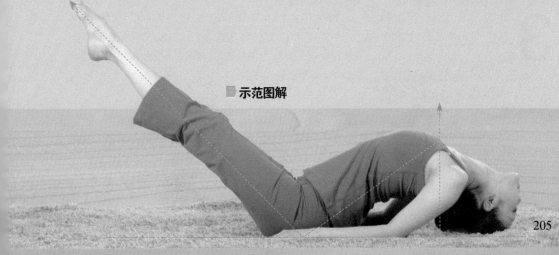

■ **示范图解**

○ 肩桥变形式

功效：强化肝脏，刺激甲状腺，柔软脊椎，增加腰腹力和膝盖力。练习此式可以预防臀部下垂，对失眠、烦躁、肩痛、腰痛均有效果。通过身体的抬高，促进人体血液循环，向大脑输送更多的血液，有效松弛神经，预防抑郁症。

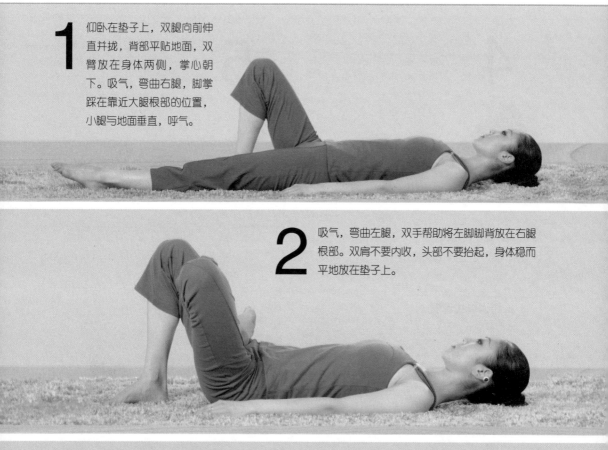

1 仰卧在垫子上，双腿向前伸直并拢，背部平贴地面，双臂放在身体两侧，掌心朝下。吸气，弯曲右腿，脚掌踩在靠近大腿根部的位置，小腿与地面垂直，呼气。

2 吸气，弯曲左腿，双手帮助将左脚脚背放在右腿根部。双肩不要内收，头部不要抬起，身体稳而平地放在垫子上。

3 呼气，双臂、双肩和右脚掌撑地，腰腹用力，向上抬高身体，保持3~5次呼吸的时间，每一次呼气时，都将身体再向上提拉一些。初学者或者腰部力量不够的练习者，可以尝试弯曲双肘，用手掌轻轻扶住腰背，帮助胸腰向上伸展。吸气时身体慢慢放回地面，恢复卧姿，换腿练习。

■**练习技巧**　　练习时注意让大腿与地面保持平行，小腿与地面垂直，尽量用腰背部和腿部的力量使身体缓慢往上抬起，注意脊椎和背部肌肉的拉伸与延展。练习时，注意保持呼吸顺畅，吸气时感受能量在脊椎和腹部累积，呼气时向上提拉腰背，感受胸腔打开、身体伸展的感觉；髋部保持左右平衡，下颚抵住胸口。

■**错误体式示例**

练习此式时，容易出现因腰背力量不够而让身体无法形成拱桥式的姿势。小腿过于内收不与地面垂直也是容易犯的错误。错误的姿势会给颈椎带来很大的压力，造成肩颈酸痛、头脑昏涨。

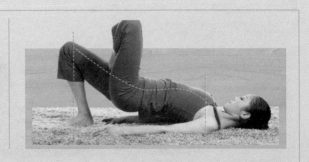

■**示范图解**

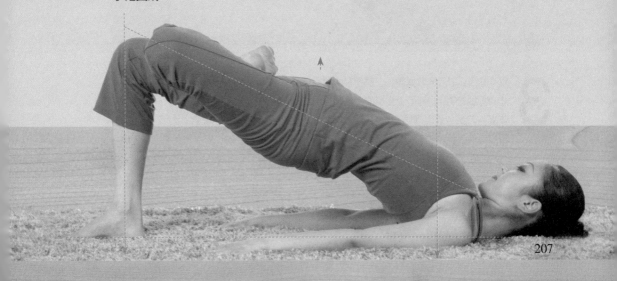

○ 斜面式

功效： 练习此式可以有效伸展胸部，收紧背部肌肉，改善不良体态；收紧臀部，预防腿部肌肉松弛；强化呼吸系统，辅助治疗呼吸系统疾病；通过对胸腔、腰腹部和脊椎的伸展，还可刺激肺、胃等器官和甲状腺等腺体，改善情绪，增加积极的身体能量。

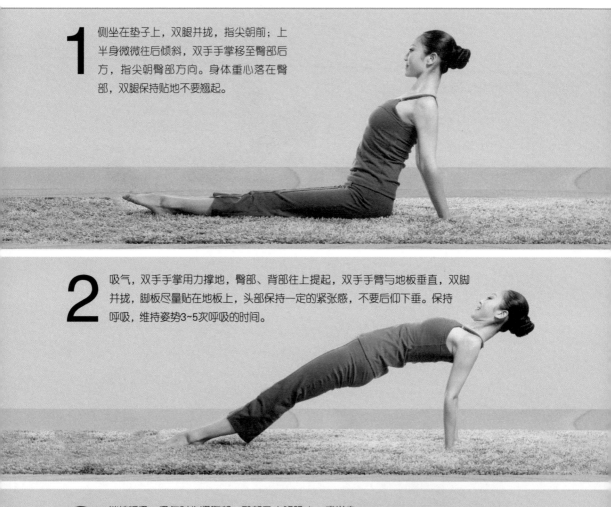

1 侧坐在垫子上，双腿并拢，指尖朝前；上半身微微往后倾斜，双手手掌移至臀部后方，指尖朝臀部方向。身体重心落在臀部，双腿保持贴地不要翘起。

2 吸气，双手手掌用力撑地，臀部、背部往上提起，双手手臂与地板垂直，双脚并拢，脚板尽量贴在地板上，头部保持一定的紧张感，不要后仰下垂。保持呼吸，维持姿势3~5次呼吸的时间。

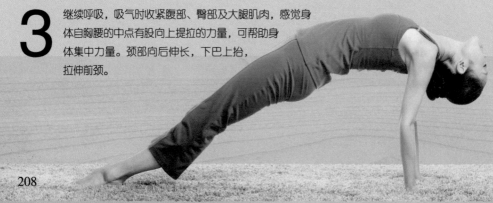

3 继续呼吸，吸气时收紧腹部、臀部及大腿肌肉，感觉身体自胸腰的中点有股向上提拉的力量，可帮助身体集中力量。颈部向后伸长，下巴上抬，拉伸前颈。

■**练习技巧** 此体式正确的姿势，从侧面看，是一个平直的斜面，腰肌和臀部控制能力比较好的练习者，可以让胸腰带动身体一起向上延伸；做此体式需要专心，臀部收紧，膝盖伸直。

■**患有低血压的练习者，练习这个体式时应小心，避免头部后仰过度造成晕眩。**

4 吐气，臀部坐回地面，背部慢慢放回地面，放平头部，自然呼吸。

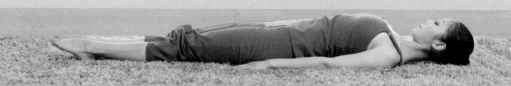

■**错误体式示例**

练习此式时，容易因方法不对或腰腹力量不够，使练习者无法抬起髋部和腰部。这样的错误姿势让上身的重量都落在了双手手掌上，容易引起肩部上耸、腹部肌肉过度紧张等问题，严重者甚至会出现肌肉痉挛。

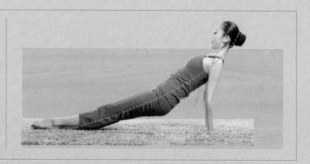

■**示范图解**

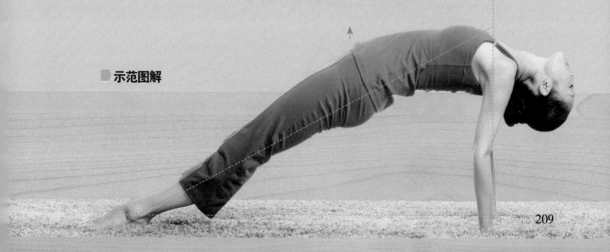

◯ 卧束角式

功效: 本体式中以后侧为基点的身体转动可以放松颈椎,拉伸颈部肌肉,缓和肌肉的紧张和僵硬;骨盆的提起可以收缩腹部,按摩腹腔器官,预防腹内器官下垂;促进头面部的血液循环,细致美化面部肌肤。

1 平躺于垫子上,身体放松。身体重量均匀地落在垫子上,脚尖向前伸直,双臂平放于身体两侧。

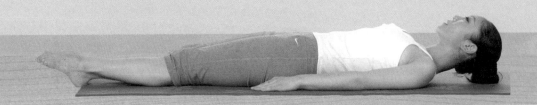

2 双腿并拢,吸气,双手和肩部往地面下压,打开肩部,向上抬起腿部和腰背部,下巴顶住胸锁骨的位置。保持自然的呼吸。

3 再次呼气时,身体继续往身后翻转,背部完全离地。向后伸直双腿,脚落至头部后面的地面上且大幅度分开,防止臀部后坐扭伤颈椎。打开大腿内侧,用双手的指尖去碰双脚脚趾。做深长的呼吸,保持3~5次呼吸的时间,缓慢地收回身体。背部落回地面时,要让脊椎一节一节有控制地落下。

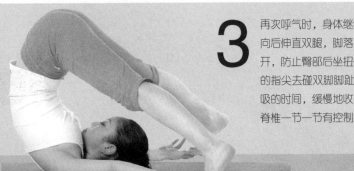

■ **练习技巧**　　练习时，尾椎骨和骨盆向上提，拉长脊椎的前侧和后侧；锁骨内收，向下巴靠近；肩部和胸部打开，使背部完全延展；脚跟伸展，脚趾向下收，感觉到腿部后侧的整体拉伸；背部离地后，臀部带动身体往脚部有一股力，腿部伸直，脚尖点地，预防身体向后栽倒。

简易式 如果练习这个姿势使背部紧张，可以稍微屈膝，抓住脚趾。如果在练习的开始很难抓住脚趾，可以在保持双腿伸展的同时用双手抓住脚踝，然后双手逐渐地移动到脚趾。

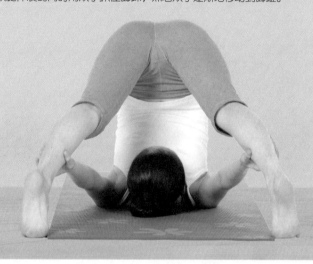

■ **示范图解**

■ **错误体式示例**

练习此体式时，常犯的错误是后背没有完全离地，双脚高低不平，头颈部上扬抬起。这样的错误姿势会使练习者感到头颈部压力过大，易引起血液循环不畅，呼气困难。

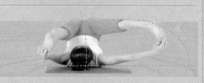

◯ 仰卧脊椎扭转式

功效： 伸展脊椎和肩部，强化下背部的力量；能有效减轻下背部疼痛、痛经和坐骨神经痛；舒展胸部及髋部，改善消化系统和循环系统的功能；锻炼颈部，使颈部更加灵活；放松精神，使头脑更清醒；有助于缓解压抑、焦虑等负面情绪。

1 仰卧，双腿伸直。吸气，弯曲双膝，双腿靠近身体，双手将双腿抱在胸前，大腿尽力贴近腹部。下背部、头颈部贴地，不要抬起。

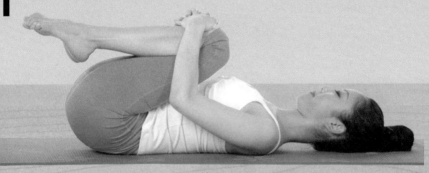

2 呼气，松开双臂，在体侧平展伸直，手掌心朝上。打开肩部，胸部微微扩张，坐骨触地，保持下背部的自然弯曲。

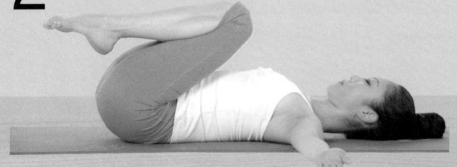

3 吸气，双膝左转贴地，双肩紧贴地面，肩胛骨收拢，头部转向右边，右耳贴地，感受脊椎在垂直方向的轻微扭转。保持3~5次呼吸的时间。

■ **练习技巧**　　手臂带动腿部向身体两侧扭转时，腿部是放松的，髋部和脊椎也随着腿部的旋转而活动；双肩始终保持打开，肩胛骨内收，向上扩张胸部，双肩紧贴地面，不要抬起；头部与腿部呈反方向旋转，使颈椎得以延展，变得灵活。

4 吸气，双膝和头转到中间，再将膝盖转到身体右侧，头部转向左侧，左耳贴地。呼气，右膝向下，用左手去抓右脚脚掌，右手扶住左腿膝盖外侧。

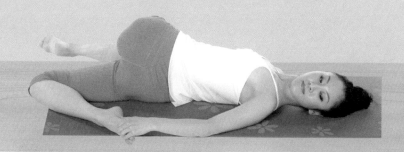

■ **错误体式示例**

图中的错误在于腿部向一侧旋转时，肩部也被带动着离开地面。这样的错误姿势让脊椎没有得到有效的伸展，而且容易造成颈椎的压力过大，无法有效放松。

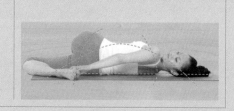

■ **示范图解**

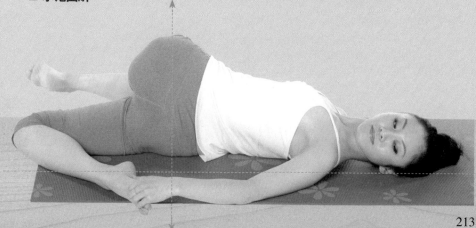

仰卧脊椎腿扭转式

功效： 伸展脊柱和肩部，强化下背部的力量；能有效减轻下背部疼痛、经痛和坐骨神经痛；舒展胸部及髋部，改善消化系统和循环系统的功能；锻炼颈部，使颈部更加灵活。

1 仰卧在垫子上，双脚并拢伸直，感觉头颈部、腰背部、臀部、腿部依次贴地，完全地放松身体。吸气，双腿屈膝，脚掌踩在垫子上，双手掌心朝下，肩膀微微打开，扩张胸部。

2 呼气，伸直左腿，右腿向身体左侧倒去，左手去抓右腿膝盖外侧，右手臂落在垫子上，右肩不要抬离地面，感受髋部的扭转，骨盆区有微微发热的感觉。保持3~5次呼吸的时间，换边重复练习。

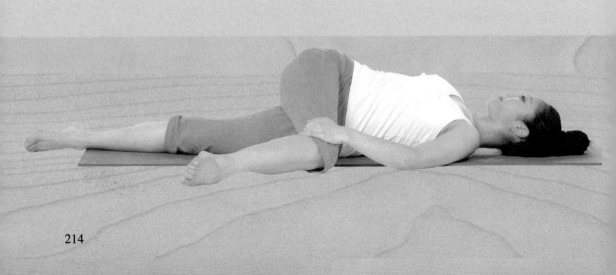

练习技巧 腰部保持收紧，脊椎一定要从开始时保持挺直，扭转中也要挺直，不要为达到扭转的强度而将背拱起来，这样不但会减少功效，还会造成脊椎受伤；双肩始终保持贴地不要抬起，肩胛骨收紧，向上扩张胸部。

处在生理期的女性和有腹泻症状的患者最好不要练习这个体式。

错误体式示例

图中的错误在于髋部没有向身体一侧完全扭转，这样不能很好地扭转脊椎，还会使腹部和手臂变得紧张，让身体得不到放松。

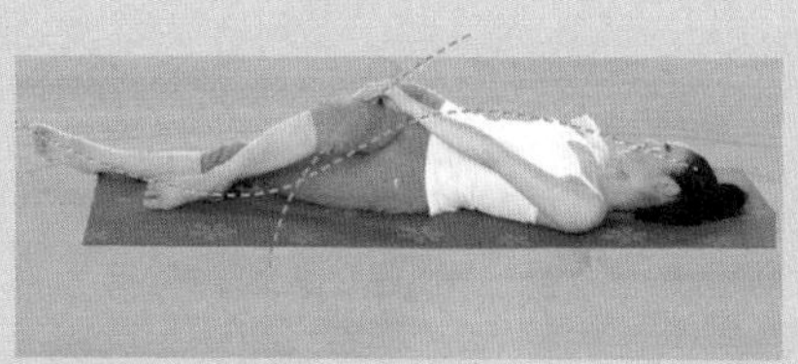

示范图解

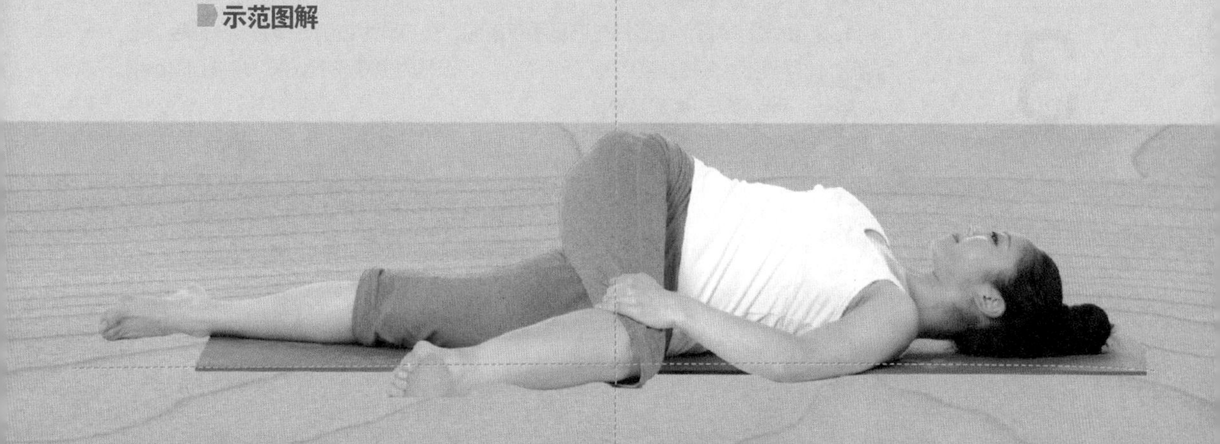

俯卧体式

○ 后抬腿式

功效： 强化训练臀部及大腿后侧肌群肌力，使大腿与臀部肌肉结实，有效改善"梨形"身材；紧实臀部肌肉，消除臀部多余脂肪，塑造弹性十足的翘臀；拉伸腿部整体线条，塑造纤细修长的美腿；温和伸展脊椎，消除脊椎压力，缓解腰酸背痛等症状。

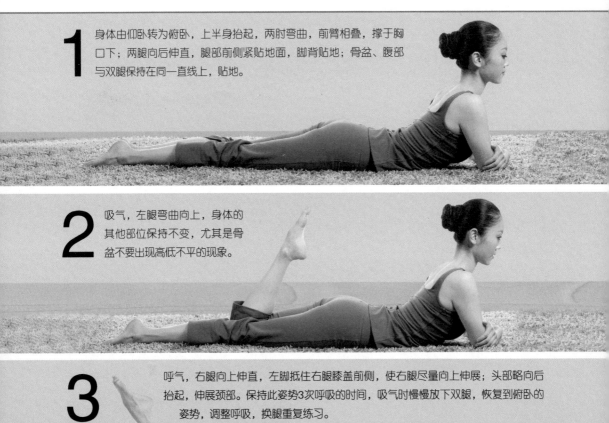

1 身体由仰卧转为俯卧，上半身抬起，两肘弯曲，前臂相叠，撑于胸口下；两腿向后伸直，腿部前侧紧贴地面，脚背贴地；骨盆、腹部与双腿保持在同一直线上，贴地。

2 吸气，左腿弯曲向上，身体的其他部位保持不变，尤其是骨盆不要出现高低不平的现象。

3 呼气，右腿向上伸直，左脚抵住右腿膝盖前侧，使右腿尽量向上伸展；头部略向后抬起，伸展颈部。保持此姿势3次呼吸的时间，吸气时慢慢放下双腿，恢复到俯卧的姿势，调整呼吸，换腿重复练习。

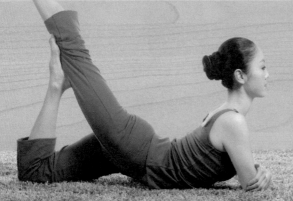

■**练习技巧**　向上伸展的单腿应尽力向上伸展，脚心朝向正上方；弯曲的单腿脚心则应正面抵住另一条腿的膝盖正面，使双腿与身体保持在同一个切面上；左右骨盆和双肩同样要保持正位，不要发生翻转、耸起等状况，以免影响动作的正确进行。

■**错误体式示例**

腿部动作的错误伸展，使得骨盆也发生翻转，这种错误动作极易引起身体的失衡，扭伤髋部及腰部；骨盆翻转时还会影响到脊椎，长期错误动作的练习则极易引起脊椎侧弯等不良体态。

■**示范图解**

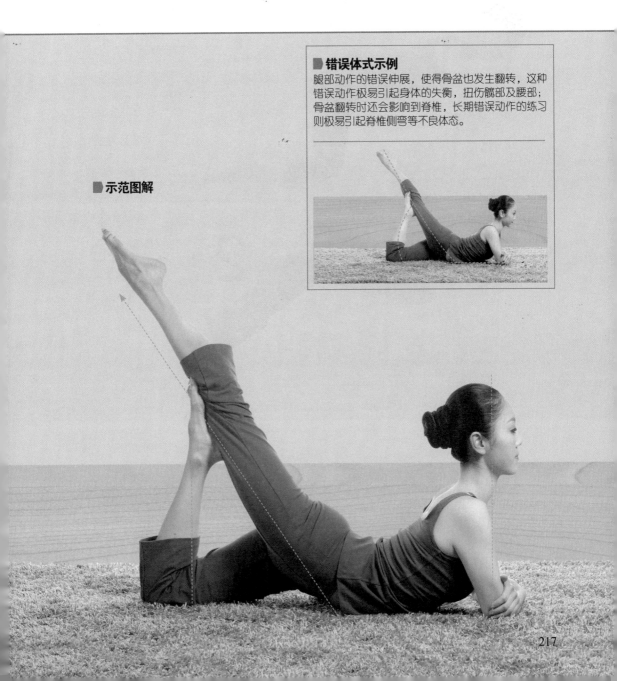

○ 后板式

功效：锻炼上肢、腰部、胸部及腹部的肌肉，增强肌肉力量及弹性，提高人体静力性和动力性力量素质；发展人体的平衡性和支撑能力，坚实骨骼，牢固韧带；增大肺活量，加速血液循环，提高运动能力。

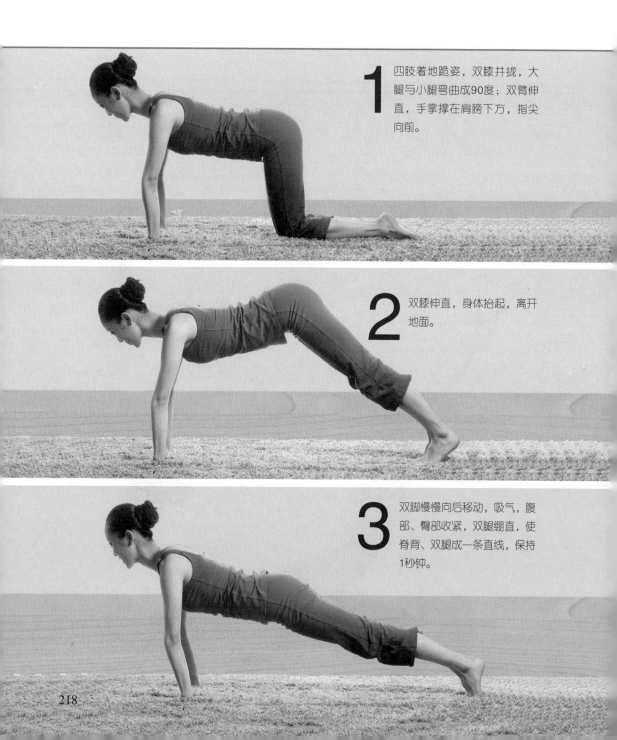

1 四肢着地跪姿，双膝并拢，大腿与小腿弯曲成90度；双臂伸直，手掌撑在肩膀下方，指尖向前。

2 双膝伸直，身体抬起，离开地面。

3 双脚慢慢向后移动，吸气，腹部、臀部收紧，双腿绷直，使脊背、双腿成一条直线，保持1秒钟。

■**练习技巧** 双手撑地，手指向前，双手间距与肩同宽，腹部收紧，使肩、背、臀、腿保持在同一直线上。

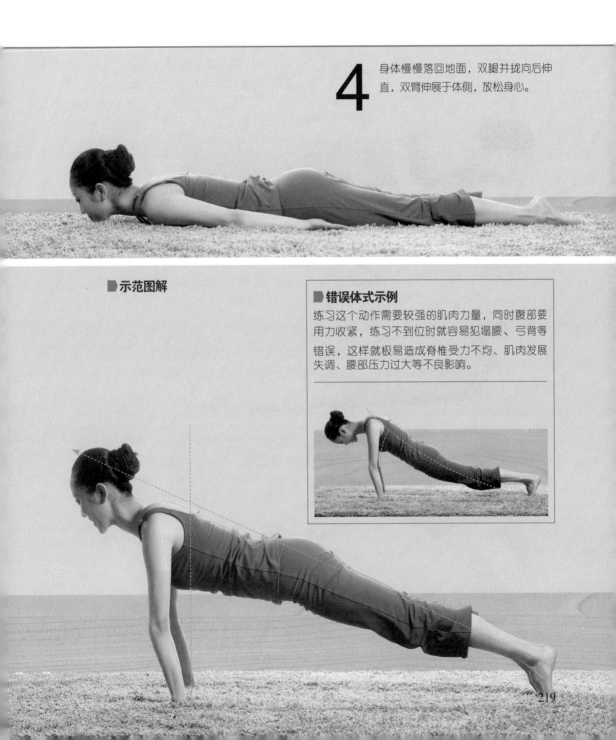

4 身体慢慢落回地面，双腿并拢向后伸直，双臂伸展于体侧，放松身心。

■**示范图解**

■**错误体式示例**

练习这个动作需要较强的肌肉力量，同时腹部要用力收紧，练习不到位时就容易犯塌腰、弓背等错误，这样就极易造成脊椎受力不均、肌肉发展失调、腰部压力过大等不良影响。

○ 眼镜蛇式

功效： 强化背部和脊柱，使背部所有的肌肉群都得到伸展，消除背部的僵硬紧张；矫正椎间盘轻微移位，促进脊椎病快速痊愈；训练腰臀肌肉，完美腰臀衔接处的性感曲线；消除胸部脂肪，紧实胸部，预防胸部下垂；促进血液循环，强化脊椎神经，让人精力充沛。

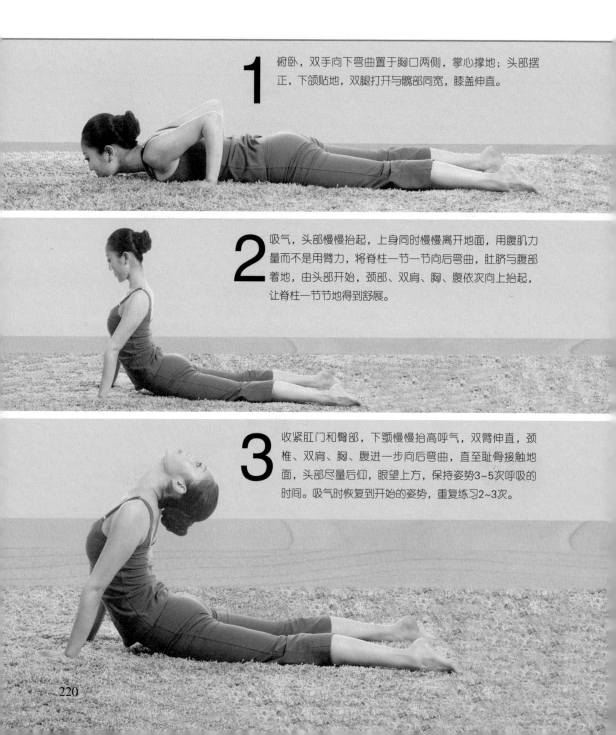

1 俯卧，双手向下弯曲置于胸口两侧，掌心撑地；头部摆正，下颌贴地，双腿打开与髋部同宽，膝盖伸直。

2 吸气，头部慢慢抬起，上身同时慢慢离开地面，用腹肌力量而不是用臂力，将脊柱一节一节向后弯曲，肚脐与腹部着地，由头部开始，颈部、双肩、胸、腹依次向上抬起，让脊柱一节节地得到舒展。

3 收紧肛门和臀部，下颌慢慢抬高呼气，双臂伸直，颈椎、双肩、胸、腹进一步向后弯曲，直至耻骨接触地面，头部尽量后仰，眼望上方，保持姿势3~5次呼吸的时间。吸气时恢复到开始的姿势，重复练习2~3次。

■**练习技巧** 身体向后伸展前首先要找准重心，身体重量应放在两腿和两掌上，身体的其他部位应放松。伸展时则应放慢速度，让身体一节一节地向后弯曲，使脊椎得到充分伸展；控制耸肩，双肩有意识地下沉并向外打开，让两肩胛骨尽量靠近；上半身伸展的幅度以耻骨贴地为最佳，同时左右骨盆应平贴于地面，保持正位；双腿左右分开的距离要对等，身体要保持对称。

■**错误体式示例**

当支撑的手臂靠近骨盆，一部分练习者的双肩就会不由自主地耸起，这样既不利于身体的向后伸展，还可能造成肩部压力过大和呼吸不畅等不良后果。

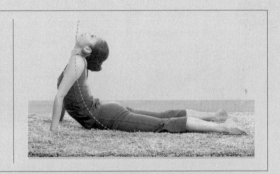

■**示范图解**

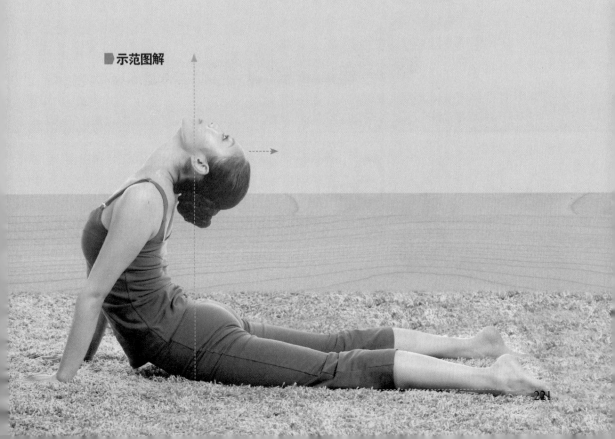

○ 蝗虫变形式

功效：加强臀部、背部肌肉力量；轻微地刺激脊椎，消除背部疼痛和僵硬症状，缓解身体各个部位的压力，对治疗失眠有很好的效果；肩、胸、腹和大腿得到伸展；刺激腹部器官，改善消化功能，消除便秘、消化不良等症状。

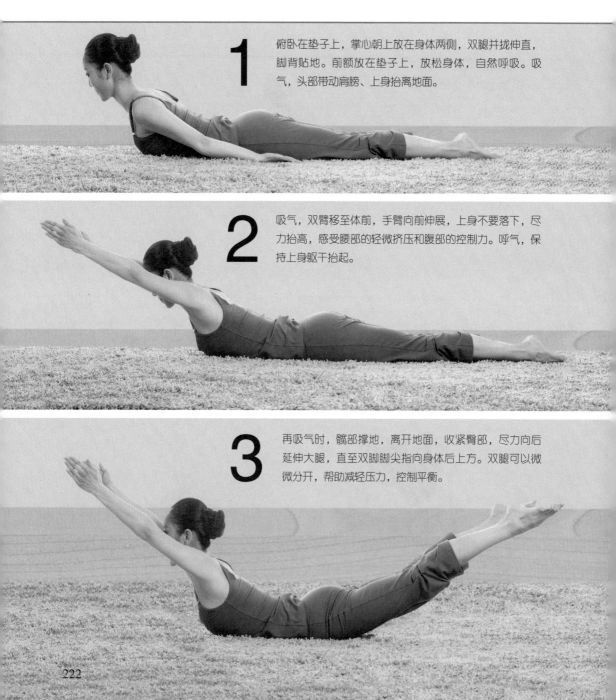

1 俯卧在垫子上，掌心朝上放在身体两侧，双腿并拢伸直，脚背贴地。前额放在垫子上，放松身体，自然呼吸。吸气，头部带动肩膀、上身抬离地面。

2 吸气，双臂移至体前，手臂向前伸展，上身不要落下，尽力抬高，感受腰部的轻微挤压和腹部的控制力。呼气，保持上身躯干抬起。

3 再吸气时，髋部撑地，离开地面，收紧臀部，尽力向后延伸大腿，直至双脚脚尖指向身体后上方。双腿可以微微分开，帮助减轻压力，控制平衡。

▋**练习技巧**　上身抬起时，上身的力量不要落在双手的手臂上。腿部抬离时，也需要髋部很好地平衡住身体。腰背力量不够的练习者，可以先放平上身在垫子上，单腿练习离地抬高的姿势，熟练之后再逐渐加大难度，将上身和腿部一起上抬。

▋**患有头痛或者脊椎方面疾病的练习者请不要练习这个体式。**

▋**错误体式示例**

图中的错误在于上半身和腿部并没有抬离地面，肩、胸、腹和大腿都没有得到伸展。这样的错误姿势并没有起到伸展作用，长期坚持还会造成肩部僵硬、耸起，练习者很快会感到疲劳。

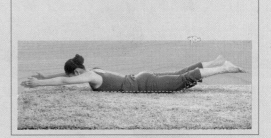

▋**示范图解**

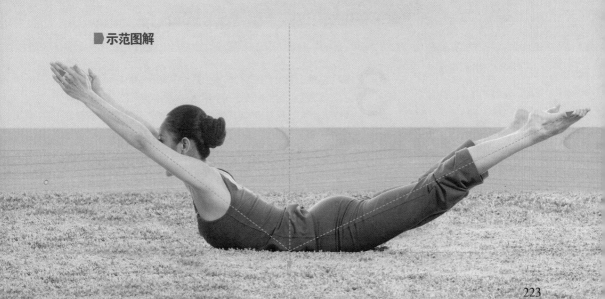

○ 桥平衡式

功效： 有效地锻炼腹横肌，使凸起的腹部内收；臀部内收，可以有效调整不良体态，塑造优雅体形；强健腹肌和背肌，避免腰背扭伤或受到其他伤害；帮助集中注意力。

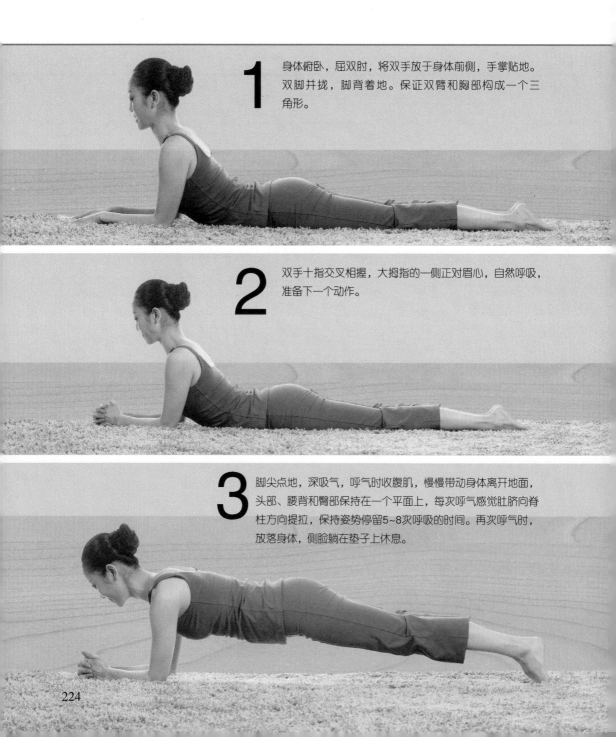

1 身体俯卧，屈双肘，将双手放于身体前侧，手掌贴地。双脚并拢，脚背着地。保证双臂和胸部构成一个三角形。

2 双手十指交叉相握，大拇指的一侧正对眉心，自然呼吸，准备下一个动作。

3 脚尖点地，深吸气，呼气时收腹肌，慢慢带动身体离开地面，头部、腰背和臀部保持在一个平面上，每次呼气感觉肚脐向脊柱方向提拉，保持姿势停留5~8次呼吸的时间。再次呼气时，放落身体，侧脸躺在垫子上休息。

■**练习技巧** 练习时，可以随时自查身体是否处在正确位置上。大拇指一侧正对眉心，双臂和前胸构成等边三角形，整个身体的侧面呈平直的水平面，同地面平行；感觉腰间如同被一根细线提拉，向上抬起，注意臀部不要放松也不要高高耸起；每次呼气时肚脐贴向脊柱，腰背稍向上抬起，双脚和双臂不动。

■**错误体式示例**

错误的姿势从侧面看会十分明显，腰部下塌，腹部放松没有收紧，头部无力，身体的重量都落在手肘处，身体从侧面看并不是平直伸展的。这样的错误姿势会让肩部上耸，脊椎、背肌、关节受力不均，练习者会感到头晕、疲劳。

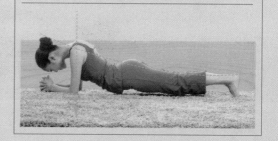

■**示范图解**

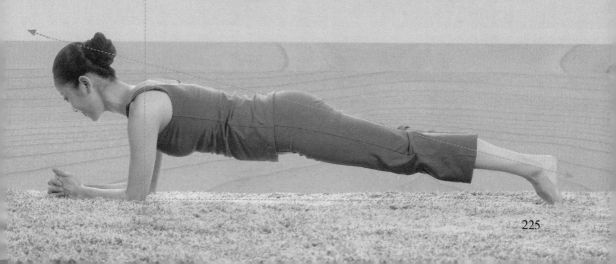

225

○ 头立三角式

功效：按摩头部，促进头部的血液循环，防止脱发，活络头皮，有美发的功效；加速头颈部的血液循环，使头脑更清醒；防止头痛头昏；矫正双肩，美化背部线条。

1 双腿并拢跪坐在垫子上，臀部坐在双脚脚跟上。吸气，双手臂上抬，带动身体向上，伸展脊椎；呼气，上身前倾，直至前额贴地，臀部不要离开脚跟。手掌朝前伸直，掌心朝下。

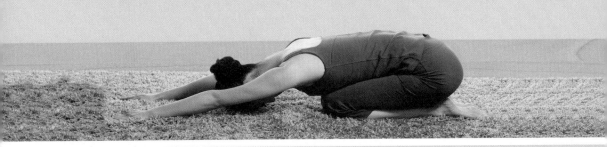

2 双手肘撑地，身体往前侧移动，大腿与地面垂直后停留保持，身体重量逐渐转移到手掌和前臂上，前额放在双手中间的垫子上。脚尖点地，控制住身体，不要过于前倾。

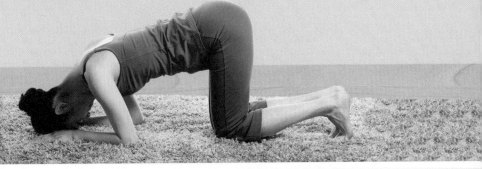

3 吸气，双膝离开垫子，两脚伸直，脚尖踮高，将注意力集中于上抬的臀部上，双臂起支撑作用，但不要承受身体的全部重量。

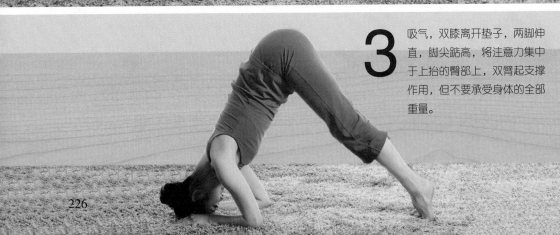

■**练习技巧** 练习本体式，一定要注意保持身体的平衡。臀部上抬时，动作一定要轻柔，伸直脊背，避免头部过于前冲扭伤颈部；手肘承担了身体的一部分重量，但不要将身体的重量都放在双手臂和手肘上；背部凹陷，腹部微微向大腿方向压近，减缓腿部和背部给头顶的压力；双腿伸直，脚尖点地，与背部一齐将臀部往上抬升。

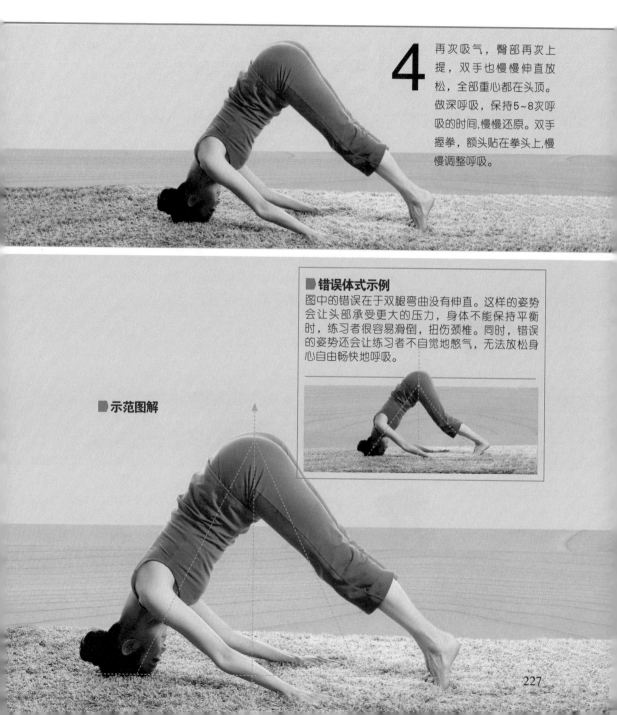

4 再次吸气，臀部再次上提，双手也慢慢伸直放松，全部重心都在头顶。做深呼吸，保持5~8次呼吸的时间，慢慢还原。双手握拳，额头贴在拳头上，慢慢调整呼吸。

■**错误体式示例**
图中的错误在于双腿弯曲没有伸直。这样的姿势会让头部承受更大的压力，身体不能保持平衡时，练习者很容易滑倒，扭伤颈椎。同时，错误的姿势还会让练习者不自觉地憋气，无法放松身心自由畅快地呼吸。

■**示范图解**

○ 上犬式

功效： 加强腿部、肩部、手部和腕部的力量；扩张胸部，增大肺活量；舒展肩部与背部；拉伸脊柱，打开腹腔；促进消化系统和淋巴系统的功能，改善体形，矫正驼背、高低肩等不良体态。

1 俯卧在垫子上，侧脸着地，双手臂放在体侧，掌心朝上，双腿并拢伸直，在垫子上放松，自然地呼吸。

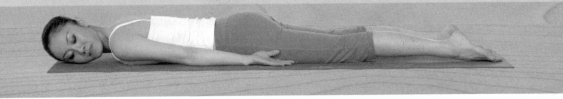

2 屈臂，手掌向前移，直到双肩弯曲打开；吸气，伸展体侧，肩部抬离地面，肩胛骨收拢。

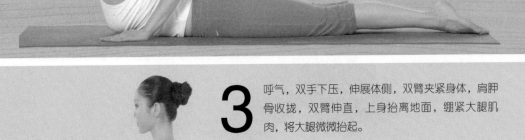

3 呼气，双手下压，伸展体侧，双臂夹紧身体，肩胛骨收拢，双臂伸直，上身抬离地面，绷紧大腿肌肉，将大腿微微抬起。

■练习技巧　双手压地抬起上身时，应将尾骨向脚部伸展，刺激髋部向地面靠拢；脚趾张开，十趾贴地，紧紧地将腿部放在地面，不要前后移动；双肩打开，肩胛骨收拢，胸部挺起，保持肩胛骨与颈部后侧平行；颈部伸长时，微微后仰，感受颈部前侧的拉伸和颈部后侧的挤压发热。

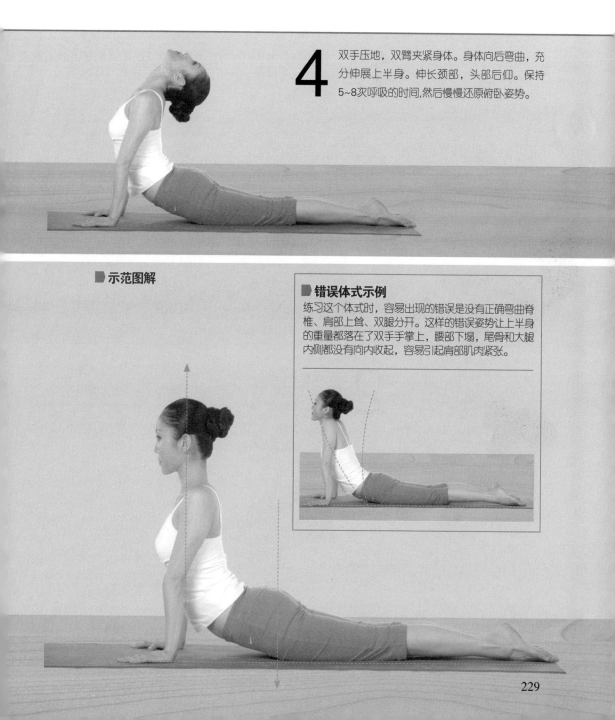

4 双手压地，双臂夹紧身体。身体向后弯曲，充分伸展上半身。伸长颈部，头部后仰。保持5~8次呼吸的时间,然后慢慢还原俯卧姿势。

■示范图解

■错误体式示例

练习这个体式时，容易出现的错误是没有正确弯曲脊椎、肩部上耸、双腿分开。这样的错误姿势让上半身的重量都落在了双手手掌上，腰部下塌，尾骨和大腿内侧都没有向内收起，容易引起肩部肌肉紧张。

○ 四肢支撑式

功效： 加强腿部和腹部的力量，增强身体的控制力；增强双臂力量，锻炼手部、臂部关节；收紧腹部，去除腹部脂肪；增强身体平衡感，放松压力。

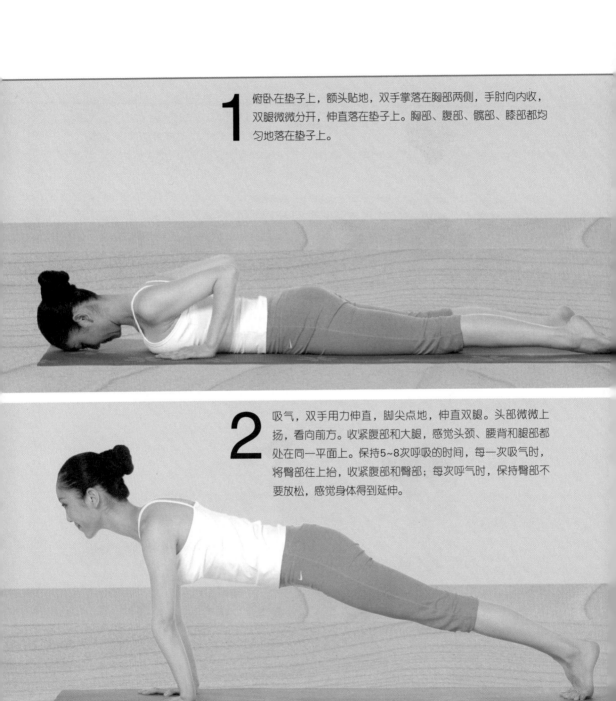

1 俯卧在垫子上，额头贴地，双手掌落在胸部两侧，手肘向内收，双腿微微分开，伸直落在垫子上。胸部、腹部、髋部、膝部都均匀地落在垫子上。

2 吸气，双手用力伸直，脚尖点地，伸直双腿。头部微微上扬，看向前方。收紧腹部和大腿，感觉头颈、腰背和腿部都处在同一平面上。保持5~8次呼吸的时间，每一次吸气时，将臀部往上抬，收紧腹部和臀部；每次呼气时，保持臀部不要放松，感觉身体得到延伸。

■练习技巧　上臂前侧和后侧的肌肉收紧能使肘关节稳定，让手臂和地面垂直；肩部不要随意移动上耸，手肘窝不要弯曲；背部和腰部用力，协同支撑住背部，感觉身体的中心有一股向上的拉力带动臀部向上，保持身体平直；小腿肌肉帮助弯曲脚踝并且从脚向下推，伸直腿部，将臀部往前推，用臂部、腰部的后推力来保持练习者的稳定。

■错误体式示例

图中的错误在于身体各个部位没有协调好。臀部松懈、腹部弯曲、肩部上耸、颈部弯曲等各种不正确的姿势都说明身体没有处在正位上。身体各个部位的肌肉没有正确配合，会让练习者感到练习时十分吃力，体会不到体式对身体的好处，心理上也会产生挫败感。

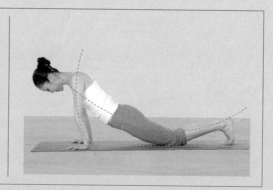

■示范图解

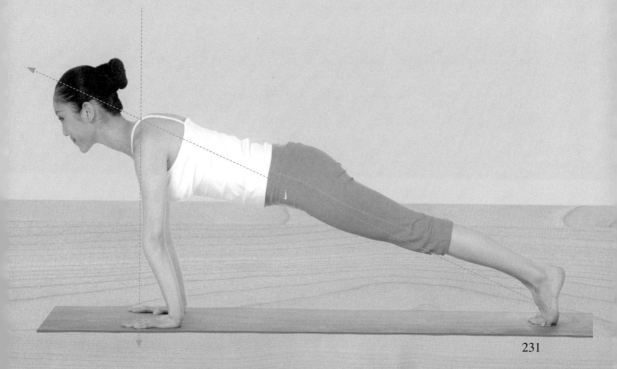

第四章

瑜伽的高级动作

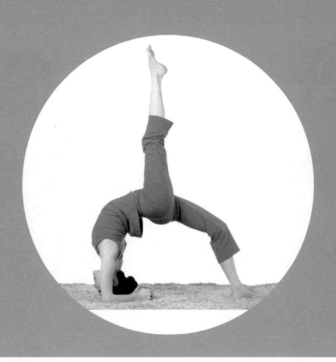

站姿体式

◯ 手抓脚单腿站立伸展式

功效： 练习此式，可以增强身体的平衡能力和控制能力；向上拉伸的动作能增强腿部力量和腰腹部力量，帮助拉伸腿部后侧线条，纤细大腿。

1 站姿，重心均匀分布在双脚上，双手自然垂落在体侧，抬头挺胸，小腹内收，肩膀放松。

2 吸气，左手叉腰，屈右膝，右手去抓右脚脚趾，抬高右腿。

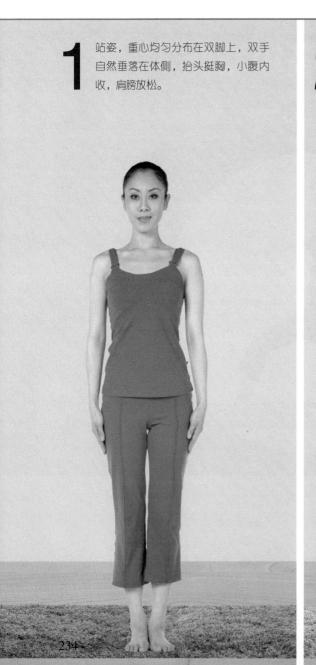

■练习技巧　整个体式中，都要脊椎伸展向上，保持垂直地面；腿向正前方伸展或伸直，脚尖尽量勾起；身体的重心在支撑脚上，不要左右摇摆，否则很容易引起拉伤或扭伤；左右髋关节应摆正，以帮助保持身体平衡；练习时，可以用腹式呼吸，感受内脏器官得到滋养。初学者可以用带子或用背靠墙帮助练习，身体一定要保持正位，待练习熟练后，再尝试做更大的拉伸。

3　呼气，抓住右腿向侧面打开伸直，伸展右腿，脊椎伸展向上，髋关节摆正，保持两次呼吸的时间。练习熟练者可以将右腿再拉高靠近身体。吸气时缓慢放下右腿，恢复到站姿，再换边练习。

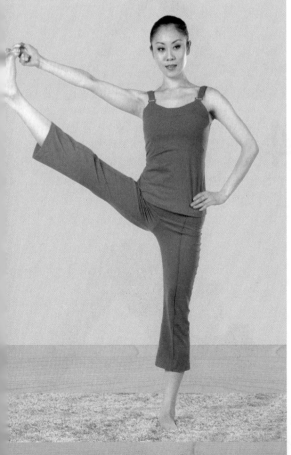

■错误体式示例

脊椎弯曲，髋部不平，会让练习者很快感到肩部疲劳、腿部酸痛，失去身体的平衡。长久练习错误的体式，可能引起腹部、腿部肌肉拉伤和肩周、腰椎疾病，同时也会伤害到初学者的信心。

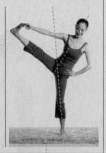

■示范图解

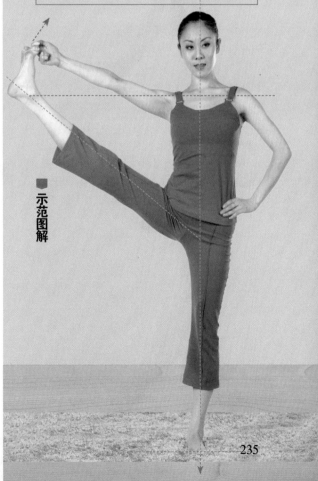

○ 加强侧伸展式

功效：练习此体式，可以伸展脊柱，纠正弯曲的脊椎和各种不良体态；放松髋关节，促进骨盆区域的血液循环；拉伸侧腰，消除腰部堆积的赘肉；温和地刺激腹部，改善内脏器官功能。

1 正立，双脚打开约两个肩宽，深吸气，右脚向右侧转90度，左脚向右侧转45度，身体转向右侧。

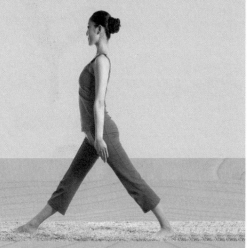

2 吸气，双臂在背后肩胛骨的位置合十，指尖朝上。呼气，头部带动身体往上拉伸，下颌微收。

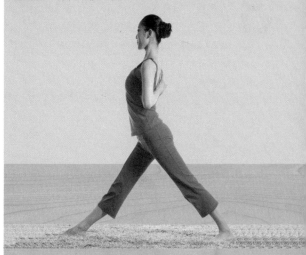

3 吸气，抬头，颈椎向上伸展；身体微微后仰，感觉到背部脊椎向后向上受到提拉。

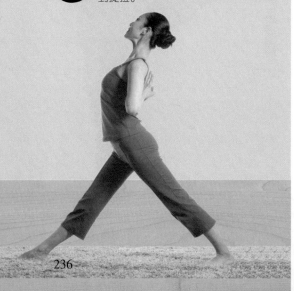

4 呼气，上身向前倾，胸部尽量贴着右大腿。下巴搁在小腿胫骨上，腹式呼吸，保持3~5次呼吸的时间。收回时，以头部的力量带动，缓慢抬起上身。调整呼吸后，换边练习。

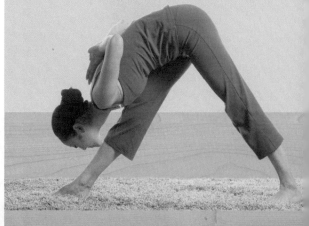

■**练习技巧**　练习此式时，双腿一定要伸直，不要弯曲，只有这样才能充分拉伸腿部；腰部也应在平直的状态下向前延伸，颈部、背部和腰部的脊椎处在一条直线上，脊椎神经才能得到正确滋养；下巴不能碰到小腿时，不必勉强，只要以正确的体位练习，感受到腰部和腿部的拉伸即可。

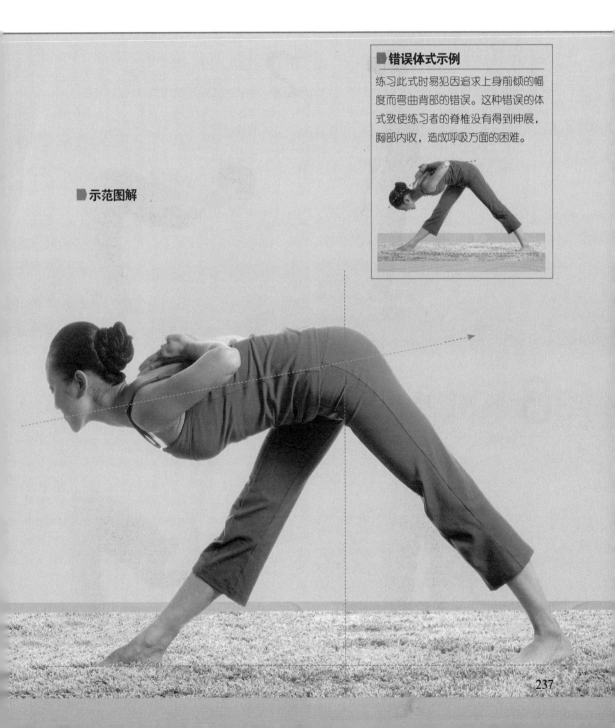

■**错误体式示例**

练习此式时易犯因追求上身前倾的幅度而弯曲背部的错误。这种错误的体式致使练习者的脊椎没有得到伸展，胸部内收，造成呼吸方面的困难。

■**示范图解**

○ 双角式

功效：强健、伸展大腿内侧及脊柱的肌肉，增强体力；调和腹部器官，锻炼到平时容易忽视的地方；使肩关节灵活、柔软，减轻背痛，有效地改善"耸肩"，缓解各种肩周疾病的疼痛症状。

1 以山式的站姿为起始姿势，分开双腿约两个肩宽，脚尖向前。双手背后交叉握紧，微微扩张肩部，打开胸部。

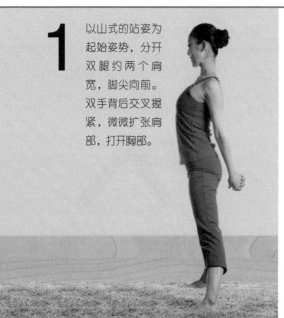

2 吸气，抬头，挺胸，胸口向上伸展打开。呼气，身体缓慢地向前、向下伸展，使背部变得柔软而纤长。手臂在身后伸直，感觉颈椎、腰椎、尾椎在延展中变得轻松。

3 继续呼吸。呼气时，手部向前伸展到地面，前额和头顶部分轻轻落在垫子上。保持5~8次呼吸的时间，感受腹部的起伏。

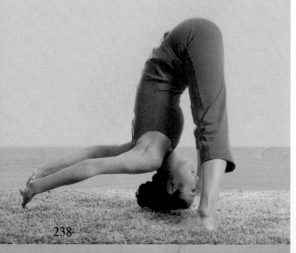

4 吸气，缓慢抬起头部，手部在背后不要松开，脊椎正一节一节地向上伸展还原。

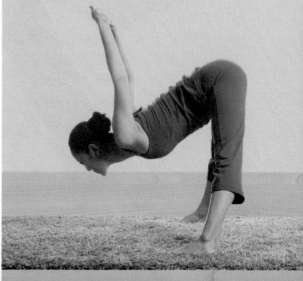

■**练习技巧**　　上身下弯时，需要抬头向前，颈部伸长，背部伸展拉长；结束动作时，要尽量伸展背部，并拉长再返回初始姿势。练习整个体式时，要保持缓慢的呼吸和动作，脚掌稳稳踩住地面。正值生理期的女性，尽量不要练习此体式，练习时，也不要使头部下弯过度，以与髋部在同一平面为宜。

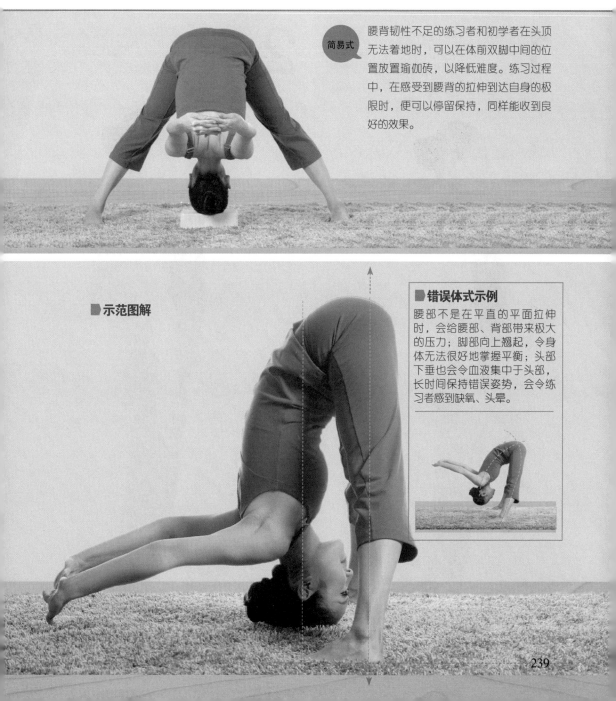

简易式　腰背韧性不足的练习者和初学者在头顶无法着地时，可以在体前双脚中间的位置放置瑜伽砖，以降低难度。练习过程中，在感受到腰背的拉伸到达自身的极限时，便可以停留保持，同样能收到良好的效果。

■**示范图解**

■**错误体式示例**
腰部不是在平直的平面拉伸时，会给腰部、背部带来极大的压力；脚部向上翘起，令身体无法很好地掌握平衡；头部下垂也会令血液集中于头部，长时间保持错误姿势，会令练习者感到缺氧、头晕。

◯ 脊椎后弯式

功效：练习本体式，可以柔软脊椎，增强脊椎韧性，为身体注入积极能量；加速全身的血液循环，提高身体的灵活性；扩展双肩，矫正驼背、肩胛骨外翻等不良体态；拉伸颈部，提升优雅高贵的气质。

1 挺直腰背站立，双脚并拢伸直，双臂自然垂落，放在大腿外侧，肩膀放松，胸部朝前打开，注意腰部保持平直，不要翘臀凸肚。

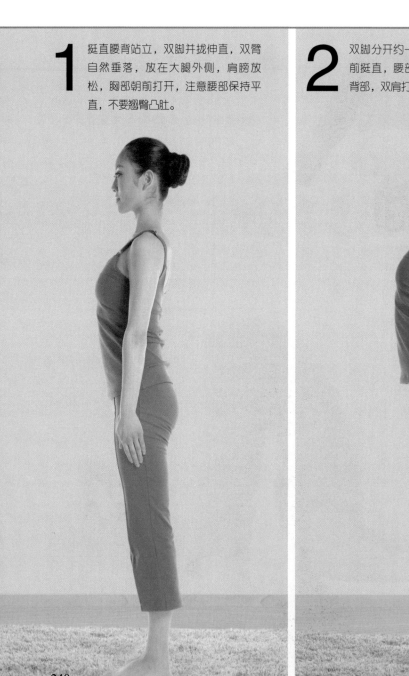

2 双脚分开约一个肩宽，吸气，胸部朝前挺直，腰部稍稍内陷，右臂扶住后背部，双肩打开，目视前方。

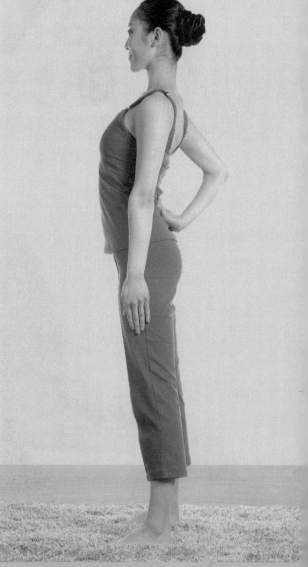

■**练习技巧**　练习此式时，首先要保持身体的重心稳定，双脚稳稳地抓住地面。身体向后倾时，尾骨收紧，左右髋部保持平行；腰背向后弯，自然拉伸身体的前侧；肩膀放松不要耸起，肘部朝内收，胸部向上翻转，扩张胸部；头部摆正，颈部与背部保持在同一直线上，不要过于后倾。

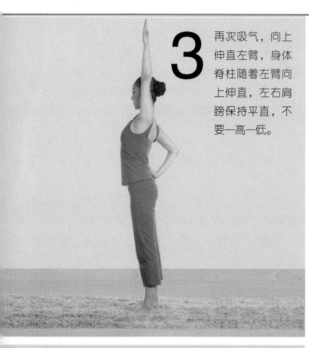

3 再次吸气，向上伸直左臂，身体脊柱随着左臂向上伸直，左右肩膀保持平直，不要一高一低。

■**错误体式示例**

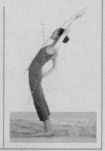

由于腰腹部力量不够，有时练习者会感到向后弯曲脊椎的动作十分困难，练习此体式时会产生左右肩、髋部不平衡的问题。同时，若不能完全伸展脊椎，会令练习者感到胸闷，头部血液循环不畅，头晕。

■**示范图解**

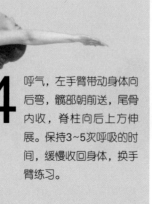

4 呼气，左手臂带动身体向后弯，髋部朝前送，尾骨内收，脊柱向后上方伸展。保持3~5次呼吸的时间，缓慢收回身体，换手臂练习。

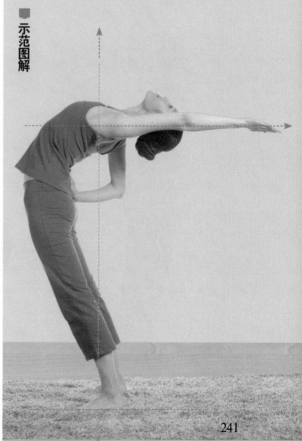

○ 叭喇狗A式

功效： 拉伸腿部、背部的肌肉，增强身体的控制力；按摩腹部，刺激消化系统，清理消化器官；打开髋关节，让能量从骨盆流到双脚；促进头面部的血液循环，细致面部肌肤，淡化面部细纹。

1 脚掌平行以正位站立，双脚打开比垫子稍宽。脊椎往上延伸、拉高，腰背挺直，肩放平，胸腔微微打开，手臂叉腰，手肘稍朝外打开，收紧上下臂。缓慢呼吸，让气流进入背部和骨盆。

2 继续缓慢呼气，向前伸展背部，身体从髋部进一步往下深屈。双手放在双脚中间的垫子上，双手间的距离与肩膀同宽，十指张开，双手的中指朝体前平行伸直。保持胸部的打开和肩部的放松。

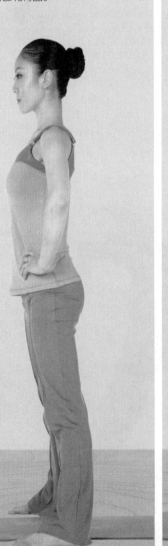

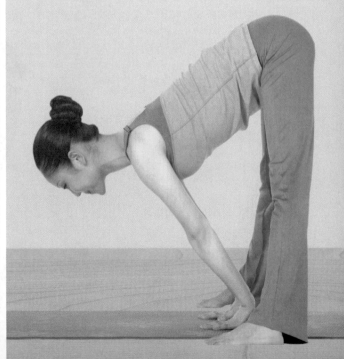

■练习技巧　　练习此式时，要注意保持好身体的平衡。上身前倾时，背部顺从重力自然向下，同时通过向上收紧大腿肌肉来保持双腿的力量和活力；双膝外转以避免膝部的内收或僵化；双肘打开放松，保持肘肩在手腕的上方；头颈部放松，体会血液倒流的感觉。

3 吸气，胸部前倾，保持颈部的拉长并与脊椎成一条直线。缓慢呼气，骨盆向前倾，头顶顶住地面，肘部弯曲。慢慢地自然呼吸5~8次。收回时呼气，先拉伸背部，与地面平行，双手放在髋部上。吸气，起身站直。

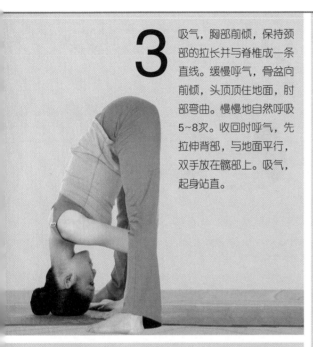

■错误体式示例

在拉伸腿部的体式中，最容易出现的错误是腿部弯曲，腰背力量不够，背部无法向前延伸。这样的错误容易让练习者的颈部疲劳，产生头晕、憋闷等感觉。因此，只要达到正确的伸展程度保持即可，不必过度追求姿势的完美。

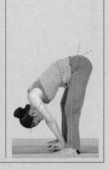

■示范图解

简易式　如果感觉背部或腿筋肌肉拉伸过度，可以用瑜伽砖辅助练习，消除背部肌肉紧张。

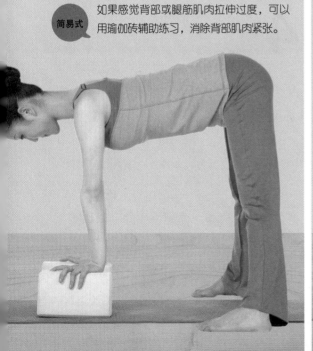

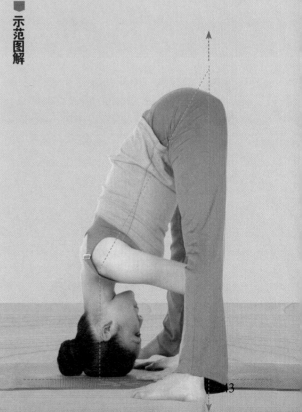

○ 叭喇狗B式

功效：这个体式可以释放脊椎骨的压力，在脊椎内部形成空间，为椎间盘补充活力；拉伸腿部后侧肌肉，减去腿部多余赘肉；按摩腹腔内部器官，预防腹内器官下垂；刺激面部血液循环，细致并美化面部、颈部肌肤，预防衰老。

1 脚掌平行，以正位站立，双脚打开比垫子稍宽。脊椎往上延伸、拉高，腰背挺直，肩放平，胸腔微微打开，手臂叉腰，手肘稍朝外打开，收紧上下臂。缓慢呼吸，让气流进入背部和骨盆。

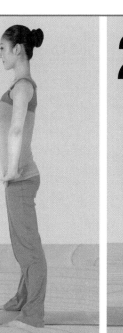

2 呼气，通过骨盆前倾使躯干有控制地慢慢地向下深屈，拉长脊椎，头顶伸向地面。双手放在髋部。

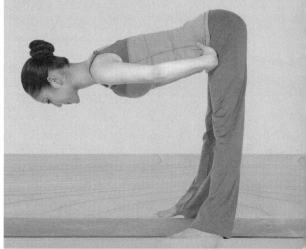

3 呼气时，身体继续前倾，松开双手，去抓双脚的脚踝，缓慢呼吸，停留2~3次呼吸的时间。每次吸气时，脊柱有意识地向前延伸，每次呼气时，身体都往地面贴近一点。

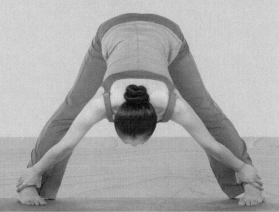

4 双脚牢牢地踩在地面上，打开手肘，与肩膀平行。头顶轻轻落在垫子上，让身体控制好平衡。保持5~8次呼吸的时间后吸气，腹部肌肉用力，使身体直立恢复到站立姿势。呼气，放松肩部，调整呼吸。

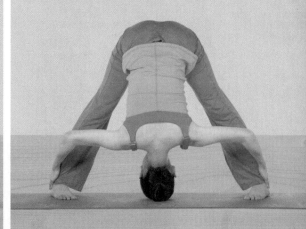

■**练习技巧**　练习这个体式时，双手要帮助身体保持平衡，动作宜缓慢，配合深长的呼吸来进行，脊椎自然下倾，而不是通过双臂的拉伸来使身体降低；若感觉腿部后侧的拉伸力过大难以承受，可以将臀部微微后移，以缓解腿部的紧张，待身体适应后，再将臀部往前推，拉伸腿部。

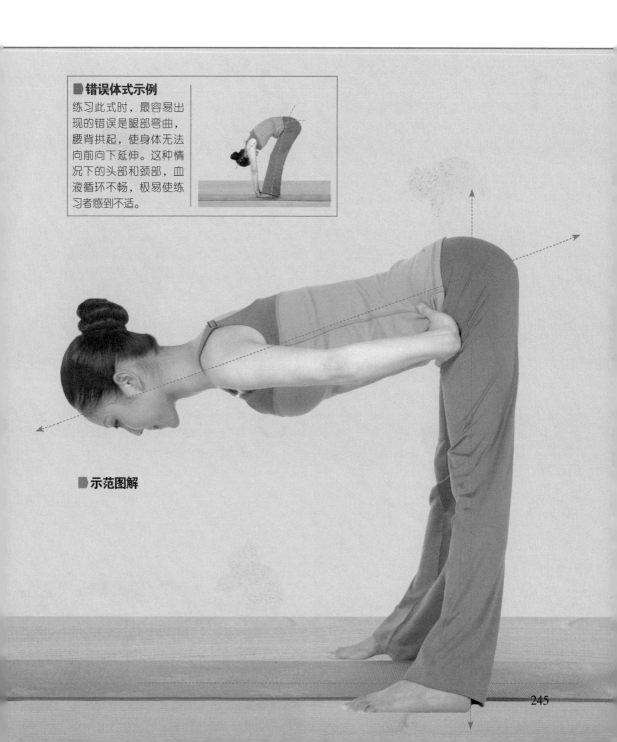

■**错误体式示例**
练习此式时，最容易出现的错误是腿部弯曲，腰背拱起，使身体无法向前向下延伸。这种情况下的头部和颈部，血液循环不畅，极易使练习者感到不适。

■**示范图解**

○ 花环式

功效：促进消化系统内的血液循环；舒展髋部，伸展足弓和脚腕，增强关节的灵活性，使小腿后面、背部、脖子的肌肉都得到很好的拉伸和放松；缓解下背部的疼痛；按摩腹腔器官；能缓解痛经等症状，对各种妇科疾病有辅助疗效，对消化类疾病也有不错的辅助疗效。

1 山式站立为起始姿势。挺直腰背站立，双腿并拢，双手放在身体两侧，肩膀微微打开、放平，眼睛看向前方。

2 双臂前平举，与地面平行，双脚并拢，呼气，身体下蹲，臀部不要触地。

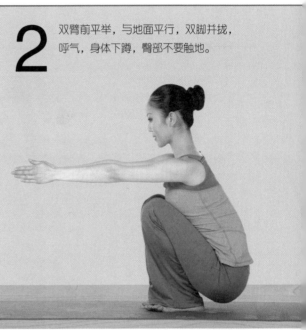

3 双膝打开，尾骨下收，伸展上半身。呼气，身体前倾，手臂向后弯曲，环抱住膝盖。吸气，脚趾打开，脚跟尽量下压，控制好身体的平衡。

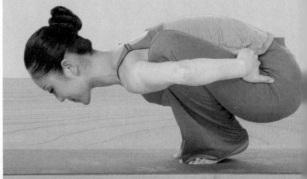

■练习技巧 伸长的身体集中在身体的上半部，不要放松背下部的力量支撑，当背上部和胸部下沉时，颈部、头部和身体其他部分便无法放松。练习时身体不稳是由于重心没有下沉。要将脚趾踩稳地面，集中注意力，平稳呼吸，感受背部和腿部的拉伸。脚跟尽量踩住地面，充分拉伸腿部、背部；双肩打开，拉长颈部，不要耸肩缩背。

4 呼气时身体继续下弯。呼气，头触地，保持3~5次呼吸的时间，放松身体，还原动作。

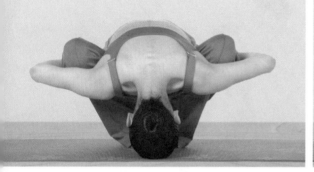

简易式 在做花环式的时候，很多人由于身体柔软和韧性不够，感到无法平衡身体。这时，可以在臀部后面垫上瑜伽砖，双手在体前合十，帮助扩张肩部、胸部，拉伸背部。

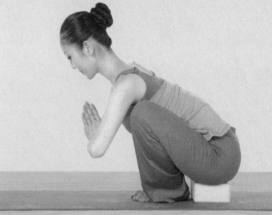

■错误体式示例
图中的错误在于，身体的重量没有均衡地分布在双脚上，双脚也没有并拢，稳住身体；上身不能正确下弯，双肩打开不平，容易造成双肩受力不均，产生高低肩等问题。

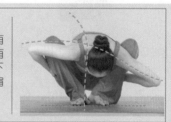

■示范图解

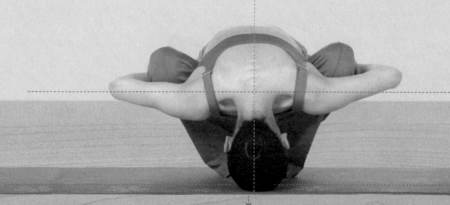

○ 劈叉式

功效：伸展与锻炼大腿和腘绳肌腱；打开髋部、腹股沟和腰肌；增强循环系统的功能；改善消化系统、淋巴系统和生殖系统的功能；预防静脉曲张；预防与缓解坐骨神经痛、疝气；提高身体的平衡性。

1 跪立在垫子上，吸气，右脚向前跨出一步，右小腿和右大腿成90度角。左大腿与脊柱在一条直线上，挺直腰背，感觉头顶上方有一股拉力将脊椎往上拉伸。

2 上身前倾，双手落在右脚掌两侧，左腿向身体后方延伸，左脚脚尖点地。腹部贴近右大腿。

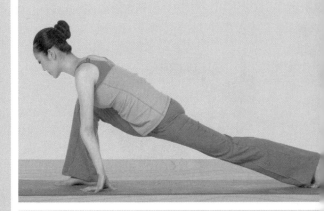

3 吸气，重心后移，左腿膝盖、脚背落在垫子上，右腿前伸，滑动至右腿后侧部最大限度即可。上身向前侧延展，肩部不要上耸，眼睛看向右脚脚尖方向。

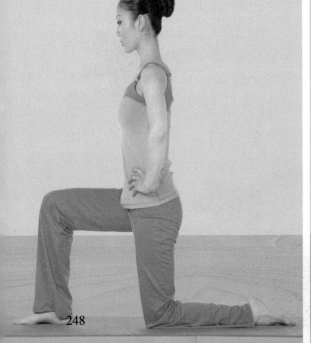

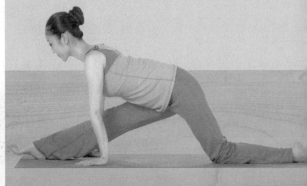

■**练习技巧**　此体式的重点在于腿部的前侧和后侧的拉伸。在上身帮助腿部下压时，一定要注意前腿的膝盖是否伸直拉伸，打开双侧的髋部，尽力使左右髋部处在同一水平线上；双腿在地面放平后，可以松开双手，向身体上方延伸，带动脊柱往上拉伸。

4 双手后移放在髋部两侧，呼气，尾骨下压，从骨盆中心到双脚伸展双腿。控制好身体后，充分伸展上半身，保持5~8次呼吸的时间，缓慢收回双腿，换边练习。

简易式 在前侧大腿的髋部两侧放两块砖，手撑在砖上，后腿前面往地面贴近，不要外翻，以保证脊柱挺直，上半身提起。

■**示范图解**

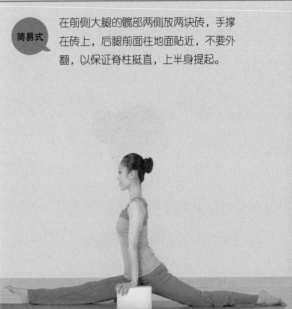

■**错误体式示例**

练习此式时，由于腿部韧性不够，会产生弯曲前腿，上半身前弯的错误。前腿弯曲后，虽然减轻了腿部紧张的拉力，但同时也使腿部无法有效拉伸。另外，上身前倾使脊柱侧弯，容易扭伤脊椎。

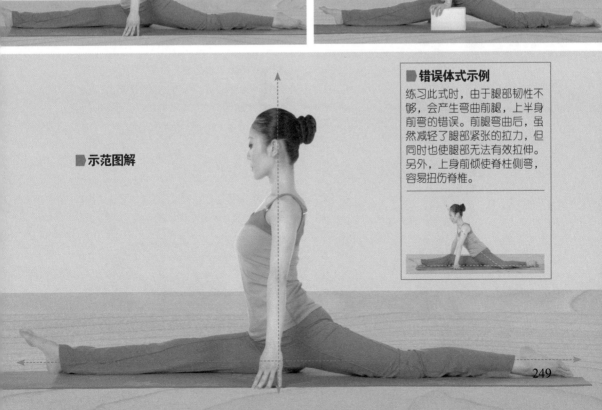

◯ 谦卑战士式

功效： 伸展体侧和大腿的肌肉，增强身体力量；舒展髋部，强化踝关节、膝关节及髋关节，缓解手腕和前臂的不适，使关节部位灵活；提高平衡性，改善甲状腺、甲状旁腺的功能；按摩腹腔器官，对治疗消化系统疾病有一定辅助效果。

■ 患有低血压的练习者不应练习此式。

1 山式站立，双脚平行分开与肩同宽。双手自然垂落体侧，自然呼吸，有意识地将脊柱往头顶上方延伸。

2 右腿向前迈出一大步，双腿伸直打开，右脚脚尖向前，左脚以脚跟为轴，向左转动90度。双手交叉于体后，双肩打开。

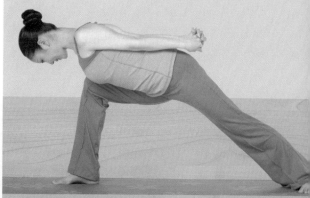

3 吸气，身体向上伸展，双臂夹紧，肩胛骨收拢。呼气，右膝盖弯曲，右大腿与地面平行，身体有控制地前倾，直至上身与右腿重叠。

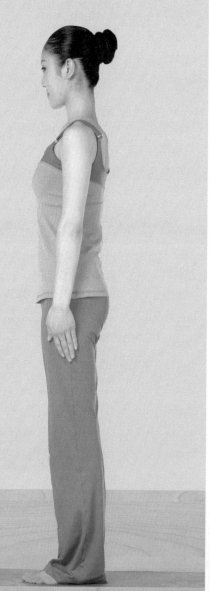

■ **练习技巧**　练习时，一定要注意保持好身体的平衡，做深长的呼吸来配合身体的动作。身体向前下弯时，前腿充分伸直，脚掌贴地，保持身体稳定；后腿脚紧压地面，绷紧后腿肌肉；髋部下压，扩张骨盆区域，让前腿的大腿与地面保持平行；交叉的双臂伸向天空，收紧肩胛骨，向上拉伸身体，扩张双肩。

4 呼气，身体前屈，置于双腿之间，头尽量伸向地面。保持肩胛骨收紧，双臂笔直向上举起。保持5~8次呼吸的时间，收回身体，换左腿重复刚才的动作练习。

简易式　若在练习时感到保持身体平衡有困难，可以采用简易式练习，同样能收到良好的效果。具体动作是进行到步骤3时，前腿往前倾，让后膝贴地，后腿的脚背贴地，做弓步动作，拉伸背部脊椎，伸展双腿肌肉。

■ **示范图解**

■ **错误体式示例**
练习此式容易出现的问题是，因双腿力量不够，所以支撑身体较为困难；上身前倾下压时，没有处在正确位置，极易使身体失去平衡；手臂没有向天空伸直延伸，肩胛骨外翻，让颈部血液循环不畅。

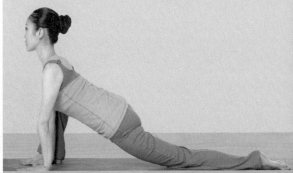

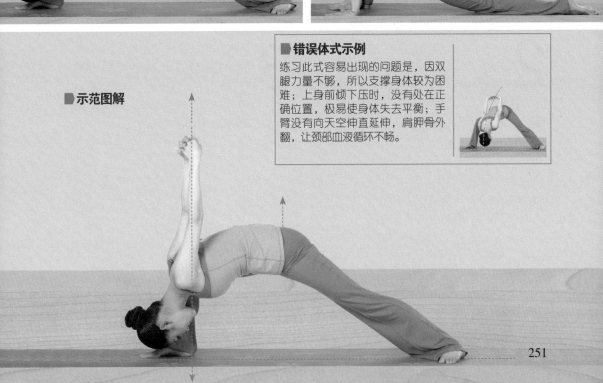

坐姿体式

○ 莲花座前屈扭转式

功效：有利于腰部力量的增加，强健脊椎和肩关节；对内脏有压力和刺激，可以增强内脏功能；刺激身体和头面部的血液循环，振奋精神，细致面部肌肤，减少皱纹。

1 莲花座姿准备，吸气，上身前倾，双手支撑地板，右臂穿过左臂下方，带动身体向左转，右耳贴地，呼气。注意双肩依然保持在一条直线上，背部不要拱起，尽力往前。注意臀部不要移动。

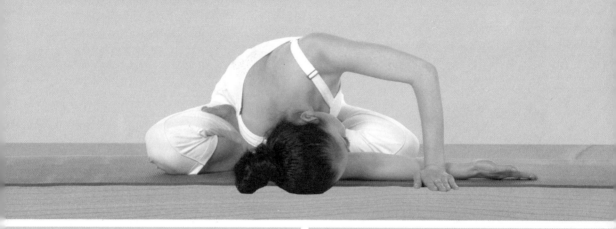

2 吸气，伸直左臂，向天空方向延伸，带动头部向左上方转动，右肩放在地板上，感受双臂朝两个方向延伸。

3 呼气，收回左臂，与右臂合十。双手肘连成的直线与地面保持垂直。眼睛看向斜上方，保持8~10次呼吸的时间。收回时，先用左臂支撑肩部，再缓慢收回身体。

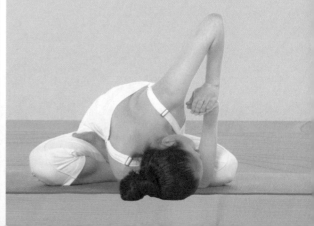

▊练习技巧　臀部不要向前抬起，稳稳地坐在地面上；肩膀往外张开放平，不要蜷缩起来；腹部尽量往地面和腿部贴近，感受腹部的器官得到按摩和刺激。初学者或腿脚僵硬者若感到腿部血液循环不畅，应采用简易坐或半莲花座坐姿，不可勉强自己。

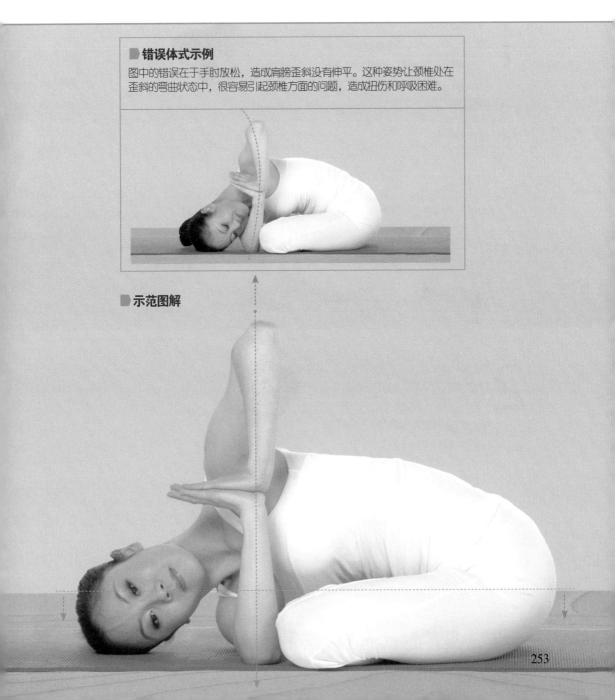

▊错误体式示例
图中的错误在于手肘放松，造成肩膀歪斜没有伸平。这种姿势让颈椎处在歪斜的弯曲状态中，很容易引起颈椎方面的问题，造成扭伤和呼吸困难。

▊示范图解

○ 圣哲玛丽琪式

功效： 在这个体式中，随着腿部和脚跟给腹部施加的压力，内部器官得到刺激、按摩和调整，能有效促进消化系统功能的改善，缓解盆腔压力，对痛经等妇科疾病有很好的缓解作用；上身的扭转有利于提高脊柱的灵活性；锻炼肩部肌肉，纤细双臂。

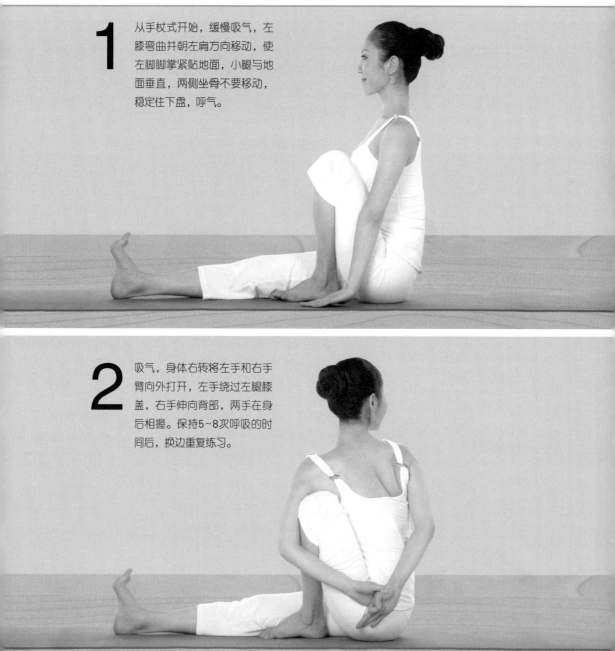

1 从手杖式开始，缓慢吸气，左膝弯曲并朝左肩方向移动，使左脚脚掌紧贴地面，小腿与地面垂直，两侧坐骨不要移动，稳定住下盘，呼气。

2 吸气，身体右转将左手和右手臂向外打开，左手绕过左腿膝盖，右手伸向背部，两手在身后相握。保持5~8次呼吸的时间后，换边重复练习。

▶**练习技巧**　练习此式时，脊柱始终保持伸直，向上延伸。身体转动时，脊柱带动上半身向后旋转，不要低头含胸。双腿固定好位置后不要随意移动，伸直的腿的膝盖不要弯曲，让弯曲的大腿尽量贴近腹部，感受呼吸的起伏；肩膀打开，向外扩张胸部，帮助侧腰更好地扭转。

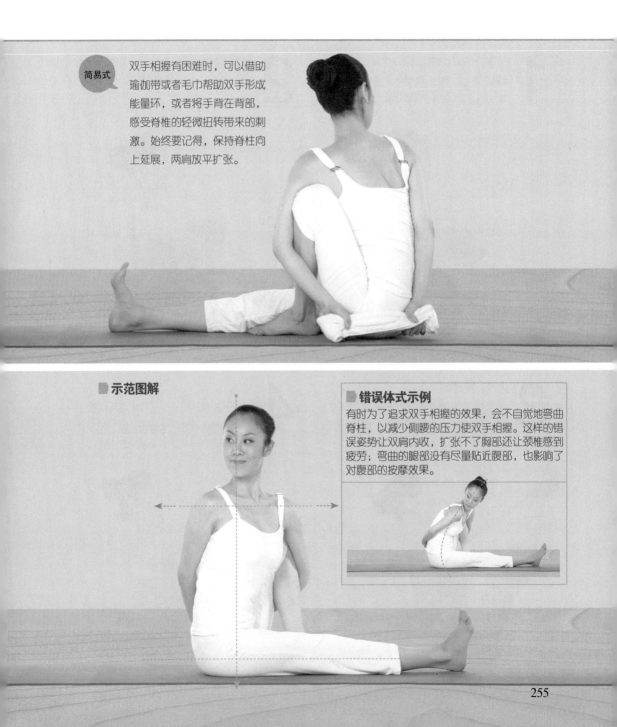

简易式　双手相握有困难时，可以借助瑜伽带或者毛巾帮助双手形成能量环，或者将手背在背部，感受脊椎的轻微扭转带来的刺激。始终要记得，保持脊柱向上延展，两肩放平扩张。

▶**示范图解**

▶**错误体式示例**

有时为了追求双手相握的效果，会不自觉地弯曲脊柱，以减少侧腰的压力使双手相握。这样的错误姿势让双肩内收，扩张不了胸部还让颈椎感到疲劳；弯曲的腿部没有尽量贴近腹部，也影响了对腹部的按摩效果。

○ "V" 字式

功效： 强化尾骨的力量，促进骨骼对营养的吸收；锻炼腰腹肌肉力量，紧实腹肌，消除腹部赘肉；伸展膝关节和髋关节，增强韧带的韧性，提高身体的柔软度；促进双腿血液倒流，加快新陈代谢，消除腿部赘肉和水肿。

1 坐在垫子上，腰背挺直，目视前方；双膝弯曲，脚板向上勾起，手臂抱住双膝，双手分别抓住两脚脚板。

2 吸气，保持身体中正，以尾骨支撑全身的重量，双手抓住双脚板慢慢向上抬起。

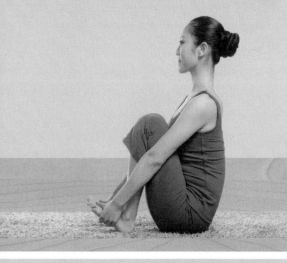
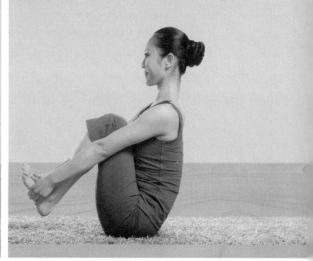

3 呼气，将两腿继续向上抬起，使双腿向上伸直。注意双膝不要弯曲，保持绷直的状态，腰背继续保持挺直，保持1次呼吸的时间。

4 再次呼气，将绷直的双腿慢慢打开呈"V"字形。双腿打开有难度的可将手向下移动握住脚踝或小腿的部位，打开至最大限度时，保持2~3次呼吸的时间。

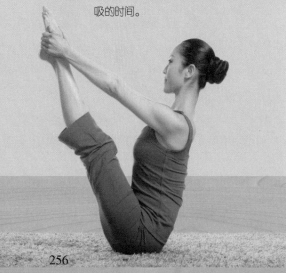
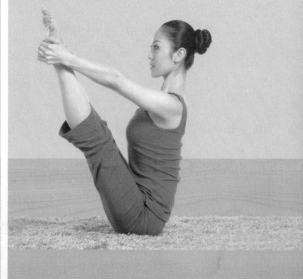

◾练习技巧 进行练习时，腰背要始终保持挺直的状态，才能起到强化腰肌、腹肌的功效；注意保持骨盆的正位，这样才能很好地保持身体的平衡状态；同时双腿要绷直，左右分开的距离要对等，使身体左右对称。

◾错误体式示例

很多时候错误动作是具有多米诺骨牌效应的，一个错误通常会带来更多的错误。如图，当膝盖弯曲时，为了握住脚板，脊椎就会不由自主地弯曲。只要一个部位一个部位地做准确了，整个动作就会完成得准确而完美。

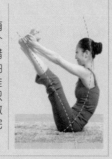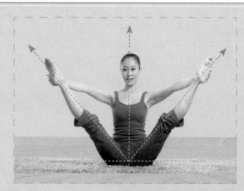

◾示范图解

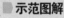

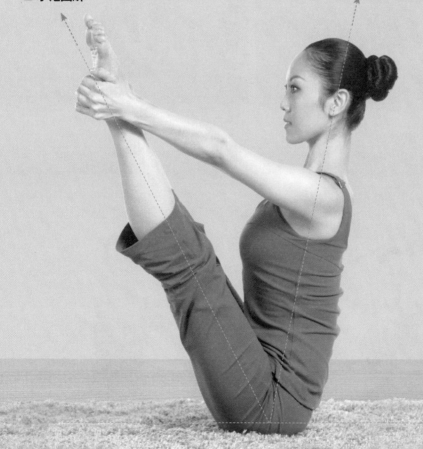

○ 鹭式

功效：训练双腿肌肉，拉伸、延长腿部肌肉线条，使双腿线条更显流畅优美；伸展双腿，提高韧带、膝关节和髋关节的灵活性；促进双腿血液循环，促进水分、毒素的排出，消除双腿水肿的现象。

1 单腿跪坐在垫子上，右腿向前伸直，左腿向后弯曲，脚背贴地；腰背挺直，目视前方，双腿自然伸展于体侧。

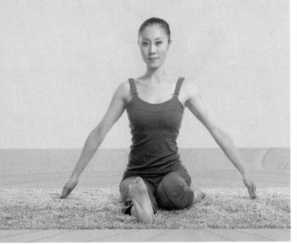

2 吸气，右腿弯曲抬起，双手握住右脚板，腰背保持挺直，上半身不要弯曲，头部摆正。

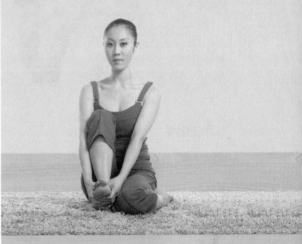

3 吐气，双手握住右脚板慢慢向上伸直，右腿伸直后，再次呼气，使右腿尽量向身体靠拢，保持2~3次呼吸的时间。

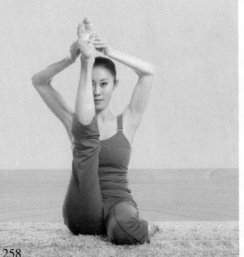

4 吸气，慢慢放下右腿，双腿向前伸直，调整呼吸，然后换左腿继续练习。当腿部向上伸直有难度，或身体柔软度不够，双手无法握住脚板时，可在脚板上套上瑜伽带，再进行练习。

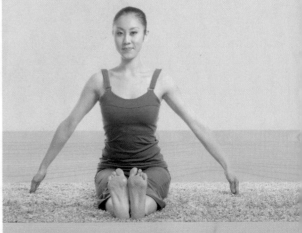

▋练习技巧 伸展双腿时，腰背一定要保持挺直的状态，不要为了追求伸展的效果而弯曲脊椎；其次，向上抬起伸展的单腿一定要尽量伸直，可降低抬起的高度，但一定不要弯曲单腿；此外，盆腔要注意保持正位，臀部要紧贴地面，使左右盆腔处在同一直线上。

▋示范图解

▋错误体式示例

伸展腿部时若脊椎弯曲，不仅会挤压到内脏器官，还不利于呼吸的畅通，使有氧运动变成无氧运动，增加体内"疲劳毒素"的堆积；而腿部伸展不充分，也就达不到训练臀部和灵活韧带关节的功效。

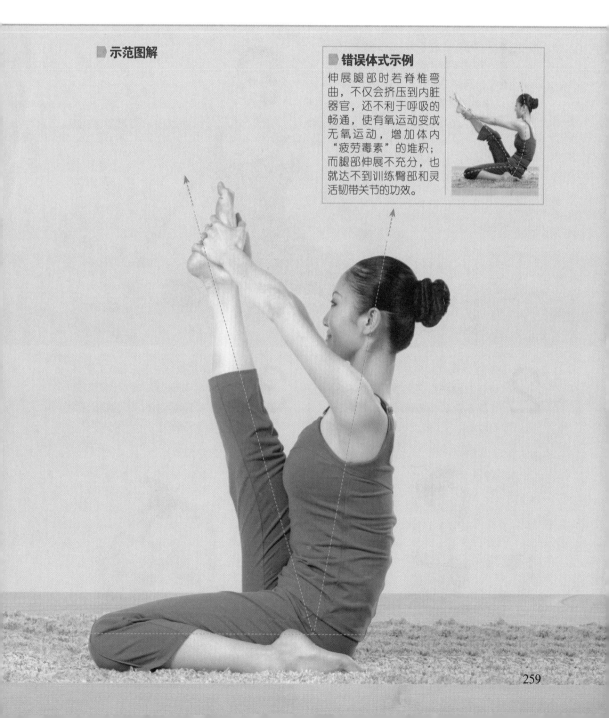

○ 鸽子式

功效：打开胸腔，温和按摩内脏器官，增加肺活量，提高呼吸系统的功能，增加血液中氧气的供给；强化训练手臂后侧、大腿前侧和臀部肌肉，有效塑造身体"死角"部位的美丽线条。

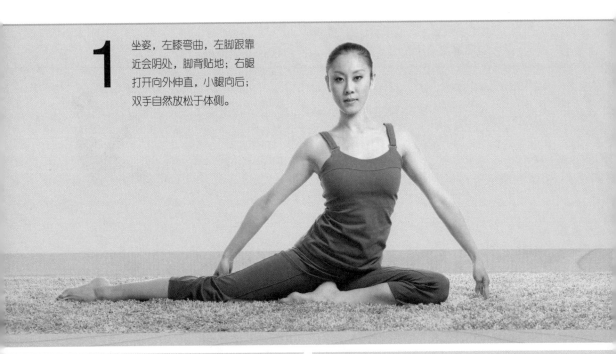

1 坐姿，左膝弯曲，左脚跟靠近会阴处，脚背贴地；右腿打开向外伸直，小腿向后；双手自然放松于体侧。

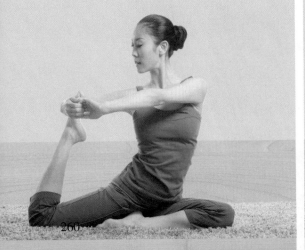

2 吸气，将右脚尖放在右肘弯，左手上抬与右手相扣，两肩放平；吐气，保持身体平稳，重心向下压，眼睛注视右脚尖。

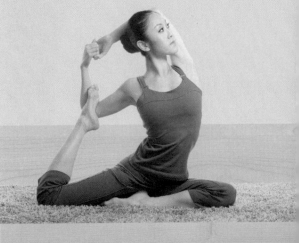

3 吸气，双手抬起相扣于头后，头部转向左上方，胸腔向外打开；臀部收紧下压，保持姿势3次呼吸的时间。呼气时放下右脚，恢复到开始的姿势，左右腿交换练习。

■练习技巧　臀部收紧下压，保持身体重心平稳；手肘尽量向外打开，帮助胸腔向外扩张；头部抬起，打开咽喉，方便新鲜空气的吸入；尾骨向下延伸，颈椎向上延伸，拉伸整个脊椎。

■错误体式示例

练习此式时最忌缩胸驼背，阻碍呼吸的顺畅进行，引起胸闷、腰酸等不适；身体蜷曲缩起，不保持向外打开的姿势，不仅达不到力量的训练效果，还极易引起手臂、双腿以及腰背肌肉疲劳。

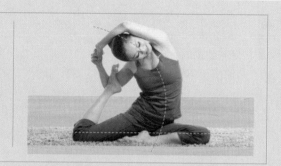

■示范图解

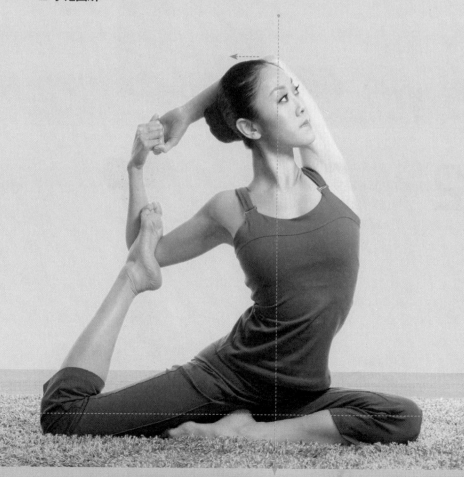

◯ 身印式

功效： 这个体式可以有效按摩腹部，促进血液循环，改善下半身寒冷症，消除肠气，防便秘。腿部的拉伸可纤细大腿，美化腿型，预防坐骨神经痛，预防腿部抽筋，使长期站立的人腿部得到很好的放松。

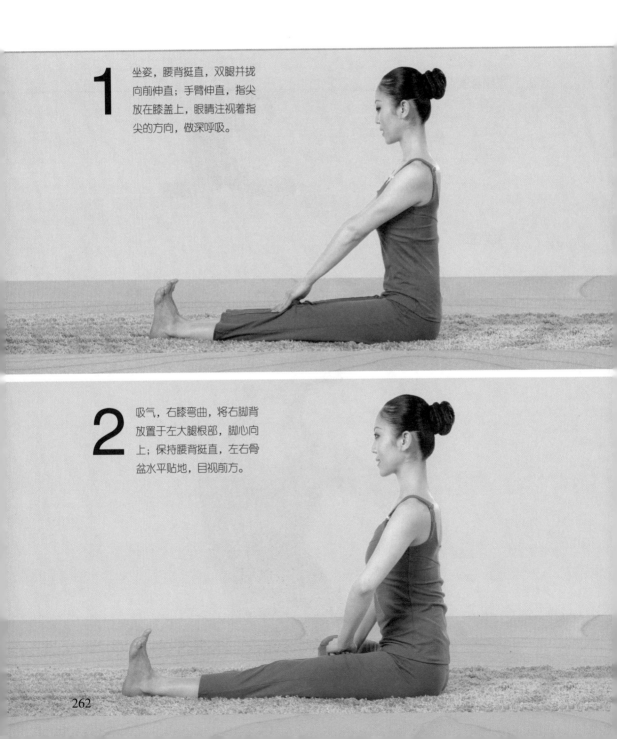

1 坐姿，腰背挺直，双腿并拢向前伸直；手臂伸直，指尖放在膝盖上，眼睛注视着指尖的方向，做深呼吸。

2 吸气，右膝弯曲，将右脚背放置于左大腿根部，脚心向上；保持腰背挺直，左右骨盆水平贴地，目视前方。

■**练习技巧**　在练习身印式做准备动作时，需要注意坐姿的四平八稳，才能保持身体平衡。上身下压时，要保持脊柱伸直，手臂放松，不能为了抓到脚心而弯曲脊背或者膝盖。练习熟练后，可试着将手肘放置于地面，腹部贴大腿，胸部贴近膝盖。初学者柔韧性不够高，可以将手放在小腿胫骨处或膝盖处，保持脊柱伸直，上身有向前向上的牵引力即可，臀部要贴住地面不动。

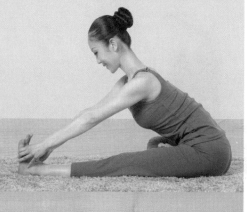

3　呼气，身体缓慢向前倾，试着用双手抓左脚板；腹部收紧，尾骨下压，保持腰背挺直，眼睛注视左脚脚尖的方向，保持姿势3~5次呼吸的时间。

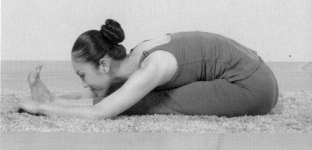

4　再次呼气时，身体继续向前弯曲，让身体尽量贴近左腿，下颌贴于左腿上；双手顺着地面向前滑动，在左脚前相握；腰背挺直，保持姿势两次呼吸的时间。吸气时慢慢收回身体，恢复到开始的姿势，换腿练习。

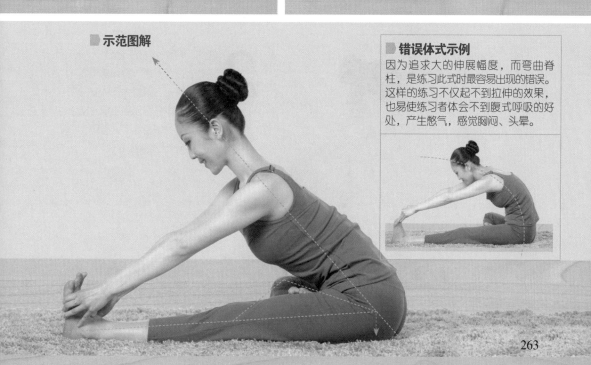

■**示范图解**

■**错误体式示例**

因为追求大的伸展幅度，而弯曲脊柱，是练习此式时最容易出现的错误。这样的练习不仅起不到拉伸的效果，也易使练习者体会不到腹式呼吸的好处，产生憋气，感觉胸闷、头晕。

○ 蝙蝠式

功效： 此式可使卵巢旺盛，增强精力，舒缓生理期不适，改善性冷淡。腿部肌肉的拉伸能矫正骨盆异常，消除坐骨神经痛，收紧大腿肌肉，保持关节的柔韧与灵活性，预防下半身肥胖。

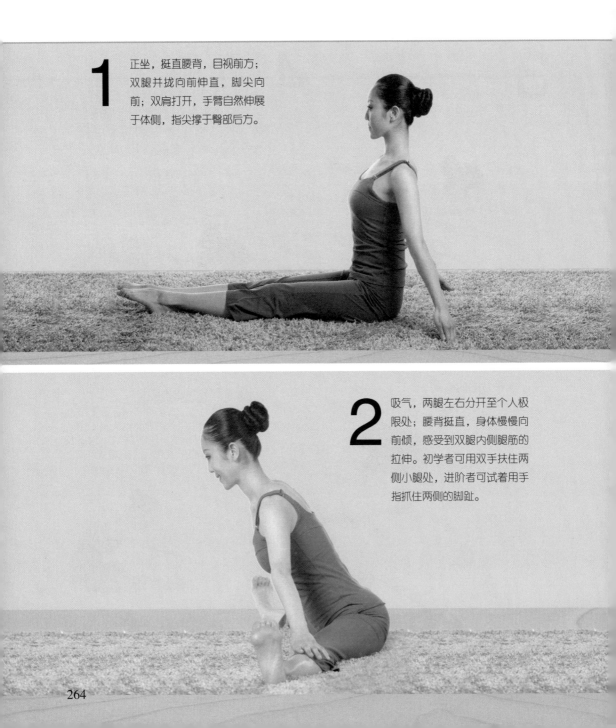

1 正坐，挺直腰背，目视前方；双腿并拢向前伸直，脚尖向前；双肩打开，手臂自然伸展于体侧，指尖撑于臀部后方。

2 吸气，两腿左右分开至个人极限处；腰背挺直，身体慢慢向前倾，感受到双腿内侧腿筋的拉伸。初学者可用双手扶住两侧小腿处，进阶者可试着用手指抓住两侧的脚趾。

▌练习技巧　当做蝙蝠式准备动作时，就需要注意着地的尾骨需端正地坐稳，保持髋部平稳，才能让脊椎如梁柱般往上挺直。动作进行时，要水平及垂直地平衡往前施力，不要让身体因往前而失去正位。

3 呼气，将手掌移至身体前侧，慢慢将上身向前方地面趴下，直至双腿内侧腿筋有紧实感即可，腰背挺直，保持姿势2~3次呼吸的时间。

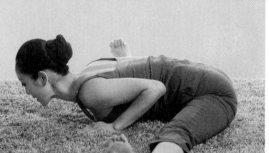

4 再次呼气时，双手向左右打开，手指抓住指尖，下颌贴地，让身体进一步贴近地面，保持姿势1次呼吸的时间。

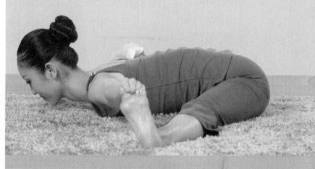

▌示范图解

▌错误体式示例
只为做到前倾抓到脚趾的动作，容易让腰部弯曲，起不到拉伸背部和腿内侧肌的效果。

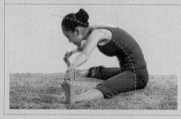

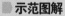

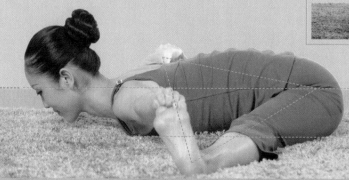

○ 双腿头碰膝式

功效：刺激脊柱、心脏，按摩腹部器官，改善肠胃功能和经期不适，对痛经患者有一定缓解作用。拉伸腰背部及大腿、小腿内侧肌肉，有修饰腿部线条和收紧小腹的功效。这个体式同时也锻炼颈部和面部肌肉，能有效收紧下巴，美化脸型。

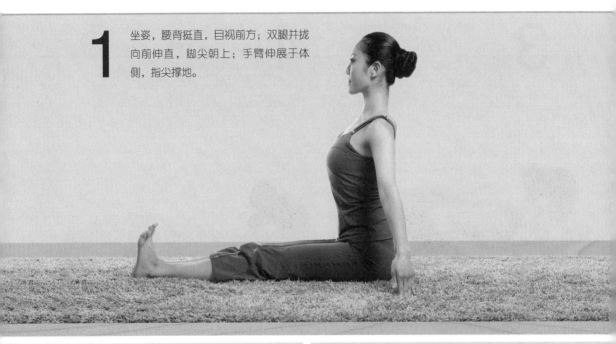

1 坐姿，腰背挺直，目视前方；双腿并拢向前伸直，脚尖朝上；手臂伸展于体侧，指尖撑地。

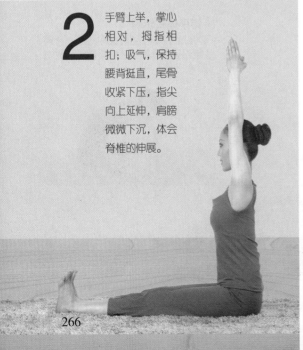

2 手臂上举，掌心相对，拇指相扣；吸气，保持腰背挺直，尾骨收紧下压，指尖向上延伸，肩膀微微下沉，体会脊椎的伸展。

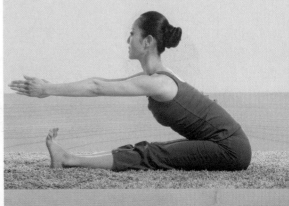

3 双手解开，手臂向下向前移动，与地面平行；呼气时手带动腰背向前倾，腹部收紧，保持腰背在一条直线上；双腿伸直，膝盖不要弯曲，眼睛注视正前方。保持姿势2次呼吸的时间。

练习技巧　在弯腰向前倾时，要保持腰背部在同一直线上，腿部尽量伸直；骨盆贴地，保持坐姿正位。练习此体式时，以个人感觉到腿部的紧实感为度，不要刻意追求头接触膝盖的效果，否则可能会引起腿部肌肉的拉伤。当练习熟练后，腹部可以贴向大腿时，便能感受上半身与腿部的贴合与延伸。

4 再次呼气时，身体继续向前倾，向双腿靠近；放松手臂，两手相握于脚前；收紧腹部，额头尽量往小腿靠。注意腰背部伸直，保持此姿势2次呼吸的时间。

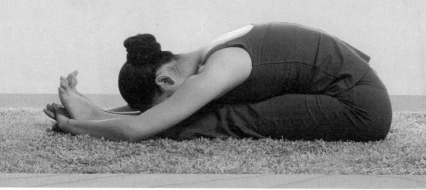

错误体式示例

为了让头碰到膝盖，练习者可能会弓起背部或弯曲腿部，这都将失去拉伸的效果。练习时，可以将注意力放在感受腹式呼吸上，此体式是放松中的拉伸，不要憋气。

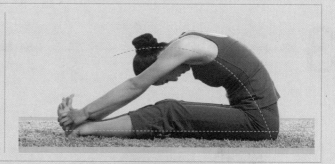

示范图解

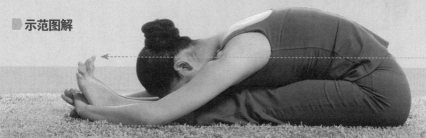

跪姿体式

◯ 跪姿伸腿式

功效：腿部的拉伸可有效增强腿部韧带、肌腱和肌肉的伸展性，同时有助于消除腿部赘肉，塑造流畅的腿部线条。手臂的拉伸则可增强臂部、手部和背部肌肉的伸展，消除手部和背部的赘肉，达到细臂美背的双重功效。

1 跪姿直立，脚背着地，大腿与脊柱成一条直线。肩膀放松，身体放松，双腿并拢或微微分开皆可。

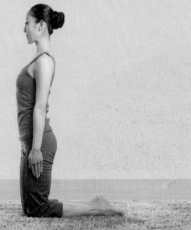

2 迈出右腿，伸直，脚掌放在地面。上身保持平直，双手自然下垂，放在大腿两边，眼睛看向前方。

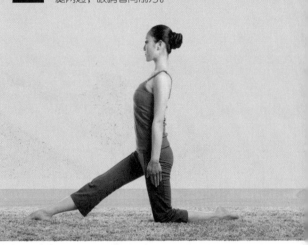

3 吸气，绷紧右腿，脚尖勾起，拉伸右腿韧带；呼气时俯身向前，双手撑压于右腿两侧；不要塌腰，使腰背、颈部保持在一条直线上，并与地面平行；停留保持3次呼吸的时间，感受背部、手臂、大腿的拉伸。

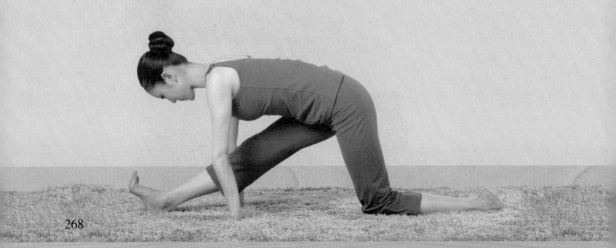

■练习技巧　　练习此式时，肩膀要保持放松，手臂向前延伸，身体重心放于双腿；左右骨盆保持平整，不要左摇右晃；身体前俯时，腰背要保持平直，均匀释放每个脊椎的压力，切忌弓腰塌背；身体柔韧度较高的练习者，尽量将前侧伸直的单腿的脚尖勾起，拉伸韧带。

4 再次呼气时，掌心沿地面向前滑动，身体进一步下压，贴近伸直的右腿，停留保持2~3次呼吸的时间。吸气时，以头的力量缓慢带动身体抬起，收回右腿，换腿练习。

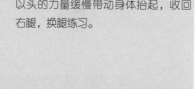

简易式 若上身下压，不能完全使腹部贴近大腿时，可以把手轻放在小腿上（或左右两边垫瑜伽砖），但依然要保持脊背平直。注意肩部是向前延展的，不要耸起。

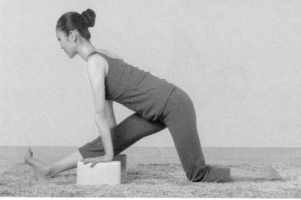

■示范图解

■错误体式示例
练习此式时，前腿膝盖容易弯曲，后腿与地面不垂直，这样会使身体重心不稳；同时，上身的脊柱弯曲后，便失去了背部和臀部拉伸的效果。

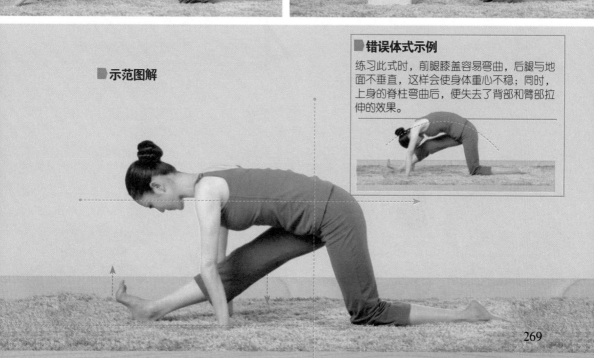

○ 骑马式

功效：打开骨盆，舒缓骨盆的压力和紧张感，促进盆腔内血液循环，滋养盆腔内生殖器官并强化其功能；拉伸腿部，收紧腹部，有效消除或减少腹部及腿部多余脂肪，让松弛的身体线条变紧实；强化腿部及腰腹肌肉力量，增强身体的平衡力。

1 跪姿直立，腰背挺直，吸气时右腿弯曲向前迈出一步，脚尖向前，膝盖不要超过脚尖；掌心贴于右膝上。

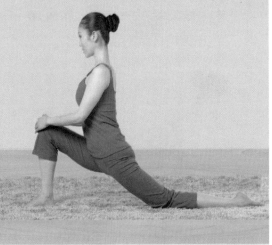

2 保持腰背挺直，手臂伸直，指尖向下；呼气时臀部收紧，身体向下压，让指尖尽量贴近地面，使髋部有拉伸感，保持1次呼吸的时间。

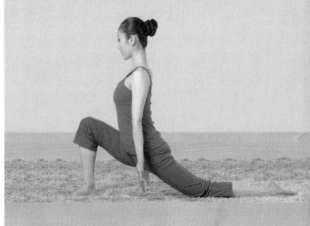

3 再次呼气时，髋部下压，腹部收紧，身体慢慢弯曲向后；头部慢慢往后弯曲，拉伸颈椎；肩部打开向后，指尖尽量贴近地面，打开胸腔；保持姿势3次呼吸的时间。

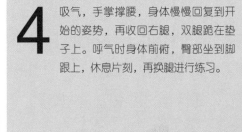

4 吸气，手掌撑腰，身体慢慢回复到开始的姿势，再收回右腿，双腿跪在垫子上。呼气时身体前俯，臀部坐到脚跟上，休息片刻，再换腿进行练习。

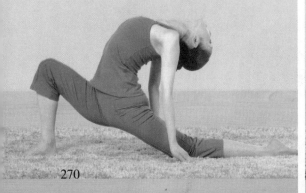

■**练习技巧** 练习此体式时一定要注意动作不要超过自身的极限，否则很容易给脊柱带来伤害。另外，动作宜缓慢、稳定地进行，脊柱要有控制地后弯和抬起，不能急头急脑，必要时可以用手辅助。要注意保持髋部、膝盖、肩部等部位的正位，要正对身体的前方，分别与地面保持平行，不要左右翻转。

■**错误体式示例**

初学者或者腰椎有病者容易过度挤压脊椎使其受伤，因此必须要量力而行，以不超过自身可承受的力度进行练习。若感到后背受到强烈的挤压，或有头晕、恶心等症状时，表明已经超过自身极限，应立即停止下弯。同时，要注意保持重心和正位，扭头或左右摇摆都容易使颈部与脊柱受伤，让练习者感到头晕。

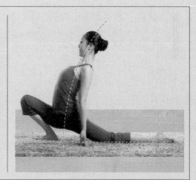

■**示范图解**

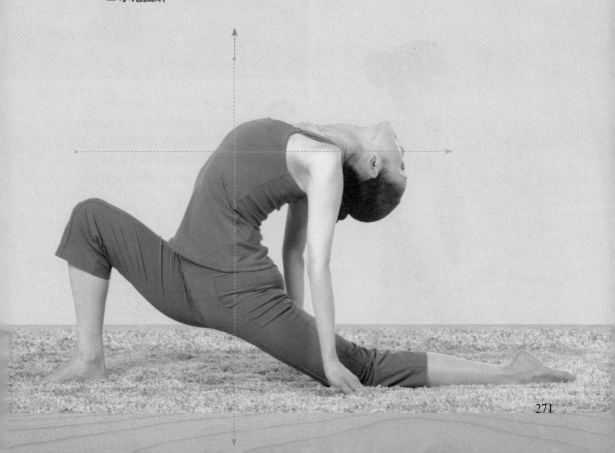

○ 蜥蜴式

功效：此体式可以舒缓背部的僵硬和紧张感，消除背部多余的脂肪；纠正不良体态，美化背部线条；还可以促进面部的血液循环，细致颈部、面部肌肤；身体前侧充分伸展，利用重心的移动和地心的引力来刺激体内的横膈膜，可增强呼吸系统的功能。

1 跪姿，挺直腰背，臀部坐于两脚跟上，掌心贴于大腿上侧，调整呼吸。

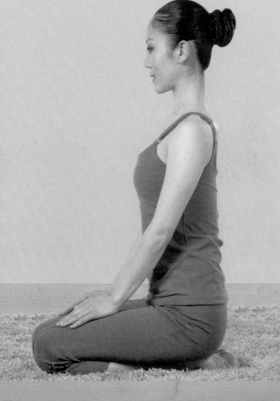

2 弯曲手肘，前臂相叠，掌心扶住手肘；吸气，上半身向前倾，两前臂与小腿贴地，支撑身体；将腰背挺直，保持在一条直线上。

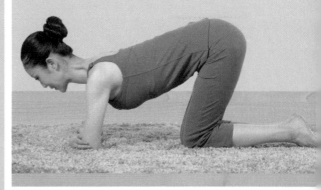

3 呼气，手臂向前滑动，身体向前移动，直至下巴、胸部贴住地面；臀部抬起翘向天空，大腿抬起与小腿成90度角，腰背保持在一条直线上。保持姿势3~5次呼吸的时间，然后全身放松，缓慢恢复原位。

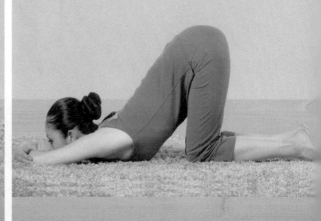

■**练习技巧**　练习此式时，重心移至胸部，肩膀放松，胸贴地面，让大腿始终与地面垂直，以减轻膝关节的压力，起到保护膝关节的作用；上臂尽量放松，让大腿垂直地面。把重心移到胸部，利用地心引力让胸部往下垂；移动过程中，肘不应移动，在整个过程中移动身体时大臂肌肉始终保持收紧状态，以稳定身体，防止肘关节和膝关节在不均匀用力的状态下受伤。

■**错误体式示例**

练习此式时，最容易出现的错误就是，手臂因承受不住身体的重量，而弯曲脊柱以减轻压力。长期依照此错误的姿势练习，可能造成肩部肌肉紧张，形成不良的体态。

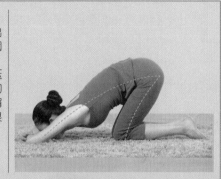

■**示范图解**

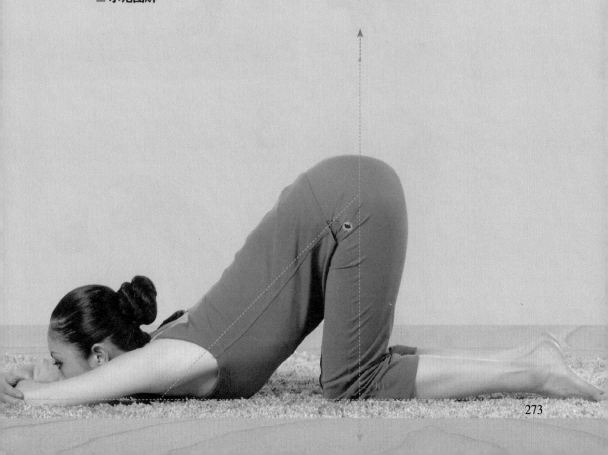

○ 骆驼式

功效：改善背部线条，舒缓背痛及肩痛问题；扩展胸部，改善呼吸系统的不适；促进整体血液循环，改善经期不适；拉伸腿部前侧肌肉，美化并修长腿部线条。

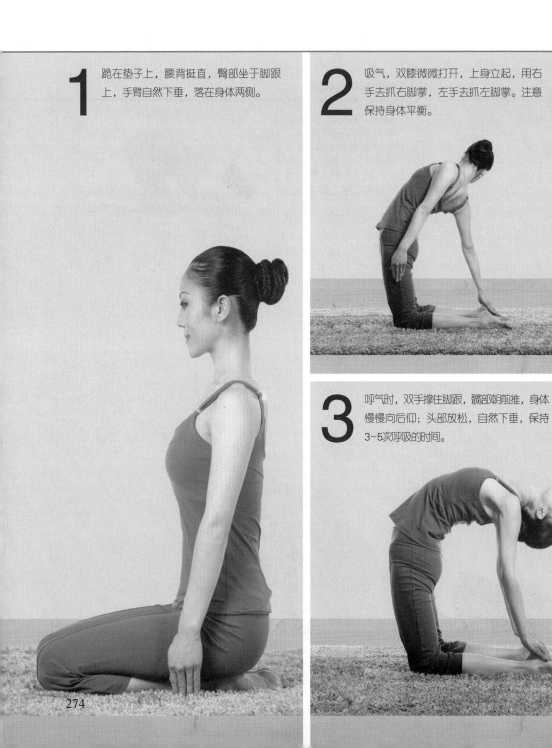

1 跪在垫子上，腰背挺直，臀部坐于脚跟上，手臂自然下垂，落在身体两侧。

2 吸气，双膝微微打开，上身立起，用右手去抓右脚掌，左手去抓左脚掌。注意保持身体平衡。

3 呼气时，双手撑住脚跟，髋部朝前推，身体慢慢向后仰；头部放松，自然下垂，保持3~5次呼吸的时间。

■练习技巧　练习此式时，身体的各个部分应协调好。骆驼式体式要求练习者的脊椎有较好的韧性，能向后弯曲一定的幅度，身体从正面看一定要在正位，不能左右不平；肩膀向后打开，胸部向上挺起，髋部朝前推，感受到臀部肌肉向内侧收紧，背部得到温暖的挤压。

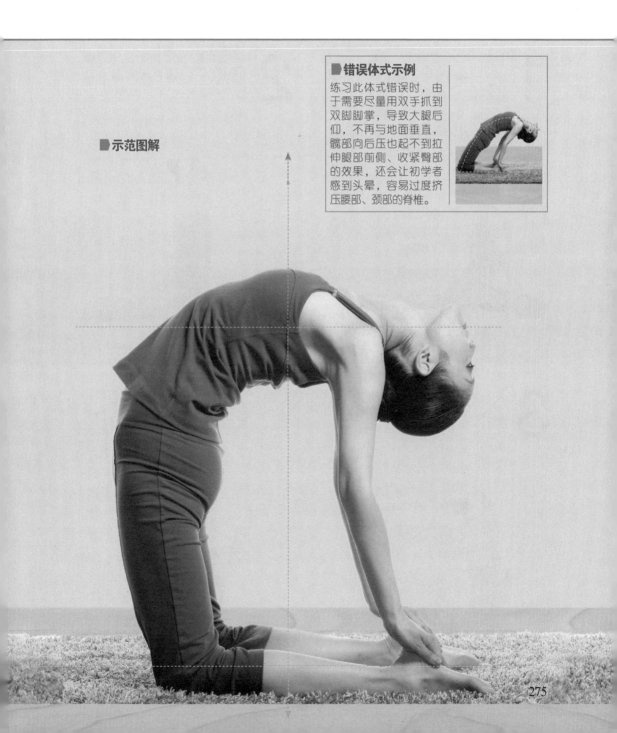

■错误体式示例

练习此体式错误时，由于需要尽量用双手抓到双脚脚掌，导致大腿后仰，不再与地面垂直，髋部向后压也起不到拉伸腿部前侧、收紧臀部的效果，还会让初学者感到头晕，容易过度挤压腰部、颈部的脊椎。

■示范图解

○ 鹫鸟变形式

功效：此体式能锻炼到平时很容易被忽视的手臂内侧，可以美化手臂和胸部线条，柔软手臂关节；纠正日常生活中的不良体态，塑造良好的气质；同时可以锻炼脊椎，培养集中注意力的能力。

1 坐姿，右腿向前弯曲，大腿与小腿贴合；左腿向后伸展，脚背贴地；身体与右腿膝盖方向保持一直，双手扶住右大腿上侧，腰背挺直，目视前方。

2 呼气，尾骨收紧，两臂从体前上举，掌心相对，指尖向上空延伸。

3 吸气，将右手弯曲，前臂与地面垂直，掌心面向面部，左手臂继续向上伸直；再收回左臂，置于右手肘上，两臂交叉，掌心相对。

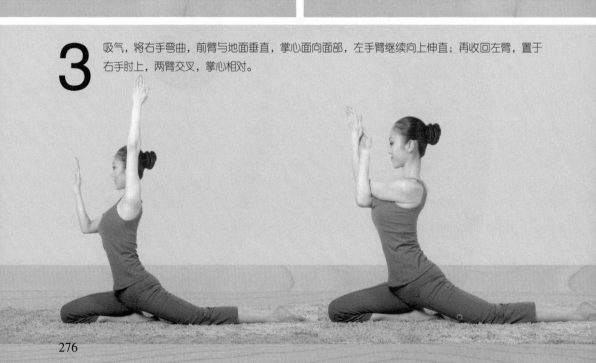

■练习技巧　练习此体式时，手臂要保持向上伸直，手肘相叠时前臂要与地面垂直。若双手无法合掌，可以放在一手的手腕处位置，手臂内侧有拉伸的感觉即可；手臂带动身体后仰时，骨盆与双肩要保持正位，不要翻转，还要注意呼吸的配合，不要憋气。

4 呼气时，手臂拉动身体向后仰，肩膀放松，手臂尽量往后推，注意力在胸部，眼睛看向指尖，保持3次呼吸的时间。吸气时恢复到基础坐姿，换边重复练习。

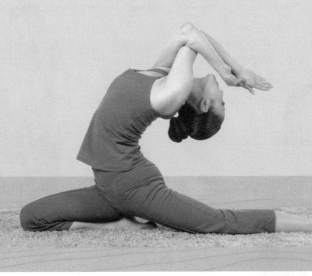

■示范图解

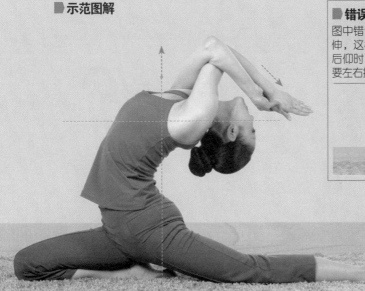

■错误体式示例

图中错误之处在于，手臂没有交叠拉伸，这样便达不到锻炼手臂的效果。后仰时，则要保持身体中正，脊椎不要左右扭转弯曲，以免发生扭伤。

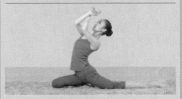

○ 半脚尖式

功效：练习这个体式，不仅能修饰小腿曲线，刺激下半身血液循环，还可以预防腿肚抽筋，改善腿部肿胀，降低腿部静脉栓塞发生的概率；同时，还能锻炼脚尖和脚踝的柔韧性，提高身体的控制能力和平衡能力。

1 以简易坐的坐姿跪坐在垫子上，双脚大拇指叠放在一起，双手轻轻放在大腿上，肩部打开，微微下压，自然地呼吸。

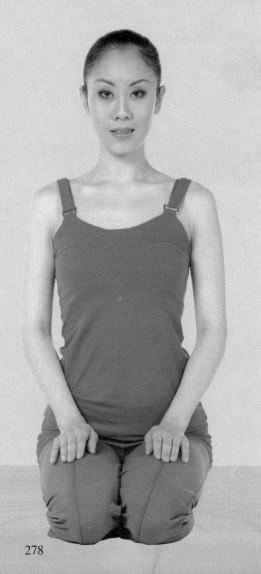

2 呼气，身体前倾，双手帮助保持身体平衡，脚尖立起，保持脊柱伸直。

3 双脚脚后跟相对，脚尖抬起，双膝向两边尽量打开。吸气，身体立直，双手放在体前，控制好身体平衡。

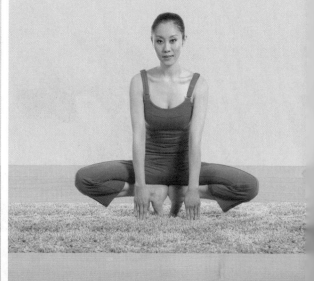

■**练习技巧**　在练习时，一定要控制好身体的平衡，当身体能够不费力地保持平衡时，再进行每一步的动作。在双腿下蹲打开时，脚跟应相对而立，脚尖和脚跟受到较大压力时，尽量分开双膝，可以缓解脚尖和脚跟的压力；整个体式练习中，都应该保持脊柱向上延伸的状态，身体不要前倾。

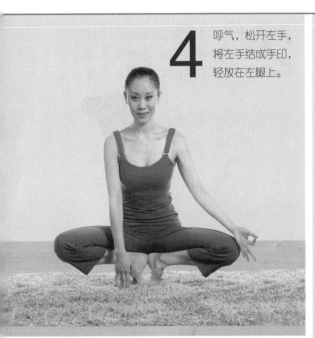

4 呼气，松开左手，将左手结成手印，轻放在左腿上。

■错误体式示例

图中的错误姿势在于双膝没有用力打开，双脚脚跟无法相对，造成下半身不够稳定的状态，导致上半身脊柱无法伸直，容易使身体前倾，臀部后坐。

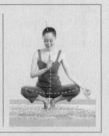

■ 示范图解

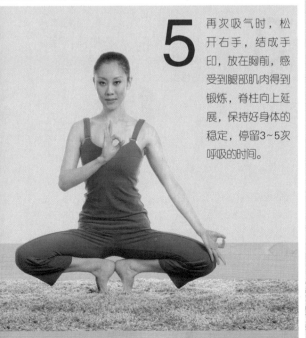

5 再次吸气时，松开右手，结成手印，放在胸前，感受到腿部肌肉得到锻炼，脊柱向上延展，保持好身体的稳定，停留3~5次呼吸的时间。

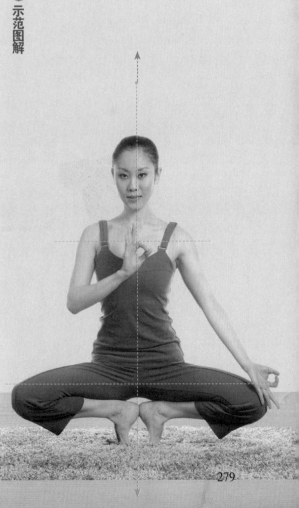

○ 英雄伸臂式

功效：练习本体式，可以有效活动肩关节，增强肩颈部的灵活性，缓解久坐不动产生的肩颈不适；向上抬高手臂的动作有锻炼胸部肌肉的作用，使胸腔得到提升和扩张；腹部内脏器得到向上拉伸；促进全身的血液循环；修长双腿，增强腿部的血液循环，提高腿部的灵活性。

1 完成英雄式的坐姿，双手放在大腿上，脊椎向上充分伸展，臀部稳稳坐在双脚脚跟之间。

2 吸气，双手十指交叉相握，双臂伸直。翻转双手，手心朝外，脊柱挺直，保持3次呼吸的时间。

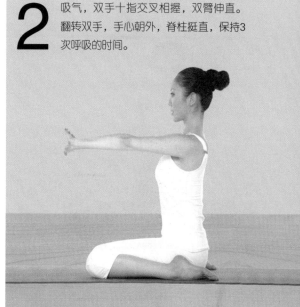

3 再次吸气，双臂上 举，手臂向上伸直，保持5次呼吸 的时间，呼气放松，还原身体。 改变手指交叉方向，重复练习。

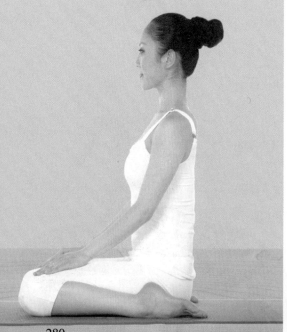

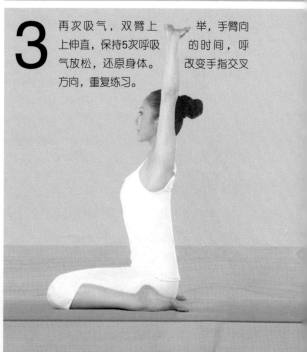

▌练习技巧　双手十指于指根处交叉相握，翻转时，手指不要滑脱，双手大拇指相对，形成手部的正位；双臂上举时，脊柱也跟着向上伸展，但注意不要伸展过度，以免造成身体和手臂伸展过度，背部变成拱形，臀部和腿部在整个体式中始终保持稳定不动，增强身体下半部的平衡控制力。如果肩部僵硬而无法交叉双手，可用双手抻拉一根带子辅助完成动作。

▌示范图解

▌错误体式示例

肩颈部不够灵活的练习者，容易使手臂下塌无法上抬；背部向后弯曲时，让臀部和脚后跟承担了过多的压力；而脊柱没有向上伸展，会使背部的脊椎形成不良姿势，若肩颈部本身就有疲劳僵硬的症状，错误的姿势会加重这些症状。

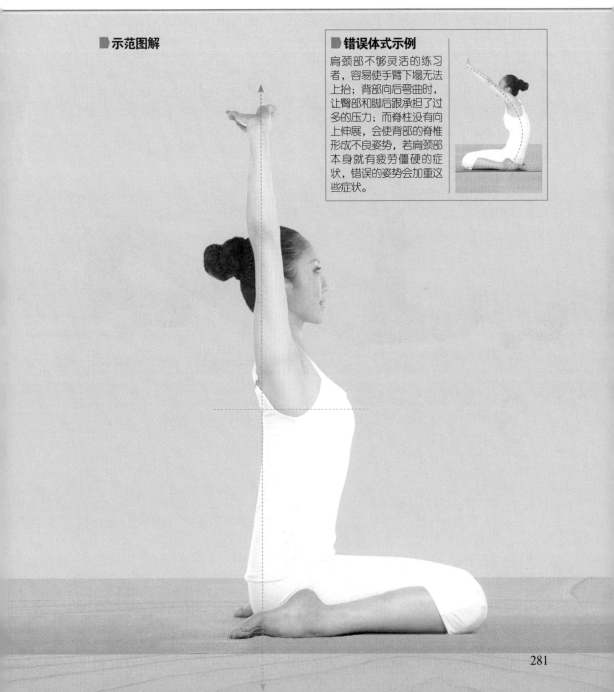

仰卧体式

○ 膝贴耳式

功效： 练习此体式，可以刺激甲状腺，促进头部、背部的血液循环，调整自律神经；使内脏倒转从而解除紧张感，改善内脏状况，消除背部多余脂肪，对美化背部效果显著；增强头面部的血液循环，细致面部肌肤。

1 仰卧准备，双手掌心朝下放于身体两侧，放松身体。吸气时，双腿并拢抬高，垂直于地面后停留，保持脚尖伸直不要弯曲，呼气。

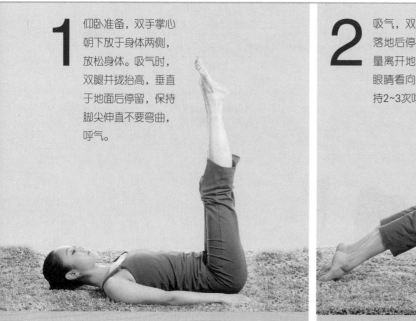

2 吸气，双腿慢慢往头后移动，至脚尖落地后停留住，伸直双腿，腰、背尽量离开地面。稳定好身体后，吐气，眼睛看向腹部，感受腹部的起伏。保持2~3次呼吸的时间。

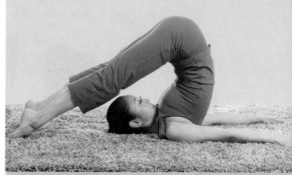

3 吐气时，双膝弯曲，腿部放松分开，双膝轻轻接触双耳。双手轻放在身后帮助保持身体平衡，注意力在腹部和背部。保持5~8次呼吸的时间。吸气还原时，先将脊椎一节一节放下，再有控制地缓慢落下双腿，平躺休息。

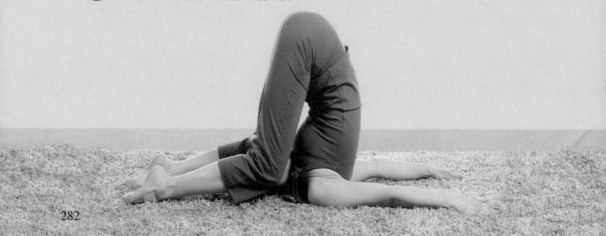

▇练习技巧 练习此式时，要特别注意颈部的动作，避免伤到颈部；全身的重量首先落于后颈部，其次才是两肩，手肘起的是协助支撑的作用；双腿向后移动时，要注意保持身体的平衡。初学者或腰背、颈部力量不够的练习者，可以用手扶住背部，以帮助身体保持平衡，达到背部与地面垂直的姿势。

▇有高血压、心脏病的患者和处在生理期的女士不适宜练习此式。

▇错误体式示例

背部不能直立时，膝盖也同样没有到达双耳的位置，这样的错误姿势会给背部和颈部带来极大压力，容易让身体向背部跌落，造成脊椎的扭伤；还容易让练习者感到血液循环不畅，觉得头昏眼花。

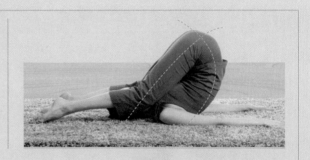

▇示范图解

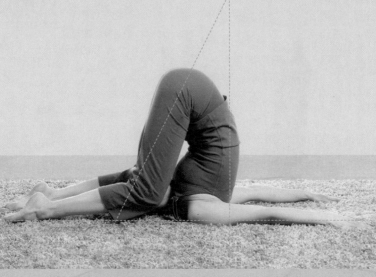

○ 肩立犁式

功效：此体式能有效刺激甲状腺分泌；促进头、背部的血液循环；调整自律神经，有一定的美容功效；使内脏倒转从而解除紧张感，改善内脏下垂的情况；促进消化系统的功能，预防脑血管的老化及脑中风、脑血栓等病症；改善焦虑和失眠症状。

1 仰卧位准备。双腿并拢，吸气，向上抬腿，呼气，腰腹和背部用力，向上提起身体，尽量让双腿向头后方推送，下巴推送至锁骨或胸骨，手掌扶住腰背，保持腰背部垂直于地面。脚尖接触地面，顶住腿部的后坐力。形成犁式的姿势，呼气。

2 吸气，腿部慢慢向上伸展，双手护着腰部和背部，使腿部、腰背部都处在垂直于地面的直线上。呼吸顺畅后，呼气，慢慢将左腿朝头顶方向放下，右腿继续伸直不动，感觉脚尖不断带动脊背向上延伸。

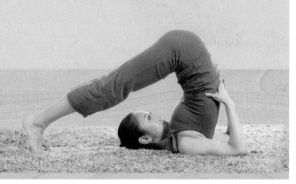

3 呼气，伸直左腿，双腿并拢，感觉脚尖不断向天空延伸，眼睛看向脚尖。腹式呼吸，保持3~5次呼吸的时间。

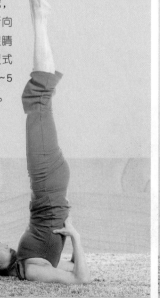

4 呼气时，弯曲右腿，腰背和左腿依然绷直朝天空延伸。手肘支撑背部朝上方延伸，保持3~5次呼吸的时间。

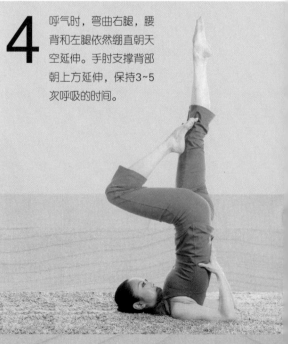

▌练习技巧　练习此式时，要特别注意颈部的动作，以免伤到颈部；全身的重量首先落于后颈部，其次才是两肩；两脚大拇指并拢，两眼注视脚尖，有助于集中注意力，且有导气的作用。此体式可以和鱼式一起练习，使脊椎得到向前弯曲伸展和向后挤压放松，达到平衡。

▌有高血压、心脏病者和处在生理期的女士不适宜练习此式。

5

吸气，伸直右腿，呼气，双腿弯曲，膝盖轻触额头，放松身体。收回时，缓慢放下身体，平躺在地板上，调整呼吸。

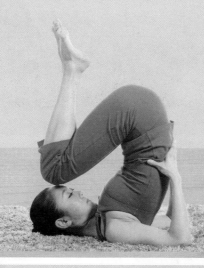

▌示范图解

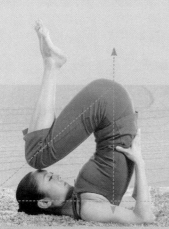

▌错误体式示例

脊椎不能垂直于地面时，肩部也不能得到正确的矫正，非但不能舒缓站立时的压力，还会给头颈、腰背部带来极大压力，身体不平衡时容易扭伤。

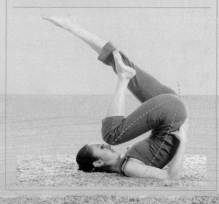

◯ 手肘轮式

功效： 矫正驼背，增强脊椎、肩部的柔韧性，修正和改善体形；美化身体线条，预防脂肪堆积形成肥胖；强化手脚力量，协调身体的平衡性；强化内脏机能、按摩内脏，增强免疫力；长期练习此体式，有稳定情绪、解除胸闷、消除忧郁的作用，为身体注入积极的能量。

1 仰卧在垫子上，腰背部放平。吸气，双膝弯曲，脚跟分开约一肩宽，力量落在大腿根部，臀部不要离地。双手抬起后弯，掌心落地，指尖朝向肩部的方向，自然呼吸。

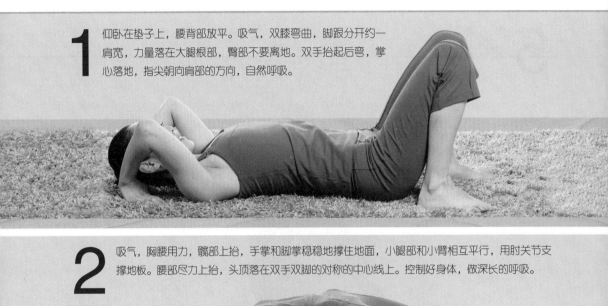

2 吸气，胸腰用力，髋部上抬，手掌和脚掌稳稳地撑住地面，小腿部和小臂相互平行，用肘关节支撑地板。腰部尽力上抬，头顶落在双手双脚的对称的中心线上。控制好身体，做深长的呼吸。

3 呼气，髋部继续上推，臀部向内收紧，头部离地，慢慢移至双手上臂中间，小腿与地面垂直。

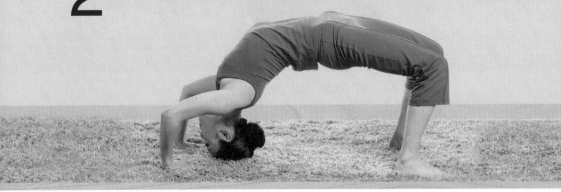

■练习技巧　练习此体式时，保持双脚相互平衡，双肘相互平衡，身体重心落在双手双脚的对称线上；额头轻轻顶地板，注意力集中在向上抬起的腰部和髋部，手肘和头部不应承受过多的重量；髋关节保持平行伸展，抬起的单腿尽量与地面垂直；动作完成时，需夹臀、缩肛门，收紧臀部和大腿后侧。

■注意，初学者不宜练习此体式。

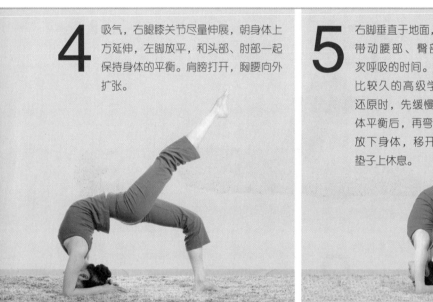

4 吸气，右腿膝关节尽量伸展，朝身体上方延伸，左脚放平，和头部、肘部一起保持身体的平衡。肩膀打开，胸腰向外扩张。

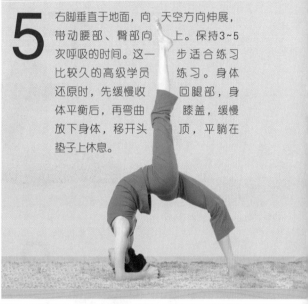

5 右脚垂直于地面，向天空方向伸展，带动腰部、臀部向上。保持3~5次呼吸的时间。这一步适合练习比较久的高级学员练习。身体还原时，先缓慢收体平衡后，再弯曲放下身体，移开头回腿部，身膝盖，缓慢顶，平躺在垫子上休息。

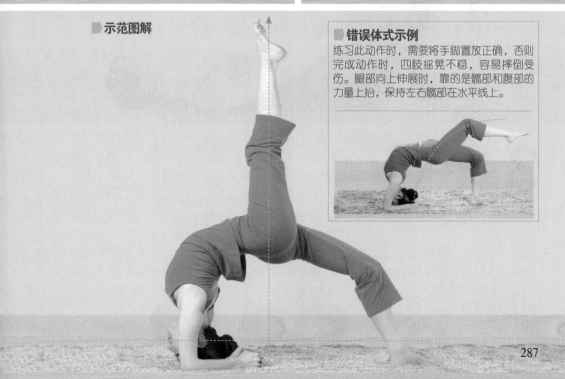

■示范图解

■错误体式示例

练习此动作时，需要将手脚置放正确，否则完成动作时，四肢摇晃不稳，容易摔倒受伤。腿部向上伸展时，靠的是髋部和腹部的力量上抬，保持左右髋部在水平线上。

○ 半莲花脊椎伸展式

功效：练习此体式，可以增加脚腕关节的灵活性，让膝关节柔软有弹性；强化大腿后侧韧带，拉伸腿部肌肉，使腿部线条修长；让脊椎得到放松伸展，滋养背部；按摩腹部，有效刺激腹腔内的器官，改善便秘。

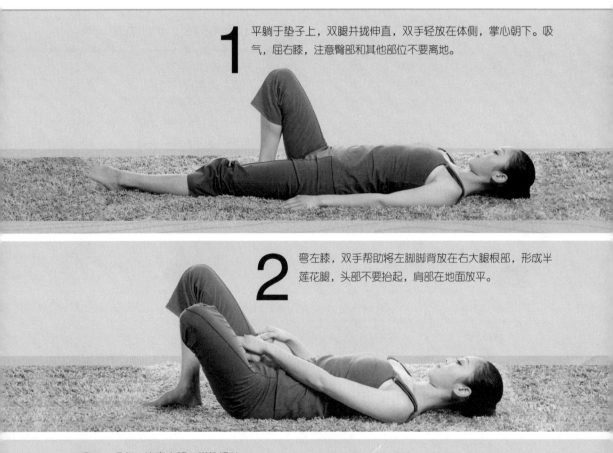

1 平躺于垫子上，双腿并拢伸直，双手轻放在体侧，掌心朝下。吸气，屈右膝，注意臀部和其他部位不要离地。

2 弯左膝，双手帮助将左脚脚背放在右大腿根部，形成半莲花腿，头部不要抬起，肩部在地面放平。

3 吸气，伸直右腿，脊椎沿地板向前伸展。呼气，双手抓住右小腿，让右大腿靠近腹部，感受右腿的伸拉和腹部的轻微刺激。

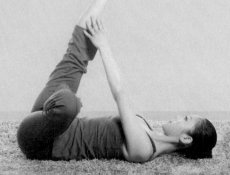

■练习技巧　练习此式时，要注意的是，始终保持脊椎紧贴地面，不要左右扭曲或者前后弯曲，这是整个过程中最重要的一点。练习时，感受到腿部后侧肌肉的伸拉和盆腔的打开即可，不可超过自身的身体极限，在练习熟练后，可以勾起脚尖，给腿部后侧肌肉带来更大的伸拉；腿部在下压过程中始终保持伸直的状态。

4 吸气，双手上移抓住右脚踝处，打开双肩，向下用力，帮助右大腿贴近腹部，小腿靠近额头，腿部保持笔直不要弯曲。停留5~8次呼吸的时间后，轻轻放回双腿，换边练习。初学者或腿部韧性不够的练习者可以用瑜伽带做辅助。

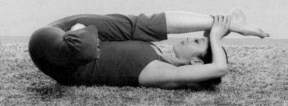

■错误体式示例

图中的错误在于没有将左脚背放在右大腿根部的位置，没有形成半莲花的姿势，这个错误让右大腿无法贴近胸部，却使臀部翘起、头向前抬，脊椎弯曲抬离地面，这样的姿势会给练习者带来伤害。

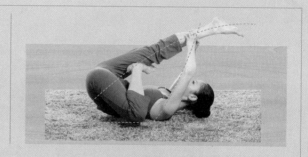

■示范图解

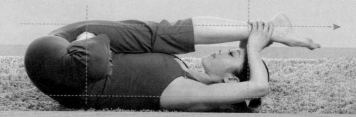

○ 侧躯单腿
伸展式

功效：这个体式可以伸展腿部的韧带和肌肉，美化腿部线条；同时还能平衡自律神经；充分伸展背部、髋部肌肉以及双腿后部肌肉群，有助于消除腰腹部脂肪；亦能促进消化吸收，保持轻盈体态。

1 从侧卧姿势开始，自然呼吸。吸气，左手弯曲撑地，手掌托住头部，撑在左耳处；右手放在右大腿上，从侧面看，身体在一条直线上。

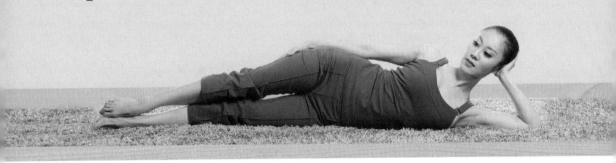

2 呼气，右腿弯曲，右手去抓右脚脚跟，身体保持平衡，不要前后摇晃。

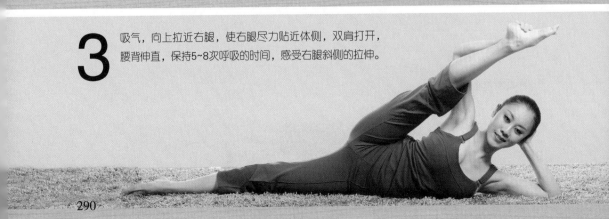

3 吸气，向上拉近右腿，使右腿尽力贴近体侧，双肩打开，腰背伸直，保持5~8次呼吸的时间，感受右腿斜侧的拉伸。

■ **练习技巧**　练习此式时，要始终保持膝盖伸直。抬起侧拉的腿尽力从侧腰处拉伸，接近耳朵，感受侧腰的挤压；放在地下的腿除了控制好身体的平衡外，也需要伸直延展，感受髋部的打开，放平贴地的侧腰；肩部打开，但注意腹部不要前突，腰背依旧在同一平面上。

■ **错误体式示例**

练习此式最常见的错误是落于地面的腿膝盖弯曲，这会让全身的各个部位都失去正位，向身体下压的大腿变成前拉的姿势，使侧腰的肌肉得不到锻炼，脊椎也容易弯曲变形。

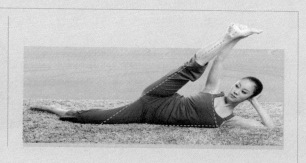

■ **示范图解**

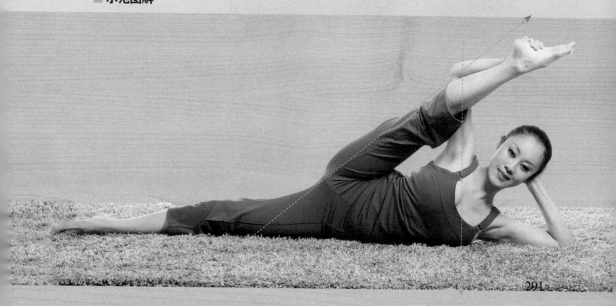

◯ 拱桥式

功效： 此体式能促进身体血液循环，滋养腺体，调整身体内分泌，避免身体肥胖，排出体内堆积的水分和毒素；向上提腰可收紧腰部、大腿和臀部肌肉，强化腰臀和腿部力量，美化身体线条。

1 仰卧，双手掌心朝下放于身体两侧，双腿弯曲收回，双腿分开与髋同宽，脚心贴地。由两脚连线的中点向上，耻骨、肚脐、两肩连线的中点、下巴、鼻头、眉心、头顶都在一条直线上。

2 吸气，身体保持贴地不动，双手向后弯曲，掌心着地，置于两耳旁，感觉胸部和肩部扩张，腰部不要上抬。

3 呼气，掌心、头顶和脚心撑起身体；臀部内收，双肘内收，将身体放平，保持在一个水平面上，不要前后左右移动，让身体能平稳呼吸。

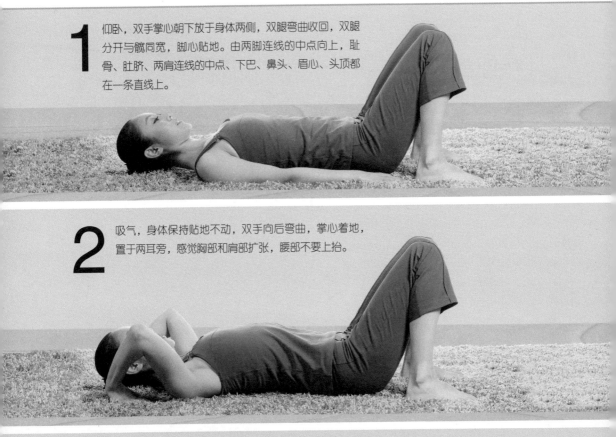
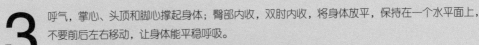
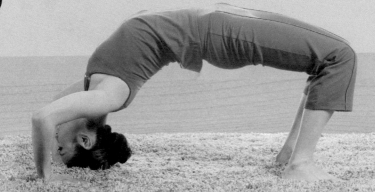

■练习技巧 练习此式时，需要有良好的身体柔韧性，万不可勉强。腰、臀部上抬或者下落时，身体要保持平衡，不要左右晃动，以达到身体最大限度为宜；小腹收紧，腰部收紧，臀部垂直上抬，有助于减轻头部和肘部的压力；脚掌贴地，脚跟不要抬起；大腿抬高的同时膝盖尽力往后，不要朝前弯。需要注意的是，此为高阶瑜伽体式，初学者可从桥式开始练习。

4 吸气，手臂伸直，头部离地，撑起身体，眼睛看向手掌心连线的中间位置，保持5~8次呼吸的时间。收回时，身体慢慢下落，弯曲手肘撑地，缓缓还原头、颈部，上身落地后，伸直双腿，深呼吸放松身体。

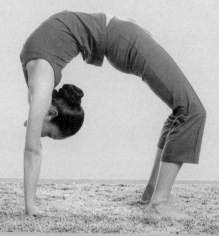

■示范图解

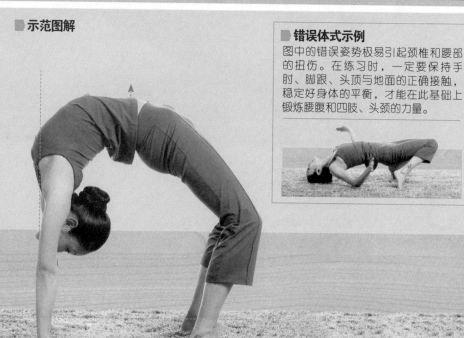

■错误体式示例
图中的错误姿势极易引起颈椎和腰部的扭伤。在练习时，一定要保持手肘、脚跟、头顶与地面的正确接触，稳定好身体的平衡，才能在此基础上锻炼腰腹和四肢、头颈的力量。

○ 膝碰耳犁式

功效：练习此体式可以拉长整个脊椎，尤其可以缓解颈部和上背部的压力。将双膝靠近耳朵两侧，可以镇静神经，隔离外界的声音，专注聆听心脏的跳动和呼吸的节奏。此体式还有助于缓解感冒症状。

1 平躺于垫子上，身体放松。身体重量均匀地落在垫子上，脚尖向前伸直，双臂平直向上抬起，头颈向上抬起，看着手指尖的方向。

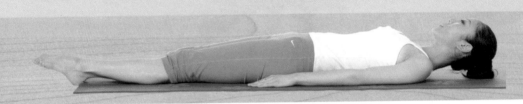

2 双腿并拢，吸气，向上抬腿。呼气，腰腹和背部用力，向上提起身体，尽量让双腿向头后方推送，下巴推送至锁骨或胸骨。脚尖顶住地面，手掌扶住腰背部，保持身体平衡。

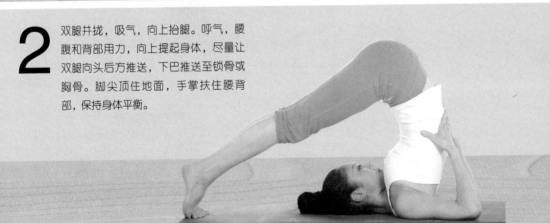

3 呼气，双膝弯曲，分开，使双膝的内侧轻轻压着耳朵，小腿拉伸并压向地面。提起并打开胸部，将胸部向下颌靠拢，双臂向背部后方伸直，贴放在地面。平稳地呼吸8~10次。

练习技巧 此体式要求练习者对身体有良好的控制力，身体的各个部位有良好的协调性。腰背抬起时，注意将体重均匀地分布到双肩，有利于调整颈椎成一条直线；双肩打开，手臂放松放平，帮助身体控制好节奏；背部最好与地面垂直，身体的重量落在肩颈处，脊椎在伸展挤压中变得更灵活；脚趾不要用力，放松点地，保持身体平衡。

4 以上姿势可以轻松完成后，可以进行更高阶的练习。身体控制好平衡，双手环抱住双腿，以双臂的力量将小腿更好地固定住。平稳地呼吸，感受血液在身体的流动。收回身体时，要注意动作的轻柔缓慢，最好用双手撑住腰背部，有控制地落下双腿，回到仰卧位。

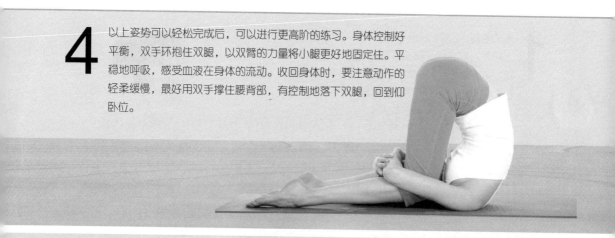

■ 错误体式示例

练习此式时，若身体不能在正位，极易引起脊椎的扭伤。图中的错误在于腰背没有完全向上挺起，造成身体重心不稳，给脊椎和腰背部以强烈的挤压感，让练习者感到头晕和其他不适。

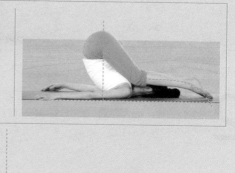

■ 示范图解

○ 上莲花倒立式

功效： 此姿势充分锻炼了肩部肌肉，刺激甲状腺，改善血液和淋巴循环，保持女性内分泌系统的平衡；增强髋关节的灵活性，促进骨盆区域的能量循环。此体式还可以消除负面情绪和心理障碍，滋养身心。

1 莲花座姿，盘腿坐在垫子上，吸气，脊椎保持向上伸直，双手落在臀部后侧的垫子上，五指并拢，朝前伸直。上身微微后倾，上半身的重量落在双手手掌上，坐骨内收，双膝靠近地面。

2 呼气，弯曲双肘，上背部一节一节地落在地面上。再次呼气，双肘撑地，双手扶住腰背部，腰腹和背部用力，向上提起身体，尽量地让双腿向头后方推送，下巴推送至锁骨或胸骨。

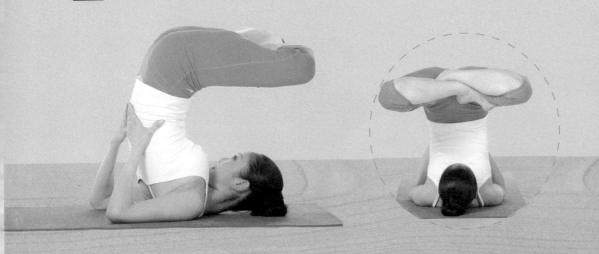

练习技巧　练习这个体式，最重要的支撑点是头部，最容易受伤的部位是颈部，在练习前一定要做好准备活动，以免受伤，也不要勉强练习。上莲花倒立式需要很大的腰腹部力量，练习时，肩部均匀受力，双肘帮助肩颈保持平衡。在整个体式中，尽力保持腰背平直，动作宜缓慢，才能在舒展身体的同时避免受伤。

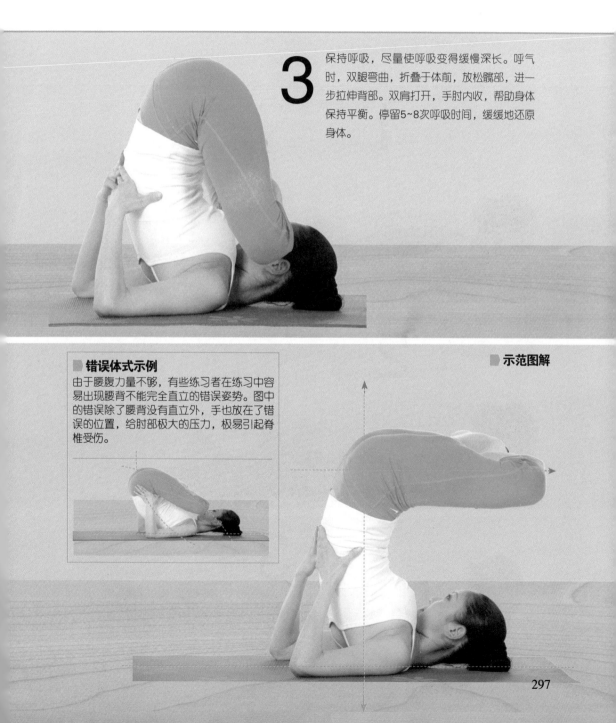

3 保持呼吸，尽量使呼吸变得缓慢深长。呼气时，双腿弯曲，折叠于体前，放松髋部，进一步拉伸背部。双肩打开，手肘内收，帮助身体保持平衡。停留5~8次呼吸时间，缓缓地还原身体。

错误体式示例
由于腰腹力量不够，有些练习者在练习中容易出现腰背不能完全直立的错误姿势。图中的错误除了腰背没有直立外，手也放在了错误的位置，给肘部极大的压力，极易引起脊椎受伤。

示范图解

俯卧体式

○ 弓式

功效： 反向伸展背部肌肉，消除伏案工作者过度劳累所产生的疼痛和疲劳；强壮胸部和腹部肌肉，放松肩部肌肉，同时强壮手、腿、颈部肌肉；加速血液循环，滋养肺部、肝脏、肾脏、胃肠等器官，改善呼吸病症；防治便秘、消化不良、糖尿病、肝功能不正常等疾病。

1 俯卧在垫子上，双腿向后伸直，脚心朝上；双手伸展于体侧，掌心朝上；头部摆正，下颌贴地，深呼吸。

2 吸气，双腿向后弯曲抬起，靠近臀部；手臂向后抬起，双手抓住两脚踝。身体柔韧度不够者可在两脚踝部位套上毛巾或瑜伽带，辅助进行练习。

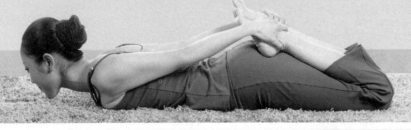

3 呼气，双手抓住两腿向上抬起，头部随之抬起；同时大腿向上抬起，胸部向上挺起，打开胸腔，使身体两端同时向上延伸，保持2次呼吸的时间。吸气时回到开始的姿势，换边进行练习。

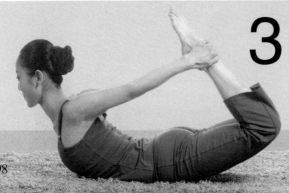

■**练习技巧** 停留伸展时，左右骨盆与腹部应贴近地面，利用腰腹的力量保持身体平稳，以免身体摇晃引起背部肌肉紧张；双肩应尽量向外打开，但要保持左右肩部在同一水平线上，不要耸肩；头部、双脚应相互靠近并向上延伸，脚尖和视线均朝上，使身体呈向上伸展的姿态；尾骨收紧，骨盆放松，颈椎有毛病的注意不要过度后折颈部。

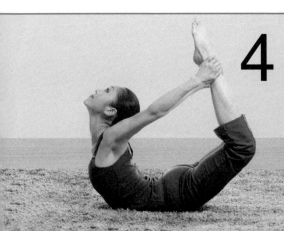

4 再次呼气时，双手抓住两腿再次向上伸展，上半身离地，胸腔进一步打开，缩小头部与腿部之间的距离，两者同时向上延伸，保持1次呼吸的时间。吸气时回到开始的姿势，换边进行练习。

■**示范图解**

■**错误体式示例**

胸口没有离地，身体和双脚没有尽力向上抬起，表现出错误的两端下垂的姿态，如同一张松弛的弓，完全发挥不了弓式应有的功效。

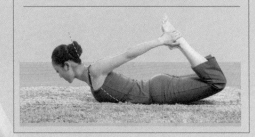

◯ 半弓式

功效： 有效地调整体态，消除背部赘肉，加强脊柱弹性，美化背部线条；强化大腿和腰腹力量，紧缩大腿肌肉，减少腰腹脂肪，纤腰瘦腿；美化臀部线条，预防臀部下垂。

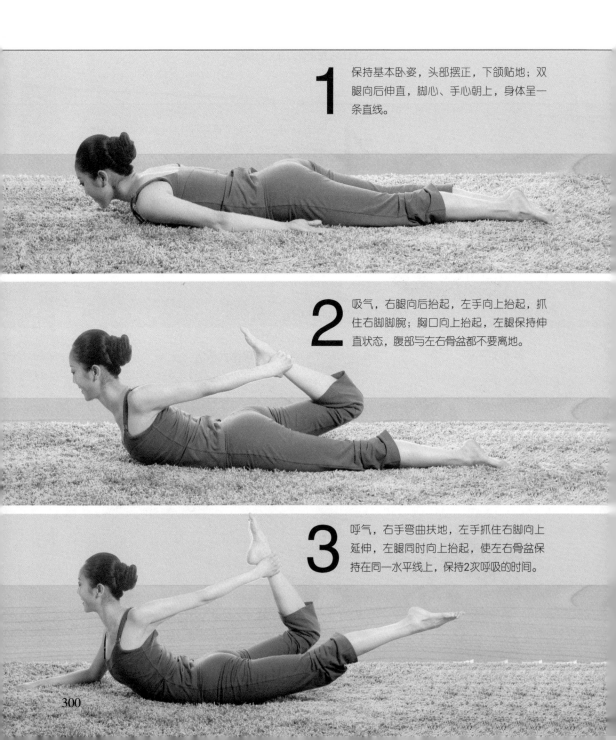

1 保持基本卧姿，头部摆正，下颌贴地；双腿向后伸直，脚心、手心朝上，身体呈一条直线。

2 吸气，右腿向后抬起，左手向上抬起，抓住右脚脚腕；胸口向上抬起，左腿保持伸直状态，腹部与左右骨盆都不要离地。

3 呼气，右手弯曲扶地，左手抓住右脚向上延伸，左腿同时向上抬起，使左右骨盆保持在同一水平线上，保持2次呼吸的时间。

■ **练习技巧**　停留伸展时，左右骨盆与腹部应贴近地面，尽量保持好呼吸，利用腰腹的
力量保持身体平稳；双肩应尽量向外打开，但要保持左右肩部在同一水平
线上，不要耸肩；可慢慢加大头部、双脚向上抬的幅度，使身体呈两侧向
上伸展的半弓形。

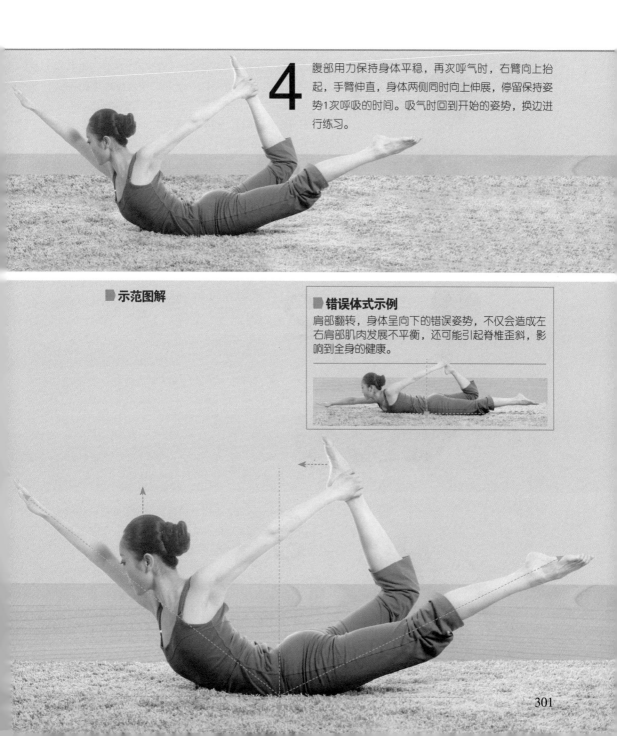

4 腹部用力保持身体平稳，再次呼气时，右臂向上抬
起，手臂伸直，身体两侧同时向上伸展，停留保持姿
势1次呼吸的时间。吸气时回到开始的姿势，换边进
行练习。

■ **示范图解**

■ **错误体式示例**
肩部翻转，身体呈向下的错误姿势，不仅会造成左
右肩部肌肉发展不平衡，还可能引起脊椎歪斜，影
响到全身的健康。

◯ 菱形按压式

功效：全面灵活脊柱、舒缓神经、改善不良体态；按摩胸腔内脏，改善呼吸系统疾病，缓解腹部胀气，对于便秘有辅助疗效；拉长颈部线条，收紧双下巴，美化面部肌肤；同时还能有效锻炼颈部后侧的肌肉，更显青春活力。

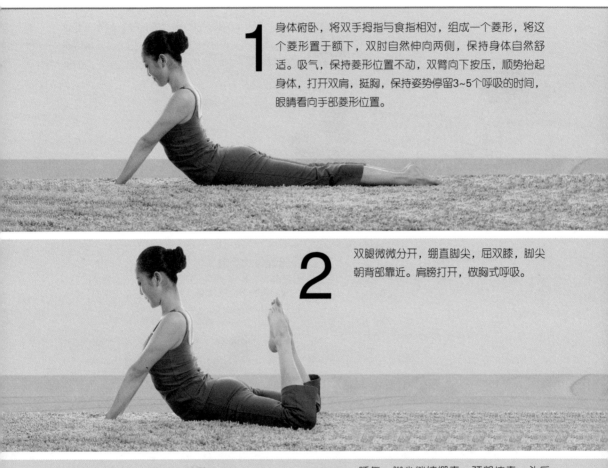

1 身体俯卧，将双手拇指与食指相对，组成一个菱形，将这个菱形置于额下，双肘自然伸向两侧，保持身体自然舒适。吸气，保持菱形位置不动，双臂向下按压，顺势抬起身体，打开双肩，挺胸，保持姿势停留3~5个呼吸的时间，眼睛看向手部菱形位置。

2 双腿微微分开，绷直脚尖，屈双膝，脚尖朝背部靠近。肩膀打开，做胸式呼吸。

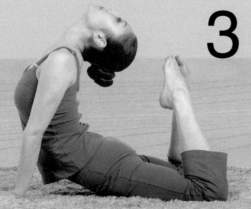

3 呼气，脚尖继续绷直，颈部伸直，头后仰，感觉头顶与脚尖越来越近。脊柱后侧得到挤压，头颈部得到伸拉。

▓**练习技巧**　感觉腰椎压力大时，可以将双腿分开，减轻背部的不适。练习中，注意力集中在弯曲的脊椎上，手臂伸直，头部后仰延伸，肩部打开，肩膀放平。此体式会给脊椎带来向后的挤压感，对腹部也有一定的拉伸挤压。
▓**练习者如果有脊椎方面的疾患，或是有胃肠溃疡等疾病，不可以练习此体式。**

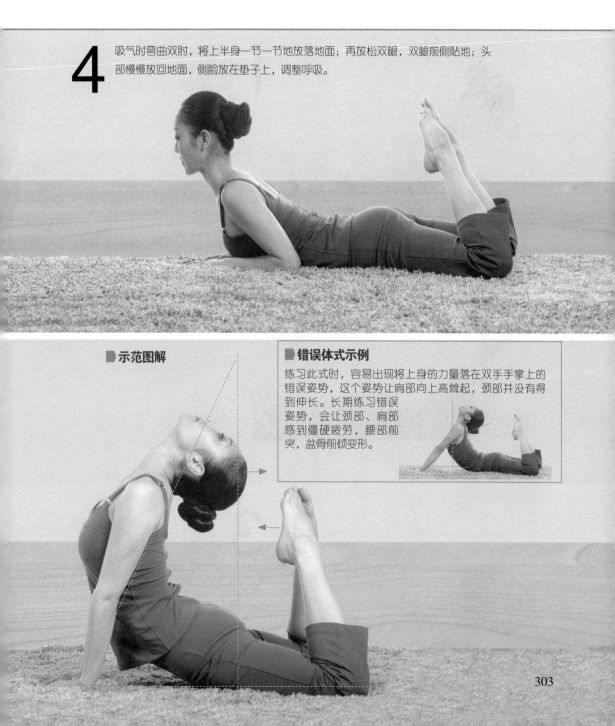

4 吸气时弯曲双肘，将上半身一节一节地放落地面；再放松双腿，双腿前侧贴地；头部慢慢放回地面，侧脸放在垫子上，调整呼吸。

▓**示范图解**

▓**错误体式示例**

练习此式时，容易出现将上身的力量落在双手手掌上的错误姿势，这个姿势让肩部向上高耸起，颈部并没有得到伸长。长期练习错误姿势，会让颈部、肩部感到僵硬疲劳，腰部前突，盆骨前倾变形。

303

○ 俯卧抬膝式

功效： 伸展腰部、背部的肌群，增加脊椎柔韧度；扩大胸腔、肋骨的空间，加强胸、肺功能；按摩腹部和胸腔，促进消化和排泄，改善血液循环和月经不调或子宫、卵巢疾患；增加身体热能。

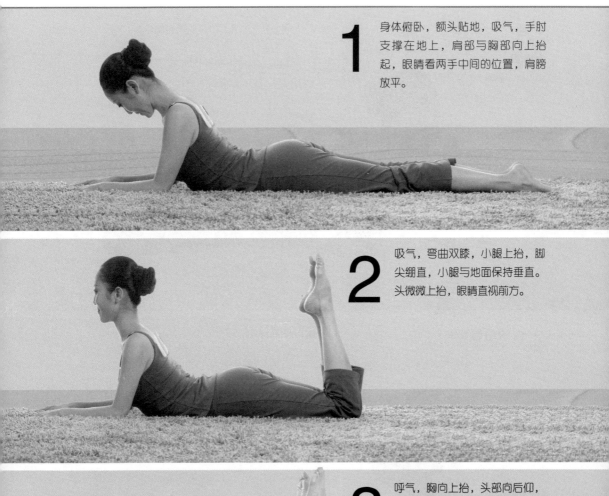

1 身体俯卧，额头贴地，吸气，手肘支撑在地上，肩部与胸部向上抬起，眼睛看两手中间的位置，肩膀放平。

2 吸气，弯曲双膝，小腿上抬，脚尖绷直，小腿与地面保持垂直。头微微上抬，眼睛直视前方。

3 呼气，胸向上抬，头部向后仰，大腿弯曲往上抬，注意力在腰部、腹部，尽量不要用手肘的力。收回时，依次慢慢放落大腿、小腿。

■**练习技巧**　刚开始练习时，可以让动作的幅度小一点，不要强拉颈部或腿部，把注意力集中在腰椎上，想象自己的头部和脚尖处有一个力量带动身体向上延展；身体的重量不要落在手肘上，髋部放平下压，膝盖带动大腿尽力向上；双腿分开可以减轻腿部的压力，但一定要保持小腿与地面垂直。

■**错误体式示例**

初学者或腰背力量不够的练习者，最常出现的错误是耸肩，上身的重量落于手肘和前臂，膝盖落地，腹部放松，腰部也得不到向后的活动。练习错误的姿势，会造成肩颈肌肉酸痛，呼吸不顺畅，影响练习效果。

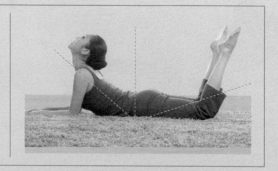

■**示范图解**

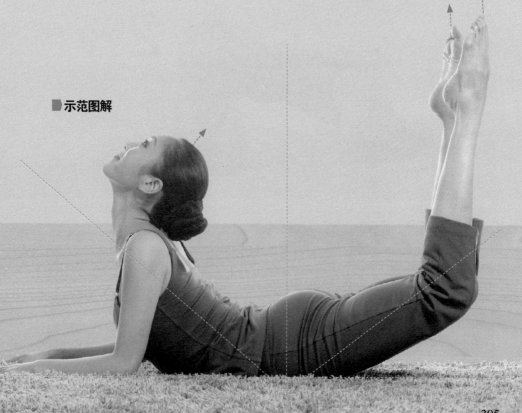

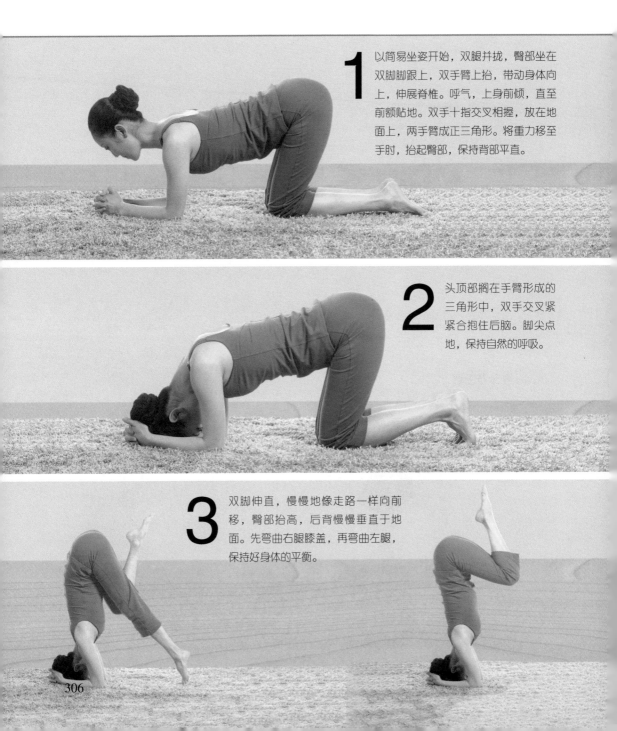

◯ 头倒立式

功效： 头倒立是所有瑜伽体式中最著名、最重要的体式之一。练习这个体式，可以增强人的平衡能力，使精神得到极大的放松，大脑得到充分的血液和养分。倒立时，涌入头部的血液增多，对松果腺和脑垂体有益，能消除失眠和记忆力衰退等症状；能使双眼、头皮、面部组织和肌肉都充满活力；还能保护视力，预防动脉硬化。

1 以简易坐姿开始，双腿并拢，臀部坐在双脚脚跟上，双手臂上抬，带动身体向上，伸展脊椎。呼气，上身前倾，直至前额贴地。双手十指交叉相握，放在地面上，两手臂成正三角形。将重力移至手肘，抬起臀部，保持背部平直。

2 头顶部搁在手臂形成的三角形中，双手交叉紧紧合抱住后脑。脚尖点地，保持自然的呼吸。

3 双脚伸直，慢慢地像走路一样向前移，臀部抬高，后背慢慢垂直于地面。先弯曲右腿膝盖，再弯曲左腿，保持好身体的平衡。

■练习技巧　此体式为高阶体式，初学者最好不要练习。刚刚开始练习这个体式时，需要利用墙壁来帮助身体平衡，旁边最好有专业老师辅导，待练习熟练后，再脱离墙练习。此体式的正位技巧在于，保持肩颈、腰背和腿部的完全平直，垂直于垫子；双肘向内收，抱住头部，将身体重量均匀的分布在头部和手肘上，不要随意移动。

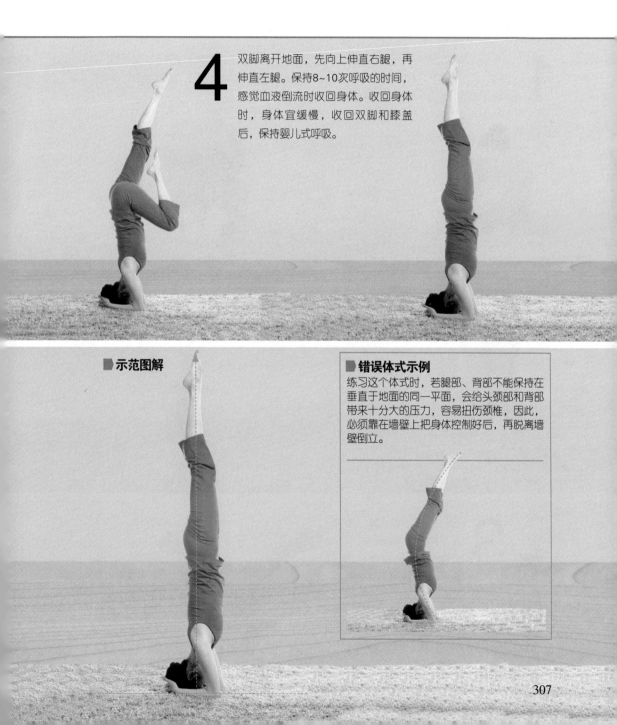

4　双脚离开地面，先向上伸直右腿，再伸直左腿。保持8~10次呼吸的时间，感觉血液倒流时收回身体。收回身体时，身体宜缓慢，收回双脚和膝盖后，保持婴儿式呼吸。

■示范图解

■错误体式示例
练习这个体式时，若腿部、背部不能保持在垂直于地面的同一平面，会给头颈部和背部带来十分大的压力，容易扭伤颈椎，因此，必须靠在墙壁上把身体控制好后，再脱离墙壁倒立。

◯ 头肘倒立式

功效：这个姿势同头倒立式一样，可以形成身体与思想的能量平衡。头倒立所有的功效，正确地练习本体式也都可以得到，而且，本体式还可以修长双腿，打开髋部，有利于灵活髋关节，刺激会阴处，缓解各种相关疾病。

1 以简易坐姿开始，双腿并拢，臀部坐在双脚脚跟上，上身前倾，保持腰背平直，手臂在胸前互相抱住双肘，落在地面上。呼气，松开手肘，双手十指交叉相握，放在地面上，两手臂成正三角形。臀部上抬，脚尖点地，身体慢慢往前移。

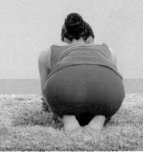
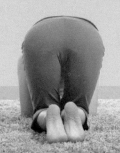

2 吸气，脚向脸的方向靠近，进一步提起臀部，使腹部伸直，身体的重量逐渐前移。右脚伸直点地，左脚朝天空方向拉伸，呼气。

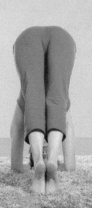

3 进一步吸气，收紧腹部，臀部向内夹紧，双腿并拢离地朝天空方向伸直。前臂和肩部支撑着整个身体，呼气。

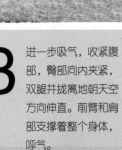

4 再次吸气时，分开双腿，双腿髋部在重力作用下大大地打开，保持好身体的平衡，收紧腹部。

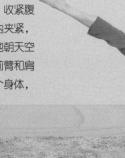

■**练习技巧**　双腿上抬时，腹部一定要保持收紧状态，通过并拢膝盖及收紧大腿肌肉来给双腿以力量；将双脚抬离地面时，身体所有的重量都应转移到双臂，只留一点重量在头部；成功倒立后，继续保持腹部、臀部向内收紧，注意力转移到身体的腹部和臀部，双腿向两侧打开时，保持好身体的平衡。

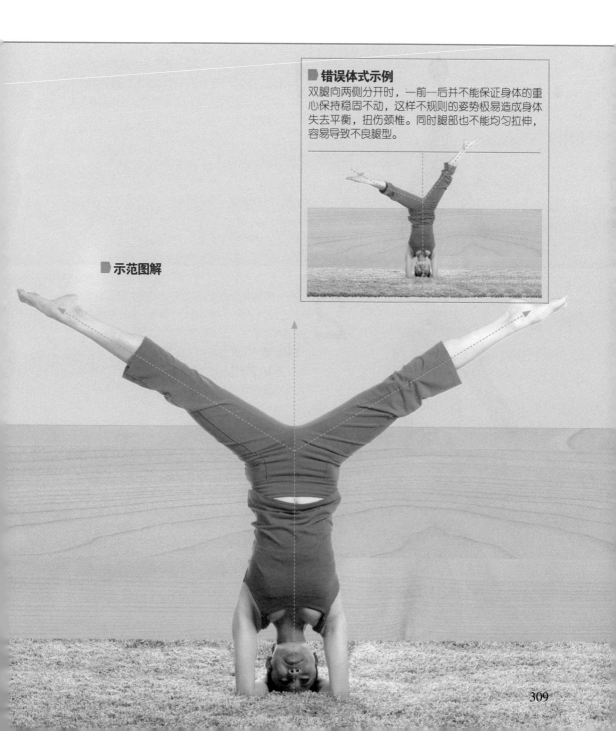

■**错误体式示例**

双腿向两侧分开时，一前一后并不能保证身体的重心保持稳固不动，这样不规则的姿势极易造成身体失去平衡，扭伤颈椎。同时腿部也不能均匀拉伸，容易导致不良腿型。

■**示范图解**

◯ 腿分开前俯式

功效：有效拉伸双腿后侧肌肉，修长腿部线条，匀称身体肌肉；灵活髋关节；给腹腔以滋养，预防腹腔内器官的下垂；舒展双肩和背部，放松手臂；加快面部、颈部的血液循环，美化、细致面部肌肤。

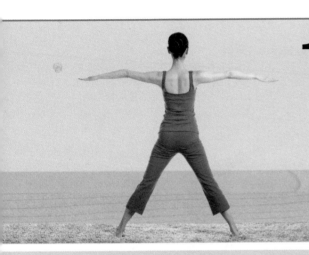

1 站立在垫子上，双腿分开约两倍肩宽，双臂在体侧平举，与肩膀平行，感觉手臂往两侧拉伸，肩部微微下沉，脊柱伸直，身体稳稳地站在地面上。

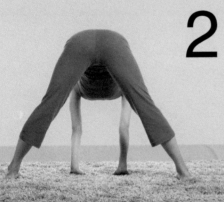

2 呼气，双臂移至身体前侧，平举双臂，掌心朝下，上身在手臂的带动下缓缓前倾，背部、臀部稍往后移，保持身体平衡，至手臂落在地面后保持姿势不变，身体的重量不要放在双手掌上。自然地呼吸，每次吸气时，都感觉脊柱在往头部方向延展，每次呼气时，身体有意识地让腹部贴近大腿一点。

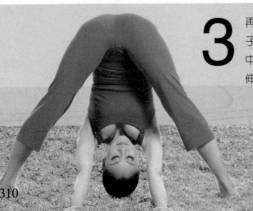

3 再次呼气时，身体继续下移，手臂翻转，手背落在垫子上，穿过两腿间的位置，头顶落在双脚脚跟连线的中点上。保持5~8次呼吸的时间，感受腿部后侧的拉伸和背部的不断延展。

■**练习技巧**　手臂带动身体往前倾时，一定要注意保持腰背平伸，感觉腿部后侧韧带有拉伸的感觉；双腿膝盖不要前弯，脚掌稳稳地踩住地面，不要前后摇摆；双脚分开的距离可以在身体下倾前进行调整，不应过宽或过窄，以头顶轻轻触地为宜，不要将身体重量落在头顶；手臂向前伸直，不要支撑地面，承担身体的重量。

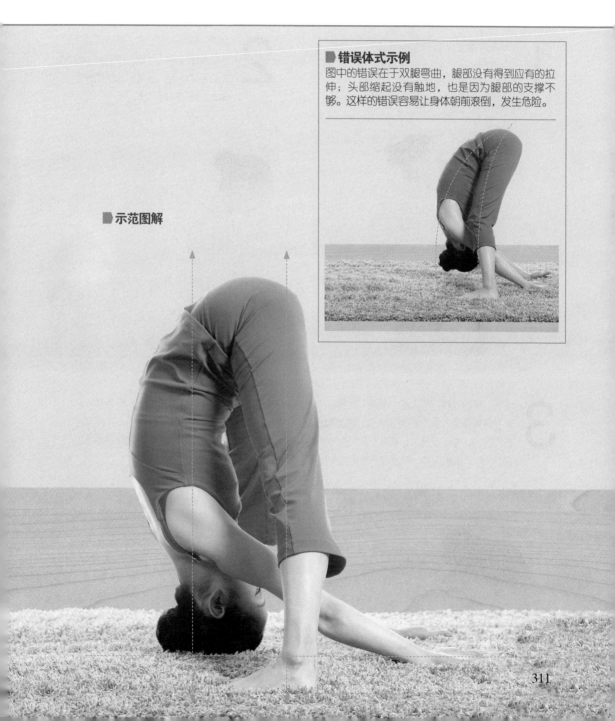

■**错误体式示例**
图中的错误在于双腿弯曲，腿部没有得到应有的拉伸；头部缩起没有触地，也是因为腿部的支撑不够。这样的错误容易让身体朝前滚倒，发生危险。

■**示范图解**

◯ 伏莲式

功效： 此式能有效按摩脊柱和背部肌肉，配合深呼吸，吸入大量新鲜氧气，促进体内脂肪燃烧。经常练习可美化背部曲线，矫正不良姿势；修饰大腿和臀部线条，灵活髋部关节，改善妇科疾病；长期练习这个体式，还能净化心灵，培养温婉怡人的女性气质。

1 以莲花座的姿势双腿盘坐在垫子上，尾骨触地，向上延展脊柱，收缩腹部，肩膀放松放平，手掌轻轻放在双膝上，帮助双膝向地面下压。

2 双臂由身体前送出去，打开手臂，落在身体前侧的位置。呼气，上身带动身体向前，双臂和双膝支撑住身体，背部保持平直。

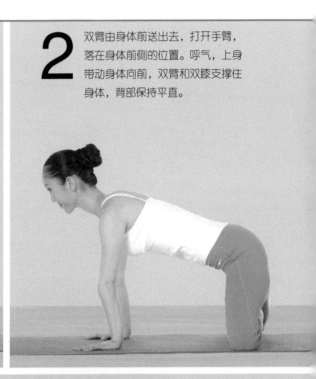

3 吸气，弯曲双肘，将大腿、腹部、胸部和下巴依次放到垫子上，将手臂放置在背部，双手翻转合十在肩胛骨处，指尖朝上。呼气，感觉髋部进一步打开，大腿和腹部贴向地面。保持5次呼吸左右的时间，每次吸气时，都感觉肩部向外扩张一些，肩胛骨收拢，指尖尽力向头顶方向延伸；每次呼气时，放松身体，双腿进一步朝两侧打开，大腿根部和腹部贴近地面。

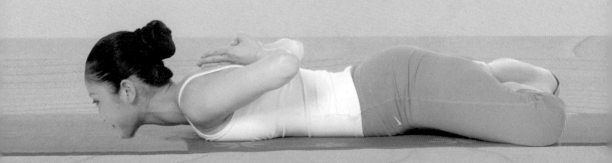

■ **练习技巧** 练习此式时，要在每个步骤都充分伸展的基础上，再进行下一个动作。双腿的莲花座一定要盘稳，双膝尽量打开，髋部下压让腹部去贴地面；双手在背后合十，尽力打开肩部，扩张胸部，感觉后背收紧，手臂肌肉在紧张中得到锻炼。

 初学者和身体韧性不够的练习者可以尝试降低动作的难度，将双腿换成半莲花或是简易坐的姿势，手臂若不能在肩胛骨中间合十，可以背在腰背处，打开肩部即可。

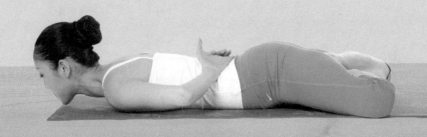

■ **错误体式示例**

图中的错误在于双腿没有正确地盘成莲花座的姿势，双脚朝天上翘起，双膝没有得到正确的打开和伸展；手臂没有在身体后侧打开，肩部得不到应有的扩张，容易造成头颈部僵硬、疲劳。

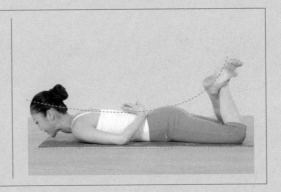

■ **示范图解**

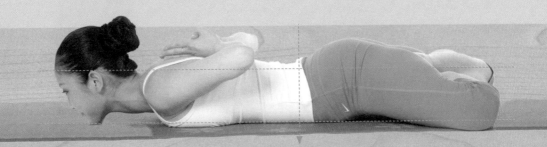

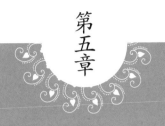

瑜伽与健身球

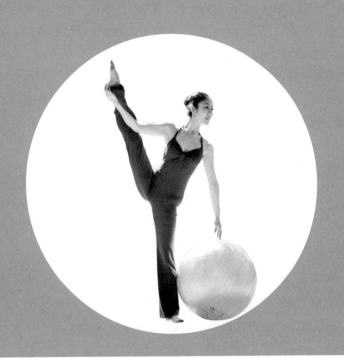

第一节　利用健身球来练瑜伽

什么是健身球

　　健身球曾被称为体操球、瑞士球、练习球、平稳球或者弹力球，是一种配合运动健身的球类运动工具。材质多是由柔软的 PVC 材料制成，最高可承受 400 千克的压力。健身球可以训练胸、腹、背、臀、腿等处的肌肉群，而这些肌肉群在保持身体平衡、改善身体姿势以及预防运动损伤等方面发挥着重要作用。

　　健身球运动最早起源于瑞士。最初是作为一种康复医疗设备，用来帮助那些运动神经受损的人恢复平衡和运动能力。理疗专家发现，球的形状和运动性，可以激活关节全面的稳定性，同时还有平衡身体姿势所需的深层肌肉，从而刺激身体去增进身体和动作的自觉性。目前，健身球已应用于增强和治疗骨盆底部肌肉的失控病例，也用于预防孕妇临产前和生产时所可能受到的任何神经损伤。

　　渐渐地，随着它在协调、康复腰、背、颈、髋、膝盖等功能作用的发挥，健身球的应用超出了理疗的单一范围，逐渐被延伸推广为一种流行的健康运动，并流传至美国、欧洲、澳洲等地，经久不衰。

选择健身球的N个理由

　　如今，各种运动器材可谓层出不穷、花样不断。人们的选择多了，对待与自己的健康、身材息息相关的器材更是挑剔异常。健身球能得到乐活族的宠爱，正是因为它无与伦比的优点。我总结了一下，人们选择健身球的理由如下：

理由一：价格低廉，易于保存

　　健身球不仅价格低廉，而且容易买到，不但运动器材专卖店里有，不少超市也有。健身球在未充气时，可以将其折叠存放家中，不占空间而且易于存放。倘若你要外出度假或者旅行，你只要将其折叠好放进旅行箱就好了，非常易于携带。

理由二：避免运动伤害

　　健身球运动适合所有的人锻炼，包括需要康复治疗的人，它使锻炼者在锻炼时更安全，避免对关节造成强大冲击，避免运动伤害。有些腰背部有伤的人在做仰卧起坐时，因为腰背部有伤可能做不起来，但是在做健身球运动时，可以利用柔软的健身球来帮助运动者做运动，能够起到一个依托的作用，不容易出现损伤。

理由三：趣味性强

健身球运动有很强的趣味性。运动者在进行普通的器械运动，如跑步机、仰卧起坐时，只能通过长时间地重复几个动作来消耗热量，这就使得运动者的健身过程非常枯燥、乏味。健身球操改变了以往模式化的训练方式，让运动者伴着或舒缓优美或热烈奔放的音乐，与球一起玩耍，运动者时而坐在球上，时而举起球来做做跳跃运动，这些有趣的动作使得整个过程极富娱乐性。

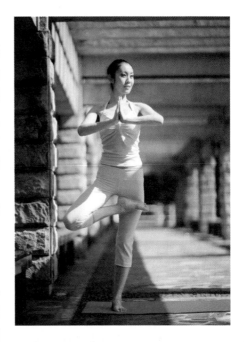

理由四：提升平衡力

健身球运动有助于训练人体的平衡能力。以往的健身运动都是在地面或稳定性很强的器材上进行，运动者不用太多地考虑身体的平衡问题。而健身球则不同，它有一个不稳定的支撑底部，因此当你打算在球上做任何运动时你就要做到平衡，你的身体在运动中就会调动许多深层的肌肉，这些能够使你保持平衡的深层肌肉经常会被忽略，结果导致膝盖、脚踝或者肩背受到损伤。

坐在球上是一种平衡练习，抬高一腿，平衡难度就增加一点。将抬高的腿稍作移动便会难上加难。而在做腿搭在球上双手撑地做俯卧撑时，运动者要完成屈伸双臂的动作，首先要保持身体的平衡，不让球滚动，就得靠腿部、腰部、腹部的力量来控制，这使身体的协调性以及对肌肉的控制能力得到了有效的训练。

理由五：能充分按摩人体，增进人体健康

健身球的最高境界是人与球融为一体，健身球操的动作设计力图达到人体与球面的充分接触，而健身球是由柔软的 PVC 材料制成，当人体与之接触时，内部充气的健身球会均匀地抚摸人体的接触部位从而产生按摩作用，这有益于促进血液循环。

理由六：纠正坐姿

当人坐在球上时，身体并未放松，你的背部、臀部、膝部等部位仍不断地在做出细微的调整，使自己能保持平衡。这些细微的调整有助于脊柱中的椎间盘的血液循环，加强背部的力量。通过随时地调整自己的身体重心和平衡，增加了脊柱的运动，增强背部力量，保持正确的坐姿。同时，利用健身球的弹性也能纠正自己的坐姿。因此，坐在健身球上，运动者就会不由自主地挺直腰板、两肩向后张，这是身体为防止摔倒而做出的本能反应，也是一种正确坐姿。

鉴于健身球的这种独特功效，有些理疗专家甚至建议，在办公室和学校里用健身球代替凳子，因为这不仅能使 OFFICE 坐坐族和学生们的姿势变得更好，而且还能提高办公和学习时的注意力。

理由七：燃烧脂肪，纤体瘦身

塑球运动能够提高代谢率，增加脂肪消耗，帮助减少小腹、手臂、腿部及臀部的脂肪。特别适用于小腹过胖、手部及腿部过粗的姐妹们使用。借助着简单的瑜伽运动，你可以循序渐进地塑造出你想要的玲珑身段。

健身球的选择

健身球有各种尺寸、材料和颜色，可以从大多数的大型商场或体育用品商店买到。在选择健身球时，你要记住下面的要点：

健身球应该是用防爆材料（防爆并不是说它根本不会爆炸，而是当它在爆炸时不会啪的一声炸开，而是慢慢地瘪下去，以免突然爆破而造成对人的伤害。）做成的，这样会使它较长时期地保持球的形状不变。

健身球应进行约 450 千克的压力试验，以确保球能完全承受人在球上运动所施加的力，而且较为理想的是有一个不滑的表面以增大摩擦力，以免人在球上运动时容易滑落或跌落。

健身球必须适合你的身高。大多数成年人需要一个直径 55 厘米或者 65 厘米的球。一般来说，直径 55 厘米的球适合于身高为 1.5~1.7 米之间的人群，而 65 厘米的球，是适合于 1.7~1.88 米的人群。制造商也提供了他们自己制订的高度标准，但这些标准各不相同。最重要的标准是，当你坐在球上时，你的臀部应该和你的膝盖保持齐平或稍高一些。

有些健身球自带打气筒，而有些健身球则没有。假如你经常需要打气或者放气，我建议你去买一个专门为球打气而设计的气筒。检查你的球是否充气到合适程度的一个好办法是：把门打开到你的球的直径宽，如果你的球刚好能通过这个间隙，那就说明球的充气量是合适的。如果你是个健身球新手，开始你就会发现，相对于充气足的球，你更容易控制充气不足的球，通过这个方法，你也能很好地判断你的球是否充气到合适的程度。

瑜伽与健身球的结合是必然的

健身球不是生而为瑜伽而来，但是它与瑜伽的相遇、结合却是必然的、宿命的。

现在练习瑜伽的人很多，每个人的年龄体征不同，运动的强度和方式对每个人自然也不尽相同。传统瑜伽在练习过程中，如果拉伸不到位或用力过猛，很容易对软组织和骨关节造成伤害，为了避免这种伤害，瑜伽的辅助器材应运而生，如瑜伽巾、瑜伽砖、瑜伽垫、瑜伽带、健身球等。而健身球是其中最为特别的一种辅助工具：它把弹性和滚动性结合起来作用于整个身体，从而缓冲了身体的一部分受力，让练习者在练习过程中不至于受伤。

传统瑜伽的三大功法：呼吸法、伸展法和冥想法，在塑球瑜伽中依然适用。练习者在练习时要依靠深长、稳定的呼吸才可以稳定球，从而在球上进行伸展、挤压等动作。

认识健身球之外的其他辅助工具

除了健身球之外，还有许多瑜伽辅助工具，能帮助练习者将每个姿势毫不费力地保持更长的时间却不会受伤。通过使用这些工具，瑜伽姿势对所有人而言都变得简单易学。不论练习者的柔韧性和健康状况如何，年龄多大，学习瑜伽有多久，都能更容易地进行练习。这些工具也能帮助那些因为疲惫或伤痛而不愿尽全力的练习者。

防滑垫：防止脚在练习站式时打滑。在垫子中间画出或折出一条直线，可以更有助于姿势的调整。

椅子：椅子是转体式的工具，比如在练习简单转体式、椅肩立式、半犁式时，椅子都能起到支撑身体的作用。

木砖：如果身体不够柔软，手掌难以触及地面，木砖就能帮忙了。在站式和坐式中，木砖可以用来支撑腿或手，协助完成扭转姿势。

泡沫砖：很多练习者发现在坐式练习中伸展脊柱很困难，而坐在一两块泡沫砖上就容易多了。在做肩立式时，泡沫砖可以支撑颈部和肩部，在恢复姿势中则可以支撑头部。

长枕：主要用于恢复姿势，支撑头部或背部，也可以用几个软枕或卷成桶状的毛毯代替。

眼罩：在小布袋里装些豆子，恢复姿势时用来镇定眼部，也可以用传统的邹绸绷带，轻轻地包缠在头上，蒙住眼睛，以缓解眼部压力。

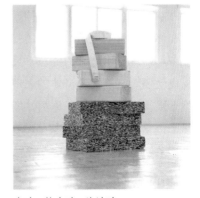

木砖，软木砖，泡沫砖。

带子：练习手无法触及脚或脚尖的直腿姿势时，可以将带子绕在脚上，再用手抓住带子；也可用来防止手臂滑开（肩立式）或保持双脚并拢，靠近骨盆。

毛毯：折叠好的毛毯可以替代泡沫砖，在仰尸式、调息和恢复姿势中用来支撑头部。练习坐式和转体式时，能使脊柱更加挺拔。卷成桶状的毛毯可以在英雄式中支撑双脚。做仰尸式时，体温会下降，可以披盖毛毯，以保持温度。

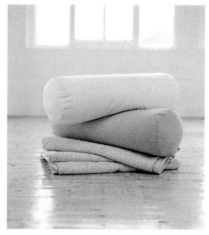

长枕和毛毯非常有用。你家里可能就有这些物品。

瑜伽和健身球，开启女人健康美丽的密码

人人都可以找到练习瑜伽的理由。因为瑜伽能带给我们的，不仅仅是年轻、灵活、柔韧的身体，还能给我们纯粹的快乐、优质的生活、宁静的心灵以及宠辱不惊的淡然。为了让你更好地体验瑜伽带给你的神奇功效，为了能更好地完成那些你暂时没法完成的动作，带上健身球，在伸展之间从容开启女人健康美丽的密码吧。

优雅妩媚，让你与众不同

"优雅"和"妩媚"，在很多人看来，是不能排在一起的：优雅就如同一个书香门第走出来的知性女子，周身流露着萦绕不散的高贵，而妩媚总是沾染了几丝风尘味，不能登上大雅之堂。其实，现代的女子，要在优雅中带着点点妩媚才最吸引人。但这样的女子并不是天生的，必须要经过后天的培养。

其实，最能出卖女人年龄的往往不是脸上、脖子上的皱纹，而是形体。形体是生命活力的集中体现，臃肿的腰肢、粗壮的胳膊以及僵硬的身段，都是身体走向衰老的征兆。而在练习瑜伽时，拉伸、拧转、平衡、舒展……每一个动作都是为了挖掘出潜藏在你身体里的气质，让你的气质如同花朵的芬芳一样由内而外地散发出来，不知不觉中"雕琢"出优雅的姿态、灵动的身形、妩媚的表情，让原本毫无美感的身体变得摇曳生姿。它能提升身体的表现形式，无论你在盥洗室里刷牙，书桌前阅读还是在沙发上横躺，它都能纠正你的站姿、坐姿和躺姿，在生活中的一切动作都以身体中心为一个衡量标准，姿势调整了，在举手投足之间，优雅的气质就自然而然地散发出来；身体柔韧轻盈了，一种女人特有的妩媚和芬芳就会油然而生。

减脂塑型，让你活力激扬

纤体、减肥、瘦身……是永远不会过时的词汇。女人们想要瘦一点、再瘦一点、

更瘦一点的欲望，似乎永远都满足不了。但是，怎样才是健康的瘦呢？那就是一个活力激扬、纤秾有度的你：一份快乐的心情配上一副美妙的身体！而源自印度的瑜伽就是赋予你这个身体的最好方法。

瑜伽是有氧运动，练习过程中会消耗多余的热量，使肌体的线条更加流畅美丽。例如，瑜伽的很多体式都要求挺直背部，背部肌肉在持续紧张的状态中，逐渐变得紧致，线条日趋完美。脊柱也变得坚强挺拔，驼背含胸等不良习惯不知不觉中纠正过来，美背在无限风情中又增添了几许优雅。又比如许多动作以腰腹为中心，让力量蕴蓄之后从四肢散射开去，身体的每一个关节、每一块肌肉都在随之舞动，灵活自如。在动作过程中要求有意识地收腹，这样可以有效地锻炼腹横肌，消除"小腹婆"的烦恼。

另外，瑜伽呼吸法如腹式、胸式呼吸法，能影响脑部神经对摄取食物欲望的控制，长期练习瑜伽，你在美食面前的抵抗力就会逐步增强。

柔韧身体，轻盈体态

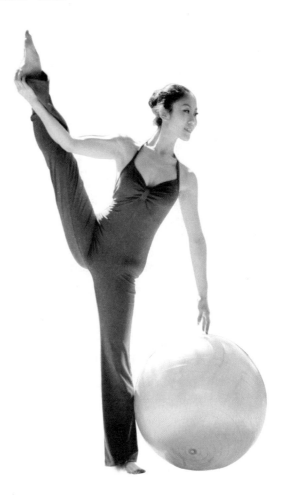

在女人对身体满意度的排行榜上，除了"瘦"，最想拥有的就是"柔韧"了。"女人天性至柔，是水做的骨肉"，女人拥有一个韧性十足的身体，即使妩媚隐藏在骨子里也会幽幽地散发出来。看过奥斯卡经典影片《乱世佳人》中白瑞德拥吻斯嘉丽的经典画面的人，都想达到女主角那样的状态：被男友轻搂后腰，身体向后弯曲，左小腿微微抬起，像跳探戈那样展示一回杨柳腰。

事实上，男人们也同样认为，女性柔韧的身体对他们具有强大的杀伤力，因为柔韧的身体暗含敏感和热情。柔韧来自于肌肤、仪表和内心，只有柔韧的女人，才会有丝绸水滑的身段，才会有摇曳生辉的姿态。

瑜伽讲究由内而外的宁静与放松，通过呼吸的调整平和心境，增强韧性。它没有跳健美操、拳击那样剧烈的动作，每个体式都舒缓放松，坚持练习，能够拥有流畅的肌肉线条和强韧的肌力，使女性的身体柔软中不失坚韧，却不会练出男性般坚硬的肌肉。它的动作几乎都需要腰腿部肌肉的参与，令腰部、腹部和大腿内侧肌肉变得紧实有力，让你在轻柔的舞动中练就窈窕的身材，让你身体的每个关节、每块肌肉都像擦了润滑油一样灵活柔韧，纵然到了 50 岁，一样可以拥有 25 岁的柔软身体。

排毒养颜，如花美貌自然天成

工作压力大、生活不规律、饮食不节制、肠胃越来越不顺……现代都市人几乎都陷在文明病的怪圈内无法全身而退。内分泌失调，身体毒素无法及时排出，粉刺、暗疮、色斑……一个个如可怕的恶魔，吞噬着我们原本美丽的容颜。昂贵的护肤品、化妆品不但让我们的荷包一次次缩水，并且往往只是治标不治本。美丽是女人一生的功课，要变得更美还得靠生活中的点滴保养功夫。

瑜伽的体位法，能够挤压内脏和肺腑，从而使身体内的杂质和毒素通过皮肤排出，这是平时生活中一般的排泄方式不能达到的效果，尤其对于生活在空调房内的白领和有车一族是最好的锻炼方法。

瑜伽体式对心血管系统机能也有良好的影响，能够使毛细血管扩张，促进微循环，增强血液带氧数量，还能促进血管收缩，活血化瘀，使血管壁上的沉积物被带走排出。长期练习，血液内的红细胞、白细胞含量会明显增加，特别是对白细胞的吞噬作用影响明显，是净化血液的最佳方式。

当体内的毒素被清空，皮肤自然白里透红、水润靓丽。

放松舒缓，释放压力

在快节奏的生活中，压力像一张无处不在的网，让我们无暇顾及自身身体和心灵成长的需求，即使是在无所事事的周末时光，我们依然会觉得身心俱疲。让瑜伽来帮你吧。

瑜伽是一种静力型的运动方式。它不仅仅带给我们一个健康的体魄，还给予我们一种健康的生活方式。它需要避开喧嚣，在一个安静的地方慢慢地进行，这样才能达到最好的效果。

瑜伽体式能够滋养我们的神经系统，精神配合呼吸，静静地感受每一次呼吸的过程和长度，可以让你有足够的时间去感受每一次运动的变换。一静一动间，你已经在和身体做最深沉的沟通了。慢慢地，身处大都市的浮华躁动的我们归于平静，消除紧张生活状态下的倦怠感，使我们的内心真正地沉静、平和下来，达到身心放松与和谐。一种安宁，一份怡然，油然而生……

当你完全沉入到瑜伽的世界中的时候，你会养成这样的习惯：出门之前，你会看一下自己，眼神是否清澈，情绪是否饱满。这是瑜伽赋予你的珍贵礼物—健康的身体，安然的心态。

第二节 坐球热身组合

——要健美身体，不要运动伤害

○ 坐球弹球式

功效： 借助球的弹性，可以使脊柱和背部、肩部的肌肉得到放松。

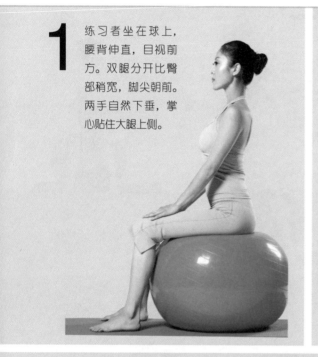

1 练习者坐在球上，腰背伸直，目视前方。双腿分开比臀部稍宽，脚尖朝前。两手自然下垂，掌心贴住大腿上侧。

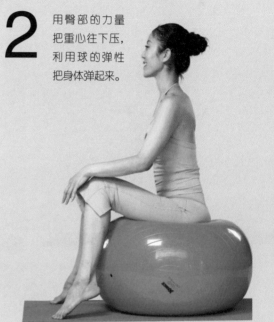

2 用臀部的力量把重心往下压，利用球的弹性把身体弹起来。

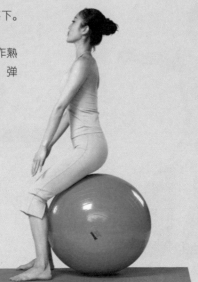

3 保持呼吸，反复弹起落下。双脚稳固地贴在地面上。开始时，轻轻弹，等动作熟悉以后，可以加大力量，弹得更高。

❀提示

两脚支点要稳，肩部可以随球的弹性上下放松。重复8~32次。

◯ 坐球脊椎
扭转式

功效：这个姿势可以使脊椎更加柔韧坚强，燃烧腰部的脂肪，塑造紧实纤细的小蛮腰，且有助于舒缓肩背部疼痛的现象。

1 腰背挺直坐在球上，两腿打开与肩宽。吸气，双臂打开与肩平行。

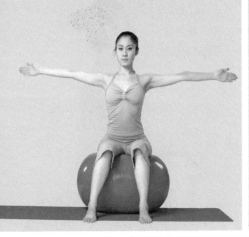

2 吐气，身体慢慢向右侧转，眼睛注视右手指尖的方向。保持此姿势3次呼吸。

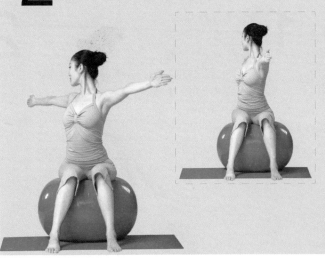

3 吸气时身体慢慢回到正中，吐气时再缓慢转向左侧，眼睛注视左手指尖的方向。保持此姿势3次呼吸。

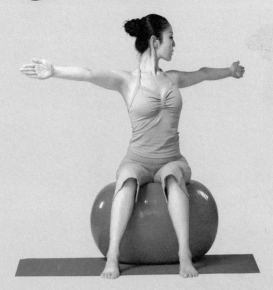

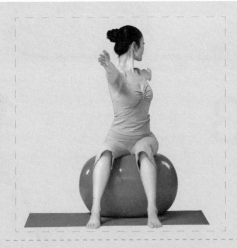

❀**提示**

练习时肩膀要放松，配合呼吸转动。注意两肩要平衡，下巴与地面垂直。眼睛向后看。当重心稳定时，尝试着再向后转一点点。每次都有进步就行了。

○ 坐球头碰膝式

功效：拉伸大腿韧带，紧实腿部肌肉，修饰双腿线条；柔韧脊椎，按摩腹腔内部器官，调整内分泌。

1 坐球，双腿伸直，双脚踩地板，臀部压球往后推，双手向上与肩宽。吸气。

※提示

初学者可以把两腿打开，有助于重心的稳定。重复此动作10次。

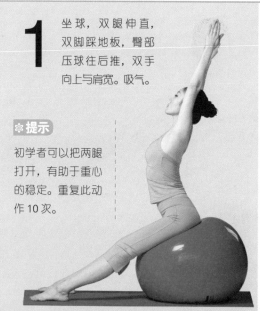

2 吐气，手带动腰背部下压。膝盖伸直，腹部收紧，手放在脚背上。深呼吸3次，吸气还原。

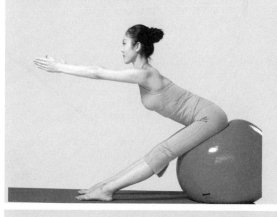

3 手臂和上身呈一直线，头部靠紧双腿。

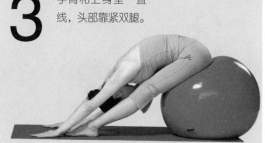

4 拉伸颈部，吸气，抬头，平视前方。

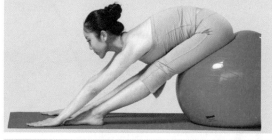

5 脚尖朝上尽量伸展，让腿部感觉到压迫感。

6 脚掌平放在地面上，呼吸几次，动作结束。

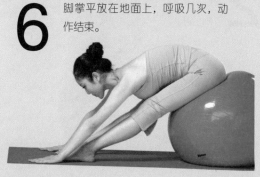

○ 坐球呼吸式

功效： 扩展胸腔，增大肺活量，通畅呼吸道，净化全身血液，为大脑提供足够的氧气，激活全身机能。

1

臀部坐稳在球上，两腿打开，膝盖向外。两手打开。吐气，收腹，背部向后拱起。含胸，下巴往胸前靠。

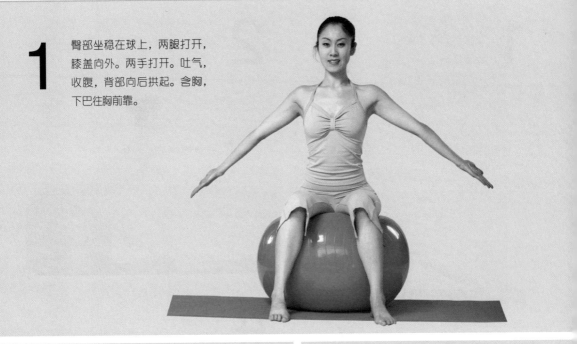

2

双手向上举起。头向上看。

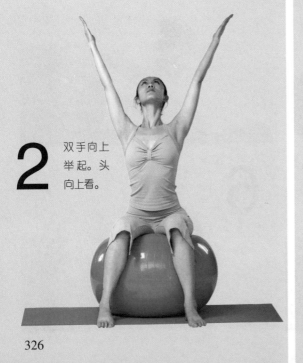

3

双手十指紧扣。

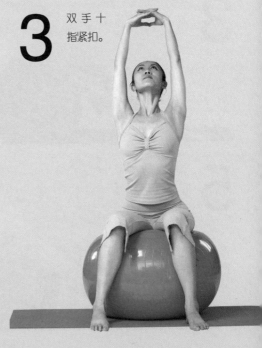

※ 提示

强健的呼吸系统能保证氧气摄入充足，血液中的氧气多，组织运行就会毫不费力。瑜伽提倡有规律地、缓慢地呼吸，这是人类长寿的秘诀。练习者要从练习呼吸开始，练习缓慢地一呼一吸，练习的次数可以慢慢地增加，直到你认为舒畅为止。

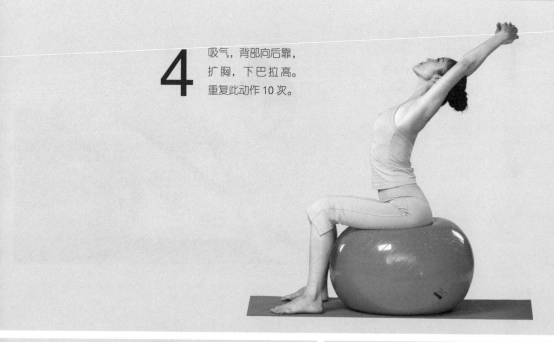

4 吸气，背部向后靠，扩胸，下巴拉高。重复此动作10次。

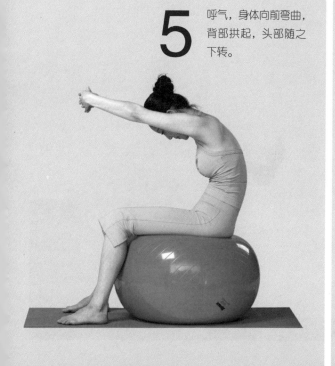

5 呼气，身体向前弯曲，背部拱起，头部随之下转。

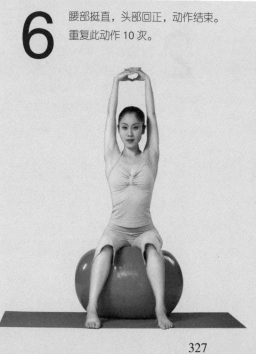

6 腰部挺直，头部回正，动作结束。重复此动作10次。

○ 坐球前俯
左右开臂式

功效： 伸展、紧实腰部两侧的肌肉、胸肌和大腿内侧肌肉；按摩腹腔器官，促进体内毒素的代谢。这个体式是全身性的运动，减脂塑身的效果显著，尤其是脂肪容易堆积的大腿内侧。

1 坐球，双腿伸直，脚掌平放在地面上。身体前倾，背部成一条直线，贴近双腿。双手伸直移到身体左侧。

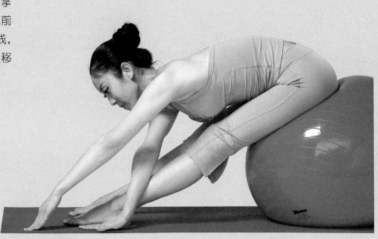

2 右手撑地。把你的左手向上伸展开。头抬起，望向天花板的方向。保持这个动作30秒，正常呼吸。在你开始做动作的时候吸气，然后换另外一侧重新开始做运动。

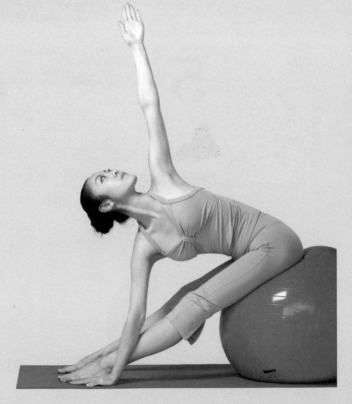

❋提示

在做动作 5 的时候，传统瑜伽的初学者上面的肩膀总是会向下倾斜，这样会减少你的身体两侧的肌肉的伸展性。在这个动作里加入一个球，就会使初学者轻而易举地做到这个姿势。

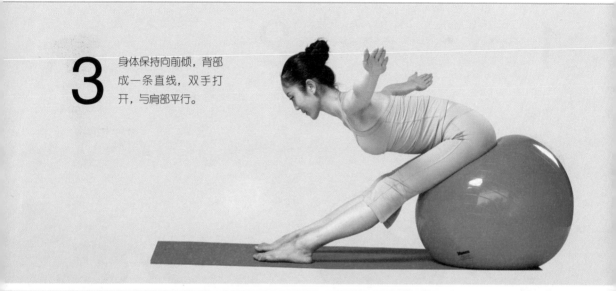

3 身体保持向前倾，背部成一条直线，双手打开，与肩部平行。

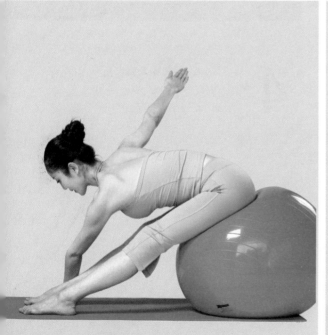

4 在你向右倾斜的时候，呼气。在你的身体倾斜的时候，把你的左手滑向你的双腿右侧，撑地。

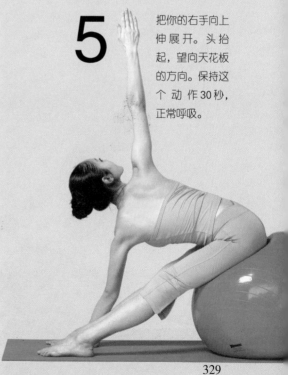

5 把你的右手向上伸展开。头抬起，望向天花板的方向。保持这个 动 作 30 秒，正常呼吸。

329

○ 坐球双角式

功效：伸展背部、肩关节、大腿方肌群；扩展胸腔，提高心肺功能；促进血液循环，有助于缓解身心疲劳；令双腿变得更柔软、更具弹性。

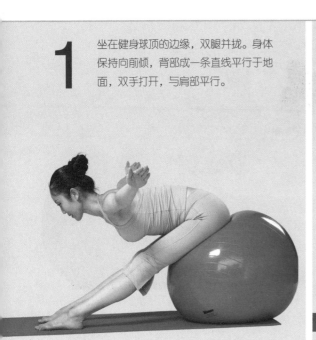

1 坐在健身球顶的边缘，双腿并拢。身体保持向前倾，背部成一条直线平行于地面，双手打开，与肩部平行。

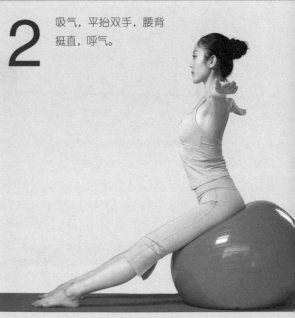

2 吸气，平抬双手，腰背挺直，呼气。

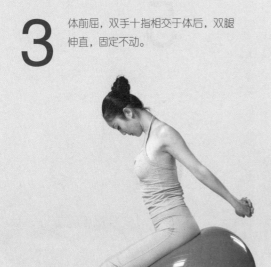

3 体前屈，双手十指相交于体后，双腿伸直，固定不动。

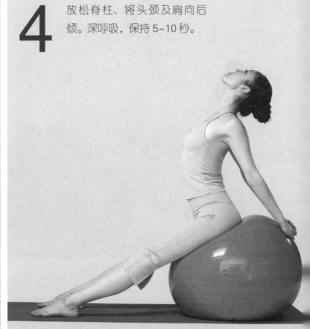

4 放松脊柱、将头颈及肩向后倾。深呼吸，保持5~10秒。

5 呼气，体前屈，慢慢将手臂向头的
方向伸展。

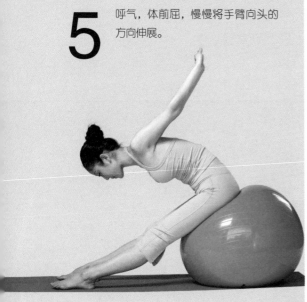

6 向前弯腰，腹部贴近大腿，额头靠
近小腿，吸气后还原起点动作。重
复3~5次。

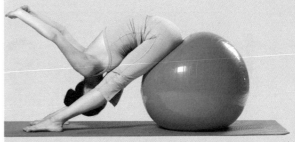

7 吸气，平抬双手，腰背
挺直，呼气。收左脚，
稳定重心。

❀ **提示**

保持双腿伸直，放松
背部的肌肉，不要闭
气，以腹式呼吸进行
练习。

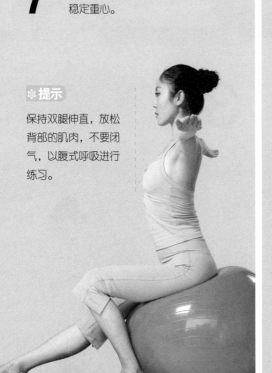

8 收右脚。完成后吸气，还原起点动
作。重复3~5次。

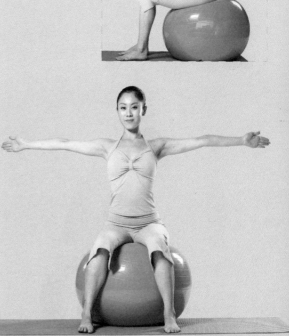

○ **坐球侧腰**
　　收紧式

功效： 拉伸、挤压侧腰的肌肉、韧带，消除两侧腰部的多余脂肪、赘肉。

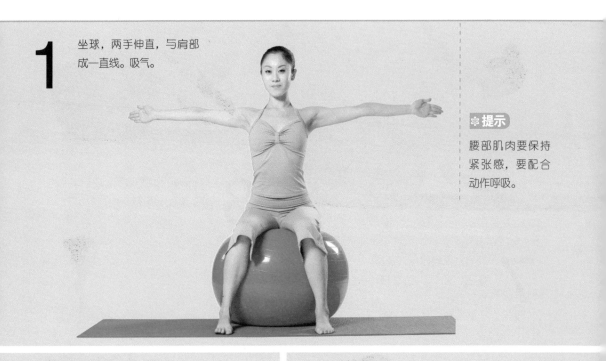

1 坐球，两手伸直，与肩部成一直线。吸气。

❋ **提示**

腰部肌肉要保持紧张感，要配合动作呼吸。

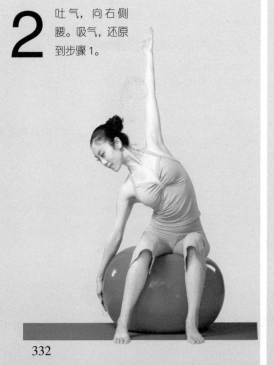

2 吐气，向右侧腰。吸气，还原到步骤1。

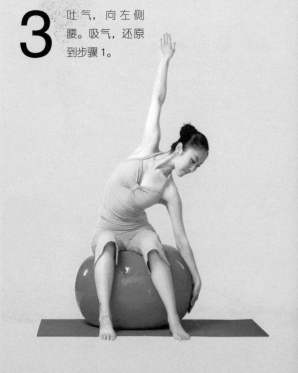

3 吐气，向左侧腰。吸气，还原到步骤1。

○ 坐球腹式呼吸

功效：增大肺活量，促进身体的血液循环和淋巴循环，为身体提供大量的新鲜氧气，有利于排出身体毒素，从而引导身心良性发展。

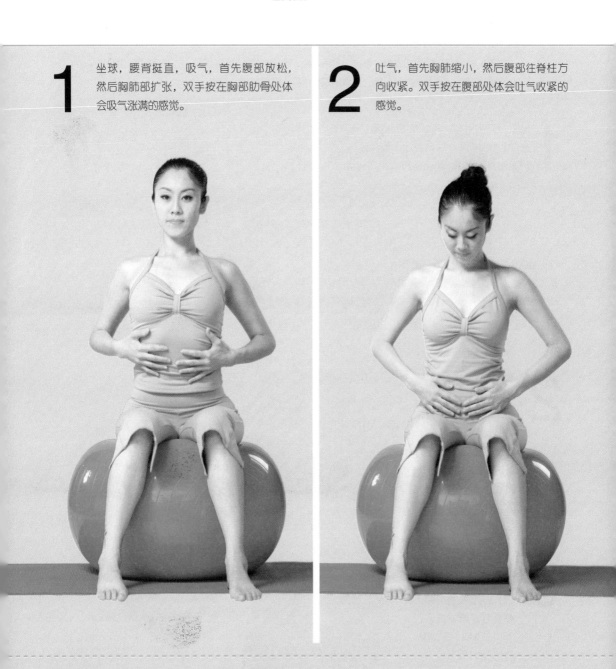

1 坐球，腰背挺直，吸气，首先腹部放松，然后胸肺部扩张，双手按在胸部肋骨处体会吸气涨满的感觉。

2 吐气，首先胸肺缩小，然后腹部往脊柱方向收紧。双手按在腹部处体会吐气收紧的感觉。

❋提示

每次呼吸要徐徐进行，不能有气顶或气促的感觉。并且注意用心去体会每一次呼吸，这是极为重要的。

333

第三节　伸展放松组合
——柔软肢体，舒缓身心

○ 脊椎前推式

功效： 从尾骨到枕骨伸展整个脊椎，灵活脊柱，柔韧脊椎，紧致背部肌肉，有助于雕塑骨感美丽的背部线条；消解腰腹部肌肉；对缓解颈椎疼痛、腰部疼痛也有效。

1 坐立，伸出双腿，将球夹在两腿中间。在球上做门框臂，两肩分开，手掌朝下。将腹部提离双腿，将坐骨拉紧使臀部运动起来。开始吸气。

※提示

过于紧绷的肌腱将限制你腿向前伸直端坐的能力，可适度弯曲膝盖以舒缓肌腱。

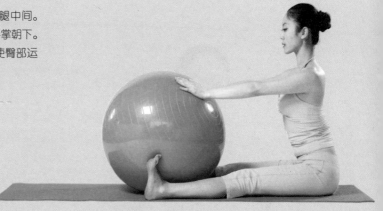

2 呼气时，双手推动球体向前，身体向前弯曲，保持腰背挺直；腹部收紧，将肚脐提向脊椎，从脊椎底部开始，按顺序一直伸展到头部，保持2个呼吸的时间。

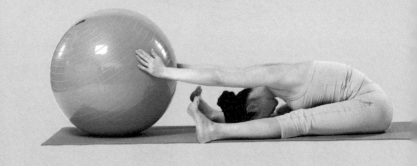

3 吸气时，从脊椎底部开始将脊椎层层直起，头部最后抬起，恢复到开始的姿势。呼气时双肩下垂，重复练习8次。

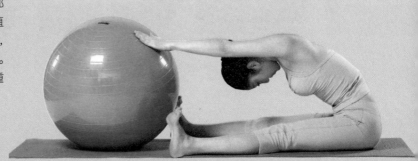

坐姿锯子式

功效： 配合呼吸的脊柱扭转，不但能让你的脊柱更加灵活，更具有韧性，还能充分伸展背部肌肉，特别是腰方肌；并且能锻炼腰腹部肌肉，让你的上身曲线更加美丽动人。

1 坐立，伸出双腿，将球夹在两腿中间。挤拢大腿内侧肌肉。在球上做门框臂，两肩分开，手掌朝下。将腹部提离双腿，将坐骨拉紧使臀部运动起来。开始吸气。

2 右臂穿到左臂上，从中部交叉。伸出右臂够左脚。

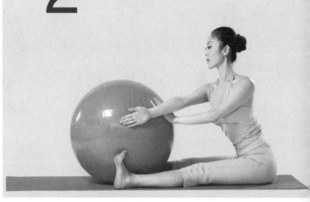

3 在球上施加压力，帮助增加伸展；呼气，将左臂向身后伸展；左右盆骨紧贴地面，不要失去身体的中心。

4 吸气时收回左手，恢复到开始的姿势，换边进行练习。

❀ 提示

想要获得最佳伸展，一定要确保两臀着地。把球挤在大腿内侧使球稳定。

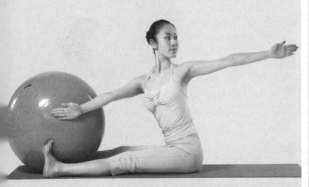

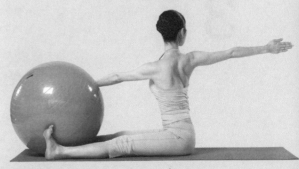

○ 仰卧腿夹球式

功效：强化腰腹肌力量，有助于颈部、肩部的肌肉伸展，让你的肢体更加柔软，肌肉更具有弹性。

1 坐立，伸出双腿，将球夹在两腿中间。双手扶球，两肩分开，手掌朝下。吸气。

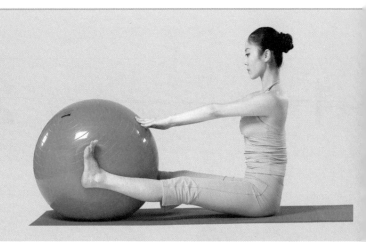

2 手臂上举，手掌向内侧闭拢伸直，与肩平行。

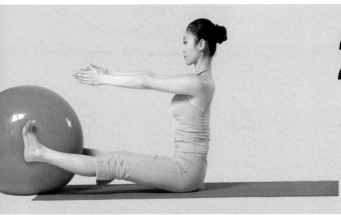

3 双腿夹球，吐气。向后缓慢靠。手臂保持不变。调整呼吸。

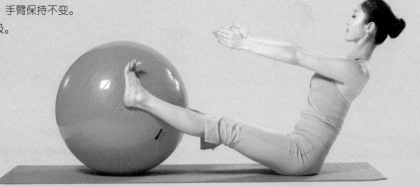

❀提示

做动作 4 时，往后靠时一定要缓慢，以免碰伤后背。

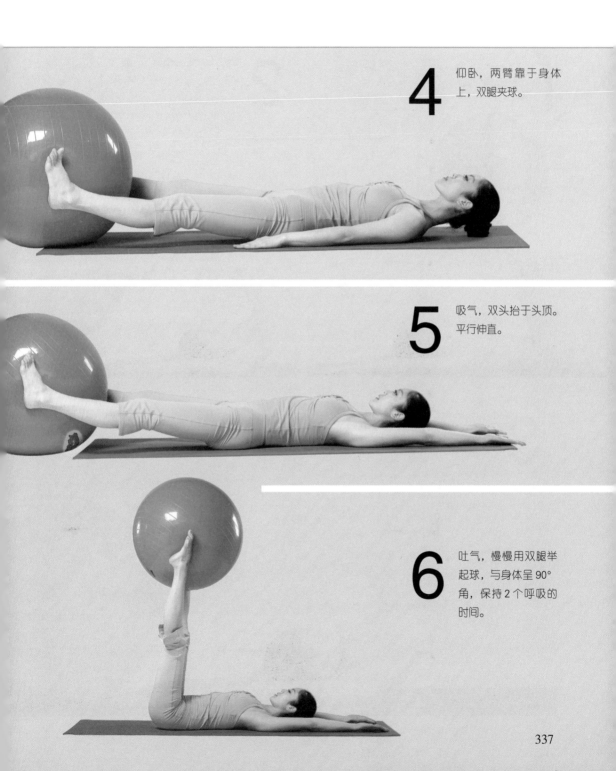

4 仰卧，两臂靠于身体上，双腿夹球。

5 吸气，双头抬于头顶。平行伸直。

6 吐气，慢慢用双腿举起球，与身体呈 90°角，保持 2 个呼吸的时间。

○ 夹球犁式

功效： 按摩内脏器官，加强血液循环，活跃大脑神经，使脊柱、腰肢更柔软。燃烧腰腹部多余脂肪，让腹部肌肉更加紧致有弹性。

1 仰卧，身体平躺。吸气，双脚夹球抬起。双手伸展于头部后方，手背贴地。

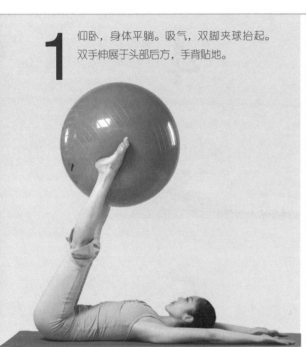

2 吐气，臀部慢慢抬起，双脚夹球越过头顶。腹部收紧，尾骨向上举，下巴粘于胸前。

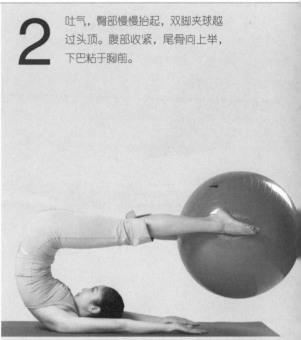

3 尽量将球碰地。重心放在球上。

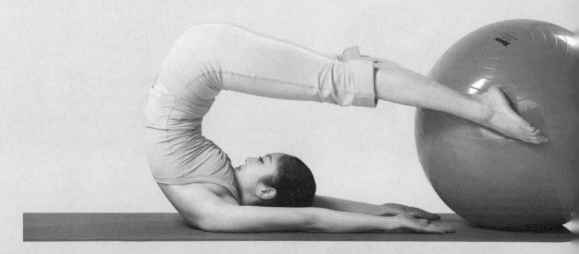

做动作 5 时注意脊柱底部的稳定，要配合流畅的呼吸进行。视身体接受程度重复次数。

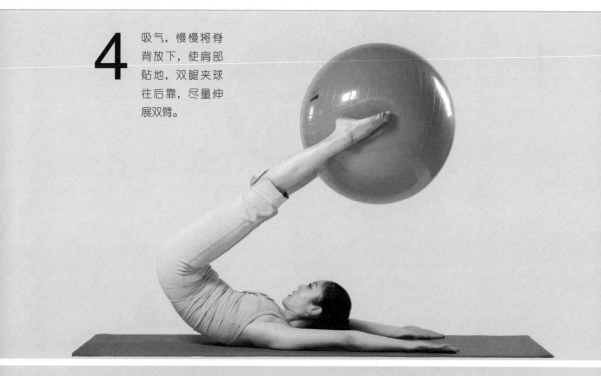

4 吸气，慢慢将脊背放下，使肩部贴地，双腿夹球往后靠，尽量伸展双臂。

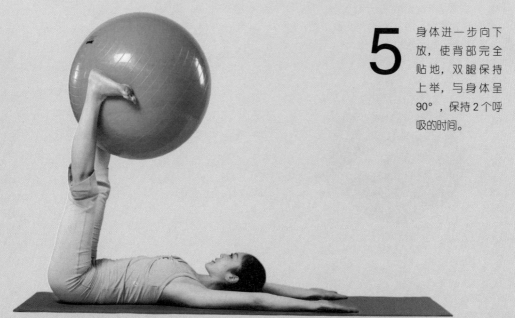

5 身体进一步向下放，使背部完全贴地，双腿保持上举，与身体呈90°，保持2个呼吸的时间。

○ 仰卧夹球
收腹式

功效：收紧大腿内侧肌肉，雕塑腿部线条，消除大腿橘皮组织，改善腿部浮肿现象；锻炼腹肌的力量和耐力，促进腹部脂肪的燃烧。

1 仰卧，身体平躺。吸气，双脚夹球抬起。双手向上平举。

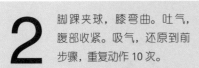

2 脚踝夹球，膝弯曲。吐气，腹部收紧。吸气，还原到前步骤，重复动作 10 次。

❀提示

该动作虽简单，但有较好的收腹功能。可以单独抽出来练习。

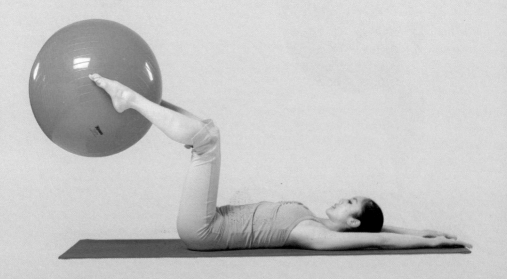

○ 卧夹球环绕式

功效： 增强腰腹肌的力量，去除腰腹多余脂肪；按摩腰腹各器官，增强消化器官功能；雕塑双腿的线条。

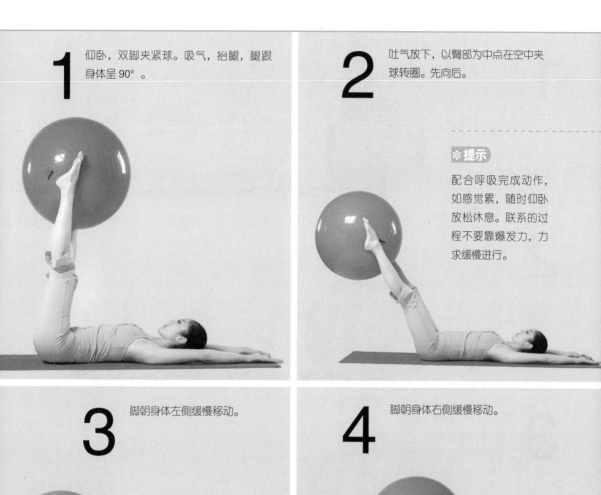

1 仰卧，双脚夹紧球。吸气，抬腿，腿跟身体呈90°。

2 吐气放下，以臀部为中点在空中夹球转圈。先向后。

❀**提示**

配合呼吸完成动作，如感觉累，随时仰卧放松休息。联系的过程不要靠爆发力，力求缓慢进行。

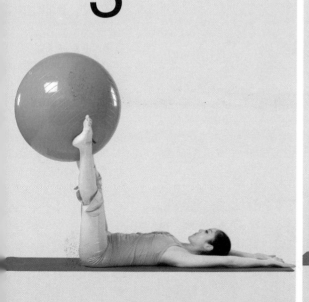

3 脚朝身体左侧缓慢移动。

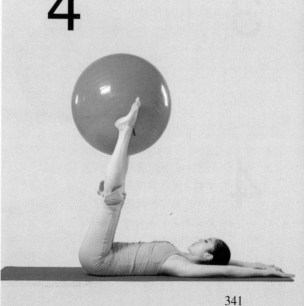

4 脚朝身体右侧缓慢移动。

◯ 仰卧桥式

功效： 增强腿肌和臀肌的力量，提高下半身肌肉的耐力，有助于雕塑腿部和臀部的线条；强健脊椎，改善驼背、脊椎僵硬疼痛等状况。

1 仰卧，两腿抬起，放在球上，双臂平放于头顶地面。掌心向上。开始吸气。

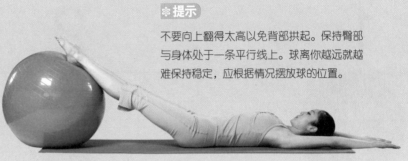

❋提示

不要向上翻得太高以免背部拱起。保持臀部与身体处于一条平行线上。球离你越远就越难保持稳定，应根据情况摆放球的位置。

2 两臂上举，与地面呈90°。

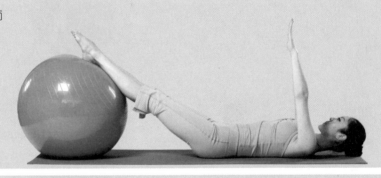

3 双臂放于身体两侧，掌心向下。

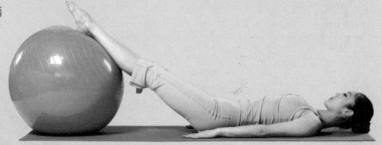

4 平躺，手放在身体两侧，脚后跟放在球上。臀部和背部要充分抬起，但肩部要紧贴地面。

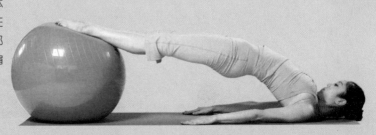

○ **单腿离地式**

功效：增强臀中肌的力量，雕琢圆润美丽的臀部曲线；能够有效锻炼到背部和腹部的肌肉，使脊柱更加灵活；同时能够改善脊柱和脊柱神经的血液流动，也可按摩腹脏，缓解便秘。

1 仰卧，两腿抬起，放在球上，双臂放在身体两侧，掌心向下。开始吸气。

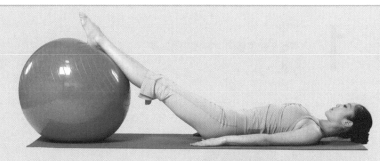

2 呼气，弯曲右膝，上举。

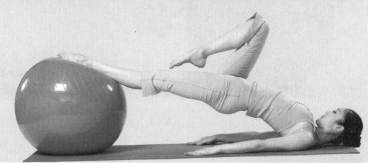

3 保持姿势。吸气时，缓慢提高臀部，把弯曲的右脚朝天空伸直。

❀提示

为了增加挑战性，你可以增加臀部扭动动作，回到中心。换脚回到球上。换边，重复2次。

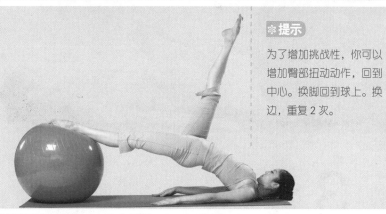

4 把脚放回球上，换另一条腿。吸气，重复。

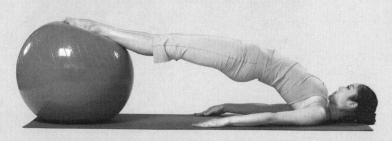

○ 仰卧头碰膝式

功效：帮助减少背部和臀部的赘肉，增强各关节的柔软度；改善神经系统，有效治疗背部和肌肉痉挛；很好地提高持久力，让头脑更加清晰。

1 仰卧，两腿升起，放在球上，双臂放在身体两侧，掌心向下。开始吸气。

❋提示

可以逐次增加练习次数。就可以很好地提高持久力，让头脑更加清晰。

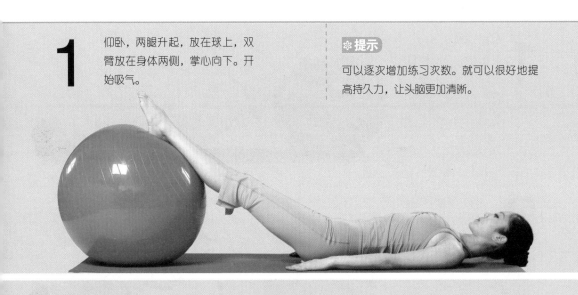

2 呼气，双腿缓缓弯曲，双脚置于球上。

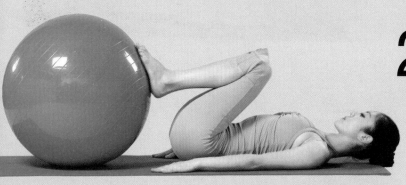

3 吸气，双手交叉于小腿上，紧扣小腿，保持平衡。呼气，手部用力，慢慢将背部抬起，尽量让头部朝膝盖方向靠近。吸气时头部放下，恢复到开始的姿势，反复练习2遍。

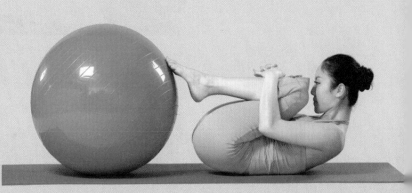

◯ 仰卧头碰膝扭腰式

功效： 可以帮助你伸展脊椎、下背部、臀部和胸部，增强脊椎的灵活性，从而帮助你做出更多脊椎的扭转运动；燃烧腰腹部脂肪，有助于雕塑腰腹部的整体线条。

1 仰面躺下，膝盖弯曲，脚尖踮球。双臂枕于头下。双目直视上方，吸气。

❀ **提示**

此动作对于腰部更有意想不到的瘦身效果，如果您想拥有更纤细的腰部，可以反复做此动作30组。

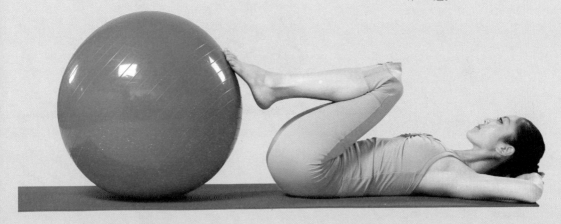

2 把膝盖向右转动，同时把球转向右边，保持这个动作30秒，正常呼吸，在你转动的时候吸气。回到初始位置的时候呼气，换另外一侧开始练习。

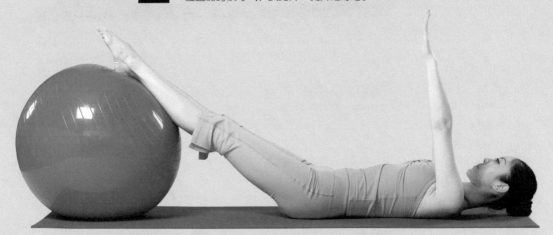

◯ 靠球抬肩式

功效： 伸展放松颈、肩的肌肉群，按摩背部肌肉，缓解肩颈、背部肌肉疲劳，舒缓身心。

1 坐在地上，右手扶球，左手扶地。

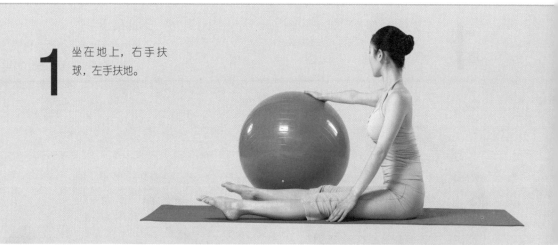

2 腿伸直，背靠球坐。两手仅靠身体贴于地面，掌心朝下掌握平衡，吸气。

3 两臂朝两侧张开，呼气。

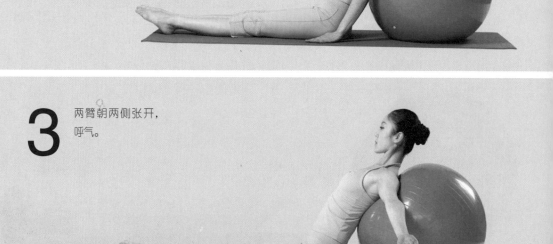

4 双臂向上伸展，双手合十，与上半身呈一直线。头微微仰起。继续呼吸。

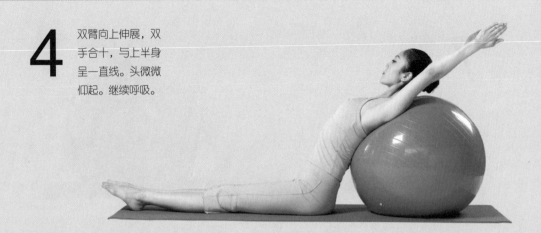

5 十指紧扣，并慢慢将双臂向后压，头也随着手臂往后靠，上臂与后脑勺靠于球上。

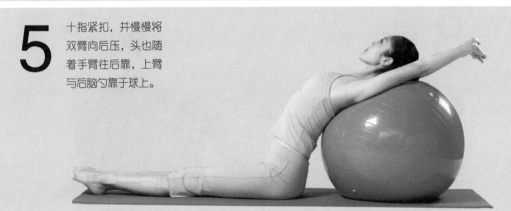

6 右手轻贴地面，右耳右肩放在球上，左手向上举起。重心在右侧。呼吸3次，吸气还原。

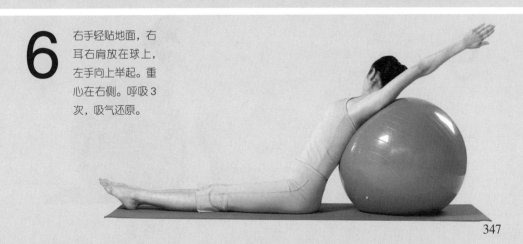

❄提示

动作5过程中一定要绷直双腿,这是一个很舒缓的动作,可以根据个人喜好增加动作次数。

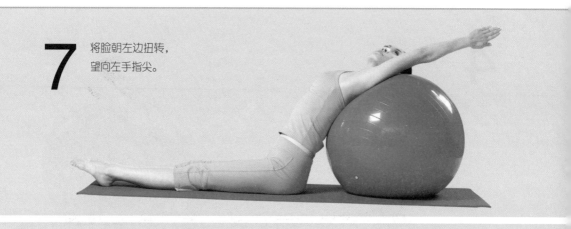

7 将脸朝左边扭转,
望向左手指尖。

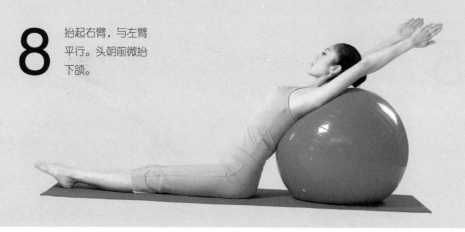

8 抬起右臂,与左臂
平行。头朝前微抬
下颌。

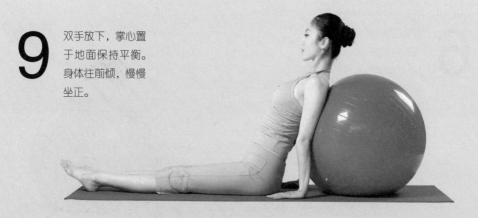

9 双手放下,掌心置
于地面保持平衡。
身体往前倾,慢慢
坐正。

◯ 船变形式

功效： 拉伸脊椎和颈部，舒展胸部、肩部和咽喉；强化腿部、髋部、腹股沟、腹部和手臂的力量；雕塑腹部、背部和手臂的线条。

1 脚踝夹球，膝弯曲。吐气，腹部收紧。吸气。

❋提示

如果你的腿部肌肉过紧，该练习会变得困难。请尝试变化姿势，确保肩部向下垂。颈部或下背部疼痛者、低血压患者不适宜练习此体式。

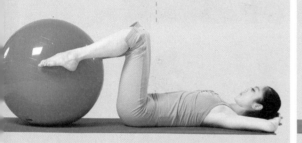

2 双腿向上伸直，脚踝夹球，开始呼气。双臂向上伸直，与地面呈90°。

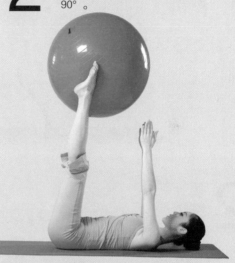

3 手臂前伸，往下拉肩胛骨。上翻至平衡点时，收腹并挤拢臀部和大腿内侧。到达尾骨时停止。然后双腿抬起，与地板呈45°。尽量把手伸展至腿部。下颌收紧，吸气。

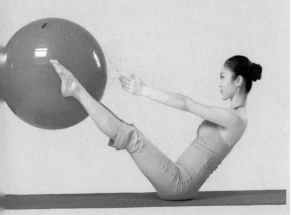

4 呼气，将双腿慢慢放下，双臂与肩平行向前伸直。

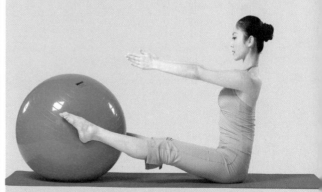

○ 单抬腿式　　　**功效**：伸展腰、背、腿部肌肉和韧带，雕塑下半身身体曲线，提高全身的柔韧性和肢体的柔软度；提高人体的协调能力和平衡能力。

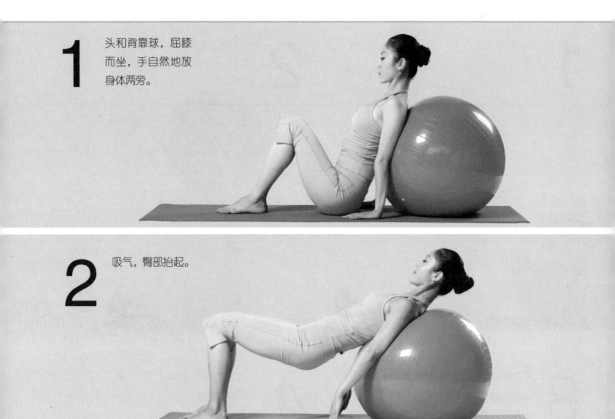

1 头和背靠球，屈膝而坐，手自然地放身体两旁。

2 吸气，臀部抬起。

3 头放在球上，吐气。双膝伸直。身体呈一直线。

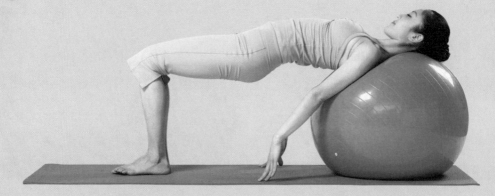

4 手垂直于地面，左脚伸直，与身体呈一直线。

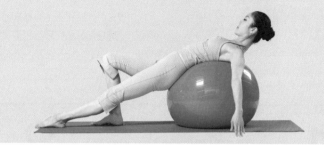

5 吸气，双手撑地，慢慢把头往地面靠，双腿伸直。

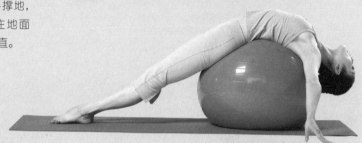

6 呼气时，身体随球滚动慢慢地向后滑动，使头部贴地。双肘弯曲，掌心撑地；再次呼气，右膝弯曲，与地面呈90°。左腿抬起，与地面平行，与身体呈一直线。

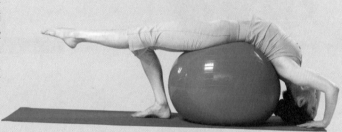

7 重心稳定后，左腿向上抬起与地面垂直，脚尖向天空延伸，保持3个呼吸的时间。吸气时放下左腿，身体慢慢向前滚动，恢复到开始的姿势，换另一只脚重复练习。

❀ 提示

这是要求较高的动作，不可急于求成。初学者练习到步骤6就可以了，等重心稳定后，再练习步骤7~10，还原时一定要把下巴贴到胸前休息5~10分钟。

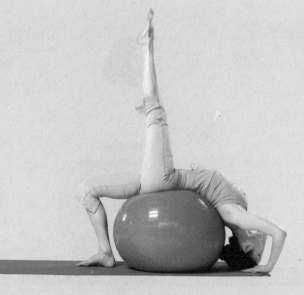

○ 骆驼变形式

功效： 可伸展和强化脊椎神经，促进全身各个系统的血液循环；防止胃痉挛，美化胸部和腰部线条。

1 跪在地上，双腿夹球，将臀部、背部靠于球上，向后伸展手臂。颈部向后拉伸，后脑勺靠于球上。

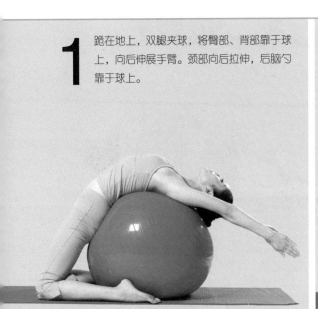

2 吸气，掌心向内握紧，手臂缓缓抬起。向上挺胸，肩部后仰。指尖向上伸直，慢慢吐气。

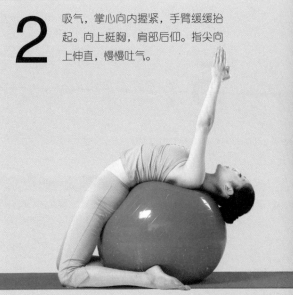

3 靠着腿部力量，将身体慢慢抬起离开球面，尾骨内收，骨盆缓慢向前倾。

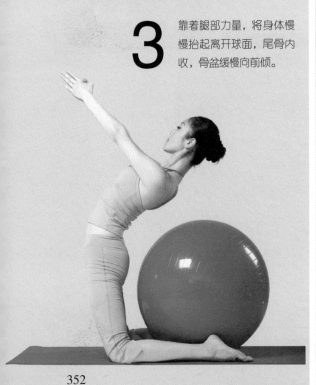

4 大腿垂直于地面，双手上举绷直。上身直立，眼睛直视前方。

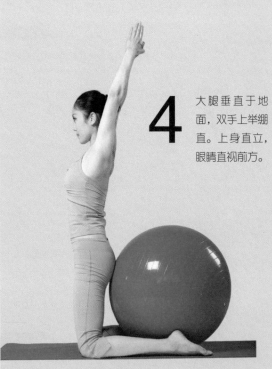

❀ 提示

动作 6 不适合脊柱或颈部受伤者和低血压患者。请酌情练习。

5 右手将球推到身体右侧，上半身朝右边转动。

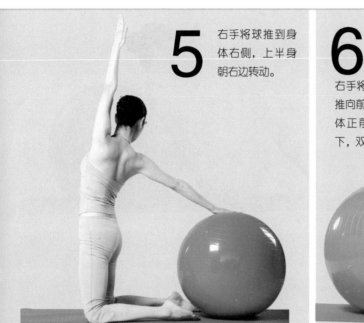

6 右手将球绕身体半周，推向前方。待球推到身体正前方后，左手放下，双手扶球。

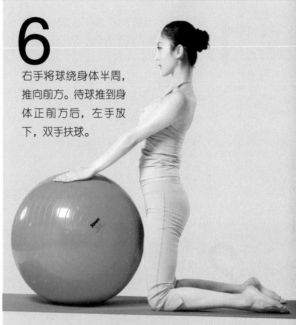

7 双脚朝右侧缓慢坐下来，结束动作。

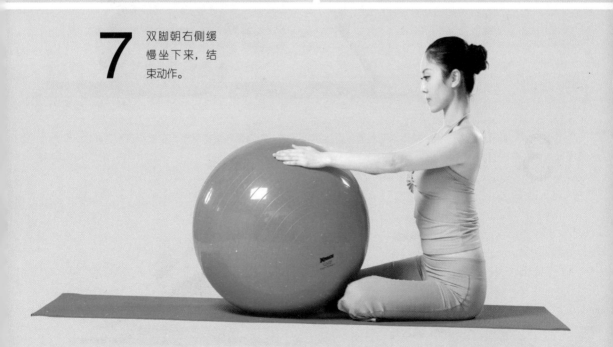

○ 倚靠伸展式

功效： 伸展腹部、胸部肌肉，释放腰腹部多余能量，打造结实的腰腹肌肉，防止胸部下垂，促进胸腔内的血液循环；按摩腹部、背部，舒缓背部肌肉疲劳状态。

1 背部靠球，双膝弯曲；吸气，身体后倾，保持重心稳定，双手合十。

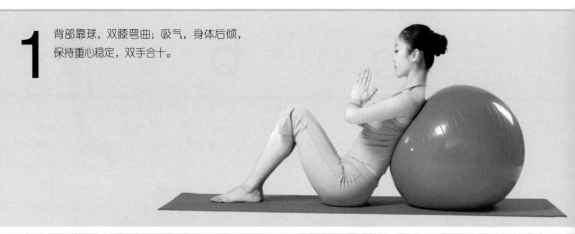

2 吸气，双手并拢向后伸展，肩部后仰，肩部与头部靠球。呼气时脚心向下用力，臀部离地，将球滚至肩背部，手臂尽量地向后伸展。

3 伸展时继续呼吸，慢慢地向后靠，直到手背贴地。右脚踩地保持平衡，左腿伸直与身体呈一直线。

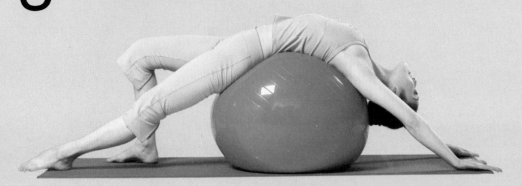

动作 4 时不要仰头太久，容易晕眩。不要让脚离地，需放在地上进行控制。

4 放下右腿，保持姿势吸气呼气。

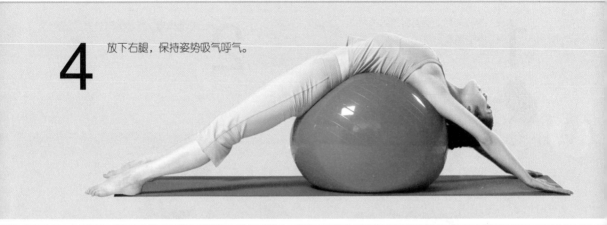

5 脚掌贴地，将球慢慢移向上背部；双手向后伸展，膝盖弯曲，移球直至臀部着地，回到蹲姿。

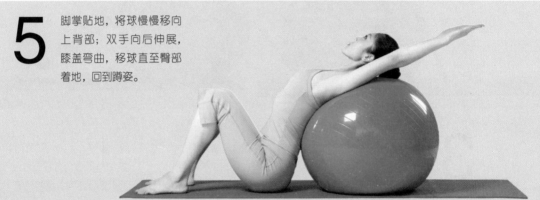

6 双腿盘起，打莲花坐。背部肩部靠球后仰，头部靠球朝上，双手合十，闭眼冥想。

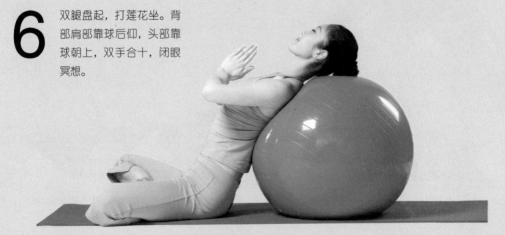

○ 休息式组合

功效： 放松肌肉，舒缓全身的紧张状况，缓解疲劳。

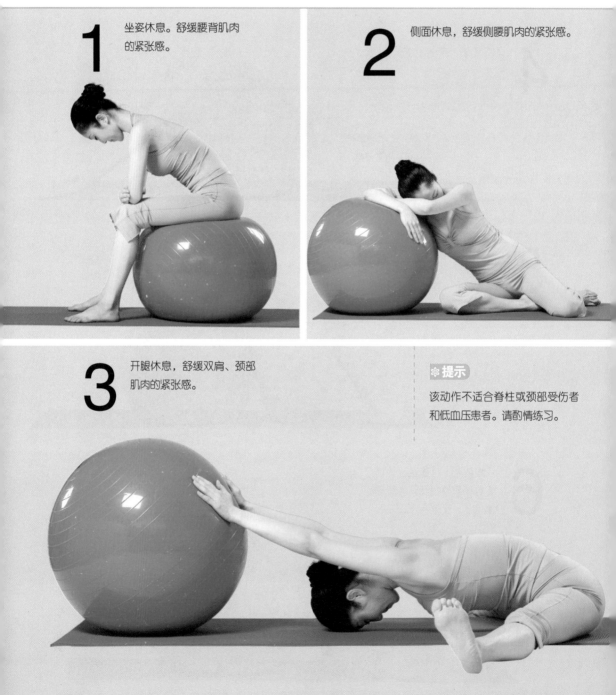

1 坐姿休息。舒缓腰背肌肉的紧张感。

2 侧面休息，舒缓侧腰肌肉的紧张感。

3 开腿休息，舒缓双肩、颈部肌肉的紧张感。

❈ 提示

该动作不适合脊柱或颈部受伤者和低血压患者。请酌情练习。

356

第四节　平衡细腿组合

——平衡美人最健康最活力

◯ 侧腰摆腿式

功效：增强臀部和腹部肌肉力量，提高精神集中的能力，加强腿部平衡力；去除大腿内侧、臀部和腹部的赘肉，让身体线条更加流畅。

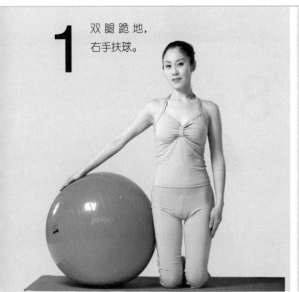

1 双腿跪地，右手扶球。

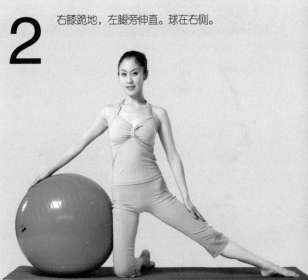

2 右膝跪地，左腿旁伸直。球在右侧。

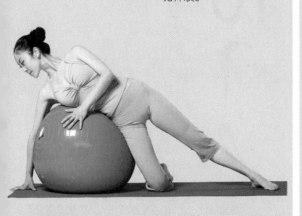

3 臀部右侧靠在球上，左手扶球，右手撑于地面。右腿单腿跪地，左腿向旁伸展。

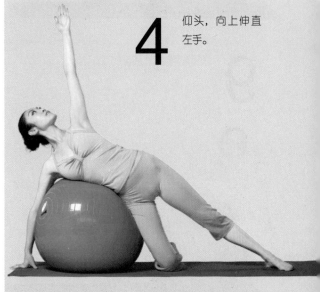

4 仰头，向上伸直左手。

5

左手抱住后脑勺。

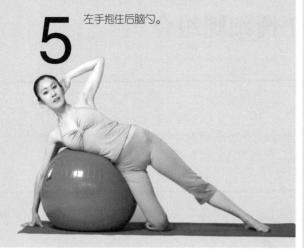

6

向左边侧抬左腿，绷直脚尖，使左腿与地面平行。

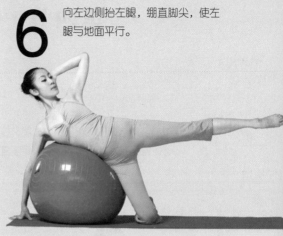

7

左腿向前踢时弯曲空中的腿，上半身靠球向后仰。

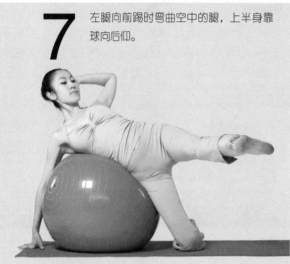

8

尽量将腿部踢到可以踢的最大程度。左手向后伸展。

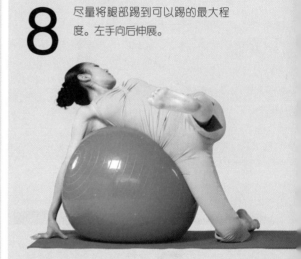

9

回到起始动作，保持呼吸几秒。

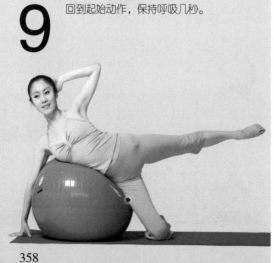

10

继续将腿向后踢，拉直脚背，吸气。

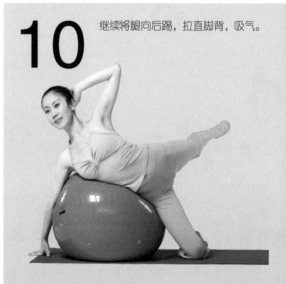

○ 侧腰腿绕圈式

功效：伸展腰腿部的韧带，修长双腿；消除腰部脂肪；提高注意力。

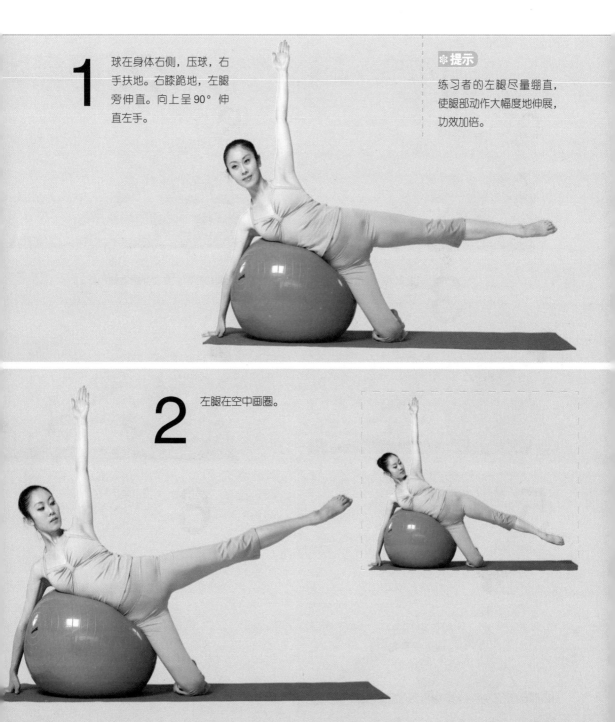

1 球在身体右侧，压球，右手扶地。右膝跪地，左腿旁伸直。向上呈90°伸直左手。

❋ **提示**

练习者的左腿尽量绷直，使腿部动作大幅度地伸展，功效加倍。

2 左腿在空中画圈。

○ 旁腰交叉腿式

功效： 伸展腰、肩、腿部的韧带；提高注意力。

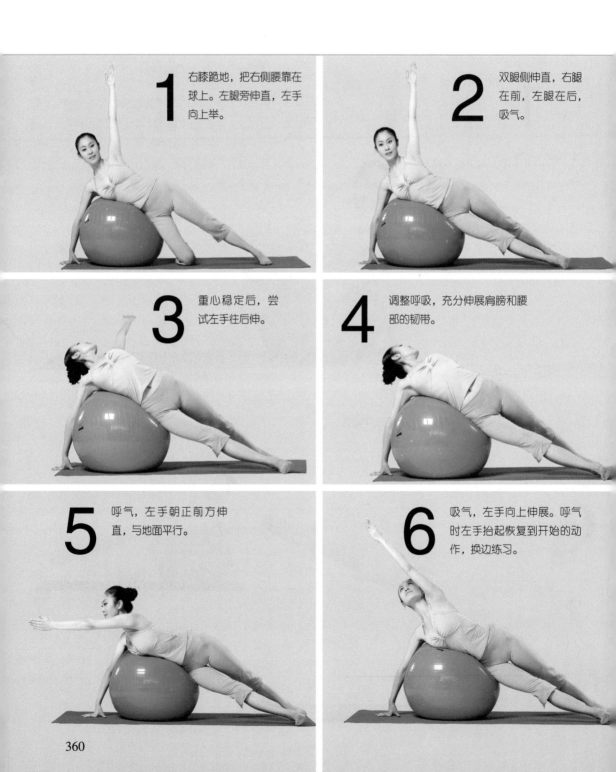

1 右膝跪地，把右侧腰靠在球上。左腿旁伸直，左手向上举。

2 双腿侧伸直，右腿在前，左腿在后，吸气。

3 重心稳定后，尝试左手往后伸。

4 调整呼吸，充分伸展肩膀和腰部的韧带。

5 呼气，左手朝正前方伸直，与地面平行。

6 吸气，左手向上伸展。呼气时左手抬起恢复到开始的动作，换边练习。

○ **侧腰踢腿式**　　　**功效：** 锻炼腿部，消除腿部多余脂肪，让身体线条更加优美。

1 臀部的一侧靠在球上，同侧的手臂以及大腿靠球以保持平衡。左手上举。

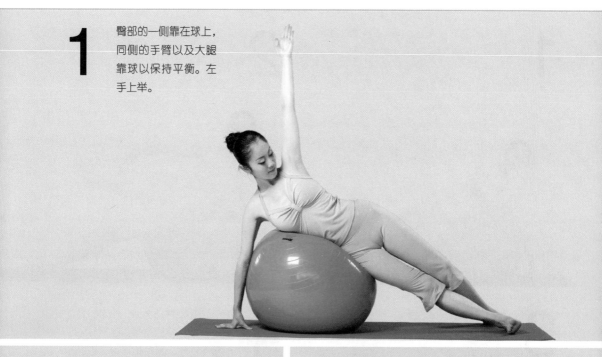

2 脚背拉直，向上缓缓抬起左腿。

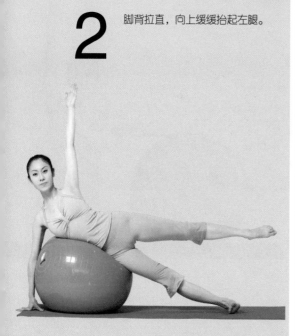

3 吸气，并尽量向上抬高左腿。

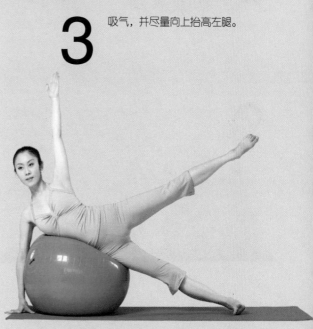

◯ 侧腰半月式

功效： 伸展脚腕、小腿、大腿，强化其力量；提高平衡性。

1 臀部的一侧靠在球上，同侧的手臂以及大腿靠球以保持平衡。左手上举。

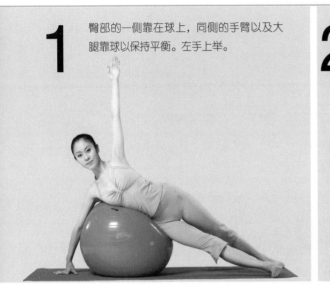

2 吸气，左脚向后弯曲，左手抓住左脚脚背。

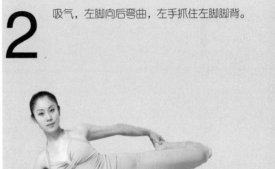

3 呼气，右膝跪地。左手上举，左脚旁伸绷直。

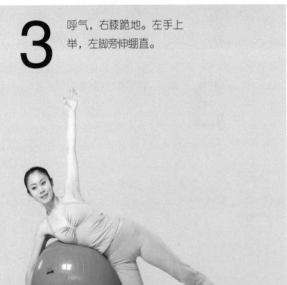

4 吸气，双膝并拢跪地，右手扶球，左手保持上举；吸气时放下左手，将球转至身体左侧，重复练习。

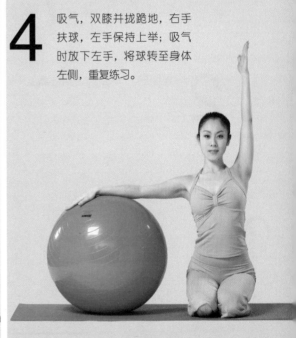

○ 跪姿推球
呼吸式

功效：扩展胸肌、增大肺活量、净化全身血液，为大脑提供足够的氧气，激活全身机能。

1 面球跪地。向后坐脚后跟上，把球向前推，头、上身、手臂向前自然伸展。吐气收腹，背部向后拱起，含胸。下巴往胸前靠。

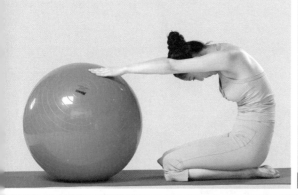

2 吸气，背部向前挺，扩胸，下巴拉高。重复此动作 10 次。

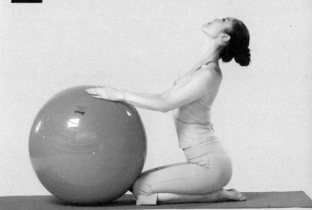

3 下巴收回。背部恢复原有曲线。静坐 30 秒。

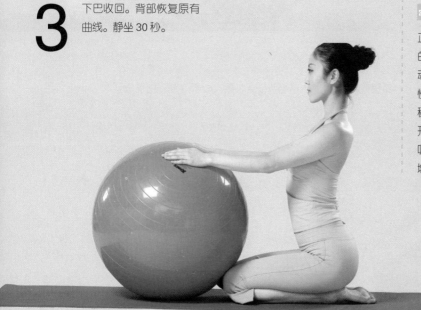

❀提示

正常的呼吸是人类身心健康的基础，也是修炼瑜伽的灵魂。瑜伽提倡有规律地、缓慢地呼吸，这是人类长寿的秘诀。练习者要从练习呼吸开始，练习缓慢地一呼一吸，练习的次数可以慢慢地增加直到你认为舒畅为止。

○ 跪姿猫变形式

功效：提高脊柱柔韧性，舒展下背部和腹部；帮助消化，促进循环系统的功能。

1 面球跪地。双手扶球。将身体靠近球。

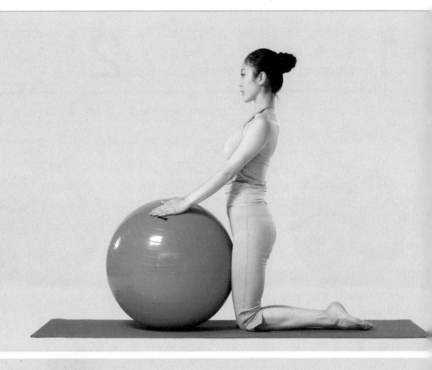

2 吸气，把球向前推，缓缓将背部向前压，直至头碰到地面。大腿保持垂直于地面。

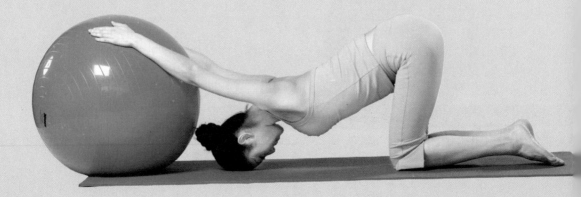

动作 1 时伸展身体时动作不要太快，不要猛力下压身体，颈部也不宜前后摆动或过分伸展。

3 呼气，将臀部后移，缓缓坐在脚后跟上，继续向前推球，头、上身、手臂向前伸展。额头靠于地面。

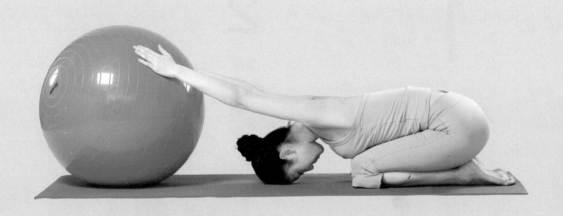

4 吸气，臀部继续坐在脚后跟上，背部往后伸展。

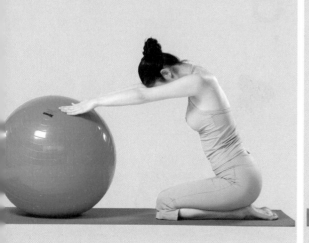

5 胸部向前挺，扩胸，下巴微抬。保持 10 秒。

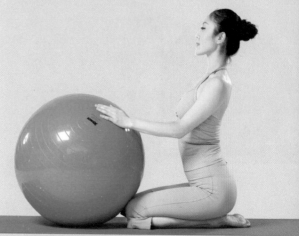

第五节　卧球健脊美背组合

——强健脊柱，优雅体态

○ 卧球跪姿单腿蝗虫式

功效： 加速血液循环，滋养脊柱神经，使下背部与腰部的肌肉群及韧带得到锻炼，使患有脊椎关节错位的患者症状减轻或消失。

1 面球跪地，双手扶球，将身体靠近球。

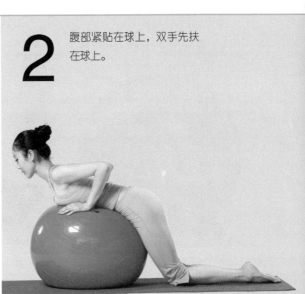

2 腹部紧贴在球上，双手先扶在球上。

3 然后慢慢将双手扶地。

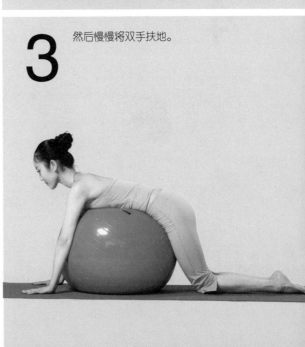

4 吸气，向前平抬左手。

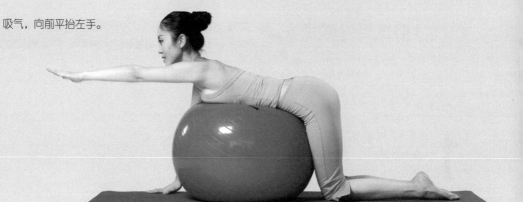

5 缓缓朝上抬起右腿。

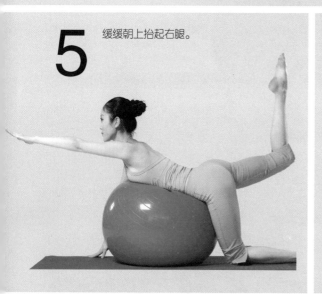

6 左手拉右脚往上带。注意力在腰部，腿部，

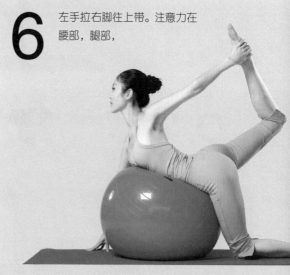

7 吸气还原手脚动作。

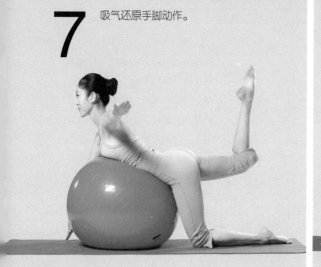

8 手脚归位，换边做相同练习。

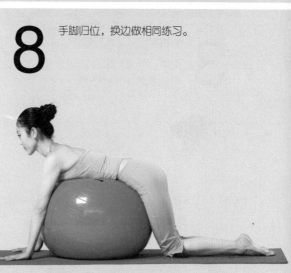

○ 卧球后弹腿式

功效： 提高身体稳定性，对腰背部肌肉有拉伸作用。对腰痛、坐骨神经痛患者有缓解症状的作用。加强大腿的力量。

1 吐气，双手撑地。吸气。腹部用力撑于球上，双脚脚掌撑地。

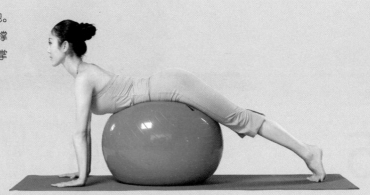

2 缓缓抬起双腿。使身体成一直线与地面平行。在卧球平衡的基础上，稳定重心。

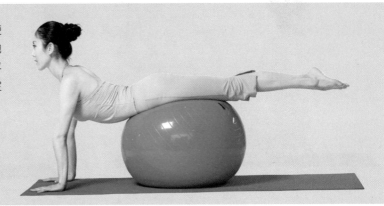

3 利用球的弹动性，双脚交替抬腿，膝盖、脚尖要伸直。配合呼吸有韵律地进行。

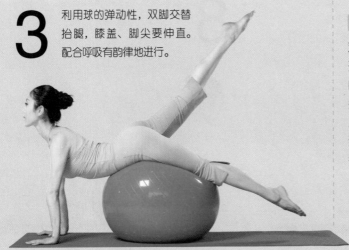

❀ 提示

双手双脚分开与肩同宽，双脚离开地面，保持与地面水平或略微向上延伸，保持呼吸5次，感觉头部向前延伸。抬起的腿要直上直下，不要弯曲。此动作较为激烈，患有高血压、心脏病的练习者不要尝试这个动作。

○ 卧球燕子式

功效：锻炼臀部及大腿后方肌群，提升臀部线条，有助防止臀部下垂变形；伸展脊柱下方肌肉，让脊柱更强健、更柔韧。

1 跪在球的后方，以大腿及腹部紧贴球，双手放在球顶。呼气，双手撑地，身体平卧在球上，与地面平衡。

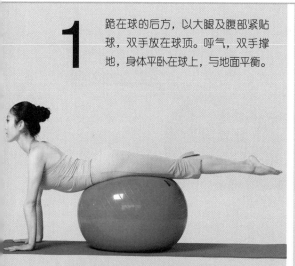

2 吸气，抬起右腿，伸直。

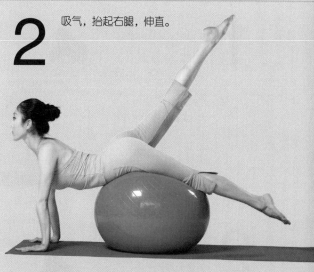

3 呼气时弯曲左膝，以左脚板支撑住右大腿。保持姿势15秒。

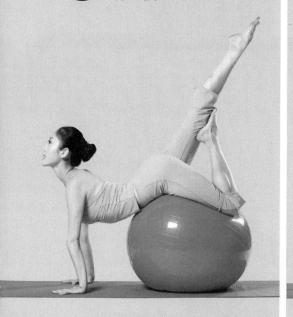

4 吸气时放松，左腿伸直舒展。恢复到开始的姿势，换脚重复练习，左右各重复练习2至3遍。

❀ 提示

伸展时将注意力放在臀部及大腿后方，保持腿部伸直。

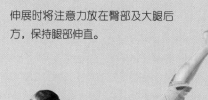

◯ 卧球扭臀式

功效：增强手臂、背部以及臀部肌肉的力量，增强全身的平衡性；伸展下脊椎，使整个脊椎得到强化和锻炼；有利于雕琢大腿的肌肉，塑造修长纤细的腿部线条。

1 平板姿势，大腿及腹部撑住球面，双手在前方撑地，手指张开，手臂用力，伸直。开始吸气。

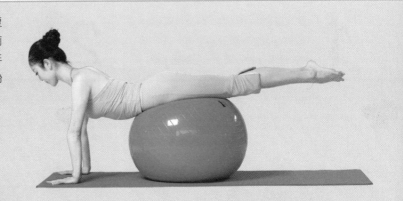

2 呼气，将臀部扭转90°，使左右骨盆、双腿与球面垂直；双腿膝伸直，用力并拢，保持1个呼吸的时间。

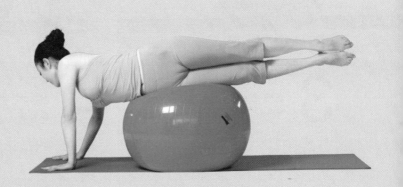

3 再次呼气时将双腿分开，下边的腿向前伸，上边的腿向后伸，增强脊柱的拉伸力。吸气时收回左腿，双腿并拢，臀部慢慢下转，恢复到开始的姿势，换边进行练习。

❀提示

让动作连贯并且受控，在达到你臀侧的平面位置时停下。如果动作太慢，球会一直滚动。

○ 下犬变形抬腿式

功效：增强手臂、腿部及躯干的力量；增强背部斜方肌的弹性和韧性，柔韧脊柱，缓解下背部疼痛。

1 两手向下撑在地上，胸部和大腿靠在球边。呼气，脚尖踮地。

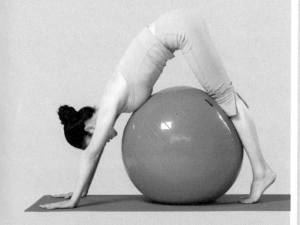

2 吸气，把脚平放。

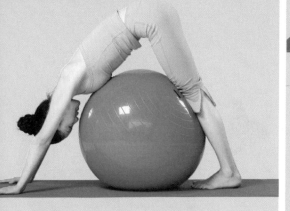

3 上身趴在球上，双手伸直支撑地面，双腿并拢；呼气时，将右腿抬至尽可能高的位置，绷直脚尖，伸展背部，保持1个呼吸的时间。

吸气时慢慢放下右腿，恢复到开始的姿势，换另一侧进行练习。

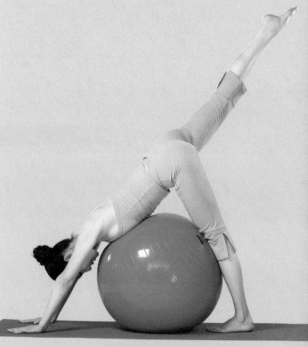

❋**提示**

不适合高血压患者和头痛患者练习。

○ 卧球猫式

功效：按摩腹腔内脏器官，消除腹部脂肪，加强血液循环，伸展和放松腰背部肌肉，舒缓疲劳。

1 吐气，双手撑地。吸气，身体平卧在球上与地面平行。

❊提示

动作的重点在膝压球、臀部抬起时，双手要稳压在地面不要前后移动。当动作熟练后，可任意延长跪在球上的时间，对缓解疲劳很有效果。

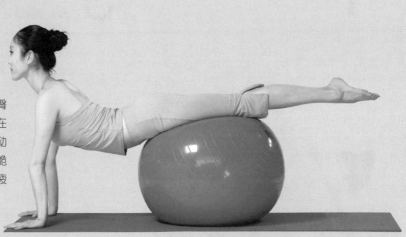

2 双膝压球，身体继续前移，将球移到膝盖下。收腹，吐气。

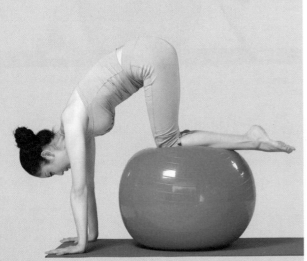

3 小腿完全靠在球上，臀部坐脚跟，头放下，深呼吸。注意力在腹部、腰部。重复动作 10 次。

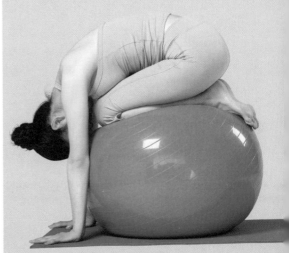

○ 卧球对折式

功效：增强手臂、背部和身体中段的肌肉力量，增强全身各组织和器官的平衡性和协调性；促进背部血液循环，增强脊椎的灵活性和背部的韧性，雕塑美丽性感的背部线条。

1 平板姿势，膝盖放在球上。开始吸气。

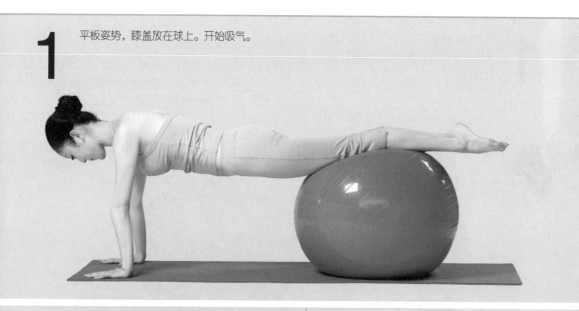

2 呼气时，腿伸直并将球拉近，收腹将身体弯曲如同矛状，腿要确保笔直。
吸气，恢复到开始的姿势，重复练习6~8 次。

❀提示

保持腰背挺直，腰腹不要弯曲。

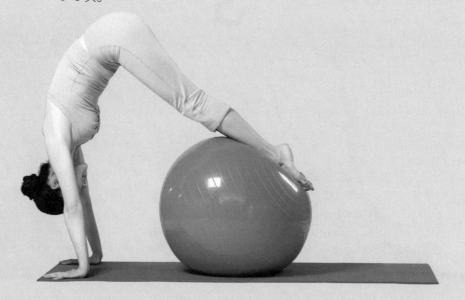

○ 蚱蜢式

功效：扩展胸腔，增强胸部、腰背部肌肉群的弹性，缓解脊柱和背部肌肉的疲劳感，有助于改善驼背的状况；增强手臂、背部、臀部和颈部的力量。

1 平板姿势，臀部在球上，双手向前撑地，手指张开，手臂伸直，双腿打开呈现第二姿势。

❈ 提示

练习时始终保持天鹅形状，不要让头和腿低于躯干。不要过度伸展躯干。使用腹肌和臀肌使骨盆处于下方位置。

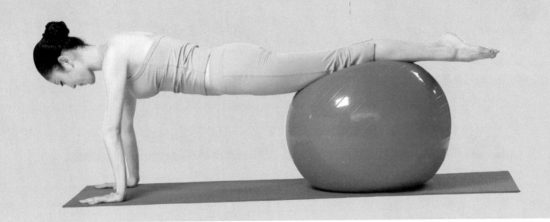

2 吸气，肘部弯曲，上半身向地面降低。下颚和胸部贴地。

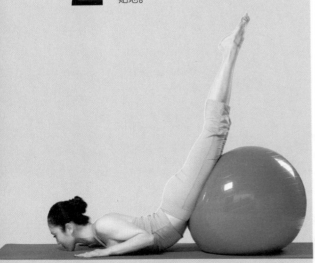

3 呼气。双臂伸直。双腿靠球抬起，脚尖绷直。

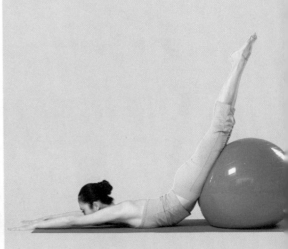

4 右腿膝盖弯曲，双腿交叉。

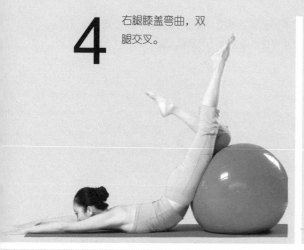

5 右腿膝盖打直，左腿膝盖弯曲。双腿快速运动 8 次。

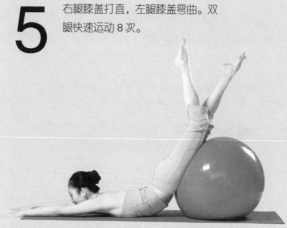

6 双腿伸直，收右手手臂。

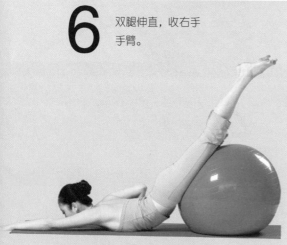

7 接着收左手手臂，双手手肘弯曲。

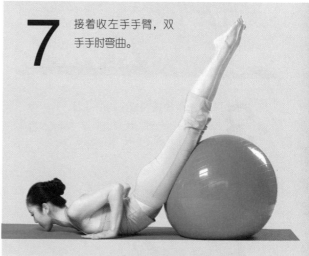

8 吸气，伸直手臂，用力撑起上半身。

9 双腿放下，结束动作。

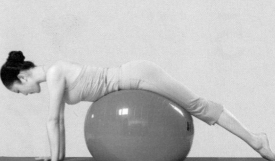

○ 卧球单腿 平衡式

功效： 拉伸背部肌肉，紧实下背部、臀部、腿部肌肉，塑造光滑而有弹性的肌肤；柔韧脊柱，增强脊柱的承载力量。

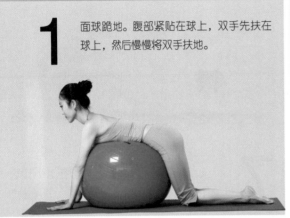

1 面球跪地。腹部紧贴在球上，双手先扶在球上，然后慢慢将双手扶地。

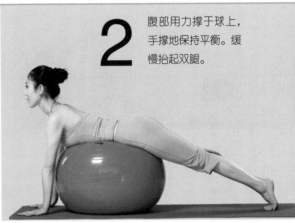

2 腹部用力撑于球上，手撑地保持平衡。缓慢抬起双腿。

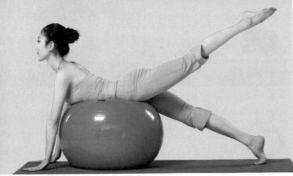

3 把上身放置在球正方的位置，双手撑地。双腿分开，缓慢地抬起一条腿，直到与地面保持平行，保持姿势几秒钟。

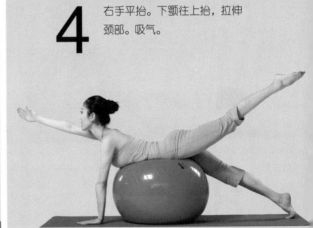

4 右手平抬。下颚往上抬，拉伸颈部。吸气。

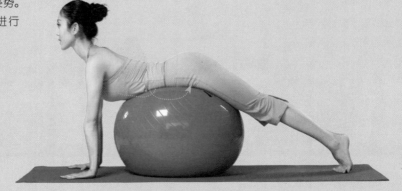

5 恢复手脚姿势。换边重复进行该动作。

◯ 卧球揉腹式

功效： 伸展上臂和背部肌肉；轻柔按摩腹腔，有助于消除腹胀浊气，对治疗消化不良、便秘有一定的帮助作用。

1 双手伸直撑地。腹部、胸部贴球，吸气。

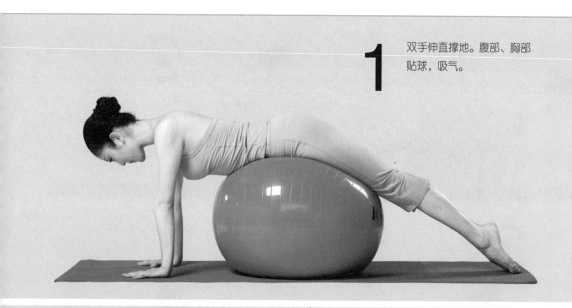

2 吐气，顺着球的滚动，额头放地上，双臂伸直与上身呈直线。重复数次。

❄提示

这是一个轻柔的动作，可按摩腹腔内的器官，动作熟悉后通过熟练的吸气吐气达到练习的要求。

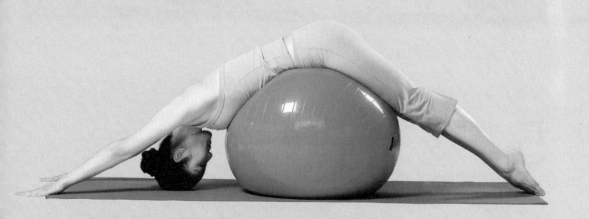

○ 卧球扩胸式

功效：加强胸椎的柔软程度，对肺部有益处；锻炼背部肌肉；加强身体的平衡感，强化手臂的肌力练习。

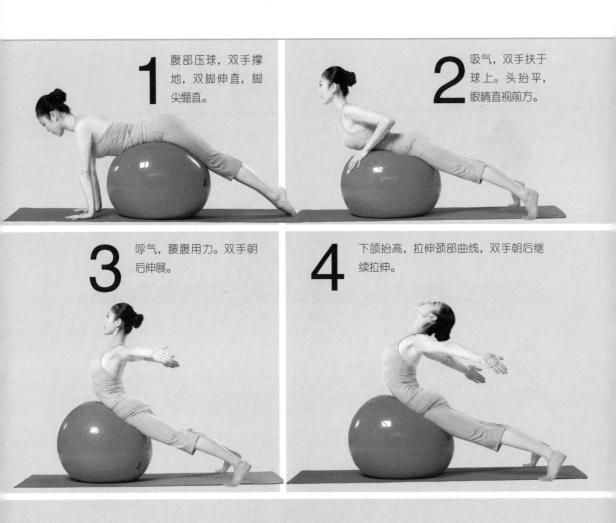

1 腹部压球，双手撑地，双脚伸直，脚尖绷直。

2 吸气，双手扶于球上。头抬平，眼睛直视前方。

3 呼气，腰腹用力。双手朝后伸展。

4 下颌抬高，拉伸颈部曲线，双手朝后继续拉伸。

5 胸部、腹部压球，吐气还原。面部朝下，双手大拇指紧扣，向前伸展手臂。

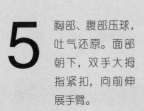

6 双手交叉紧握置于脑后。吸气。

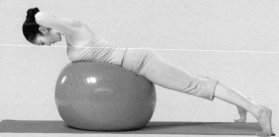

7 向上抬胸。腹部用力撑起上半身。

8 吐气还原，重复此动作 10 次。

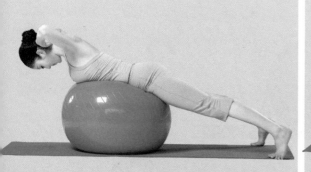

9 低头，身体贴于球上。

10 双膝跪地，双手撑球。

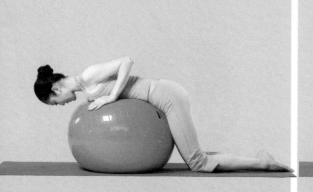

11 双手按住球面，将上半身慢慢挺直，结束动作，双脚弯曲坐下，休息片刻。

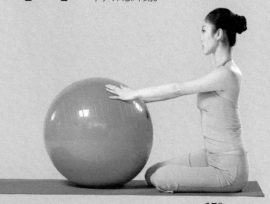

第六节　站姿纤腰细臂组合
——不要"蝴蝶袖"，拒做"小腹婆"

○ 站姿侧腰推球式

功效：可消除腰部赘肉，强化腰肢的灵活度；拉伸胳膊内侧肌肉，去除手臂赘肉，紧致肌肤；加强腿部力量，锻炼大腿内侧的柔韧性；促进全身血液循环，代谢正常，美白祛斑当然不难。经常练习可使女性的气质更加高贵优雅。

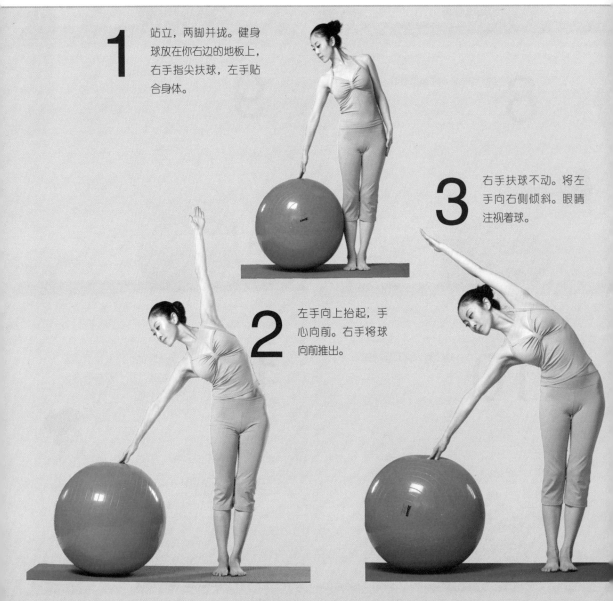

1 站立，两脚并拢。健身球放在你右边的地板上，右手指尖扶球，左手贴合身体。

2 左手向上抬起，手心向前。右手将球向前推出。

3 右手扶球不动。将左手向右侧倾斜。眼睛注视着球。

4 把你的左手和头慢慢转向右侧，头抬起，望向天花板的方向，保持这个动作30秒，正常呼吸。

❀提示

练习时一定要两腿并拢站直。视身体情况尽量做到位就可以了，千万不要勉强。

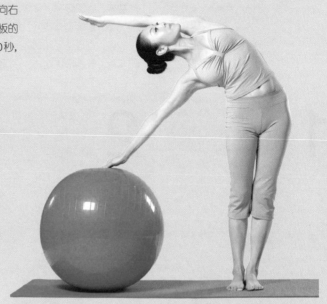

5 右手扶球不动，吸气，左手从后面扶住后脑勺。

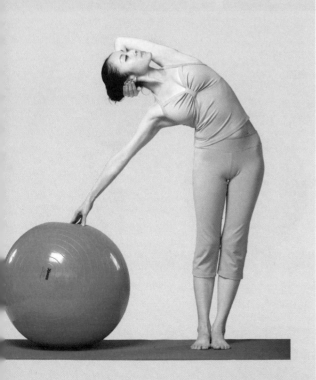

6 慢慢吐气，将左手重新向上抬起，吸气还原。重复本套动作数次。

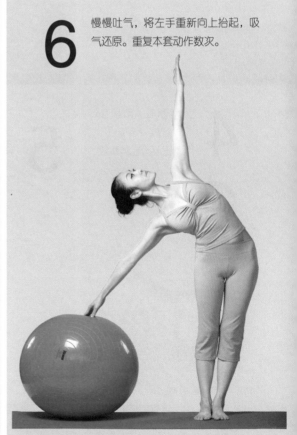

○ 幻椅变体式

功效： 燃烧腰部、脊柱、腹部以及双腿的脂肪，增强身体中段肌肉力量，修饰身体线条；拉伸大臂内侧肌肉，锻造出纤细均匀的臂部线条；可以调节和提高身体的平衡能力，促进内分泌和身体能量的平衡。长期锻炼此式，还可锻炼盆骨区域，强化生殖系统的功能。

1 站立，把球放在你的右手边60~70厘米处，把右手掌压在球的顶部。

2 把身体的重心转到你右脚上，把球慢慢向后推。

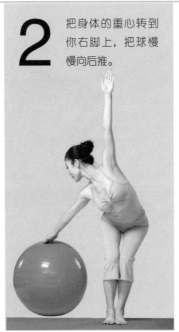

3 稍稍下蹲，把球推到你的正后方，开始吸气，保持这个动作30秒。

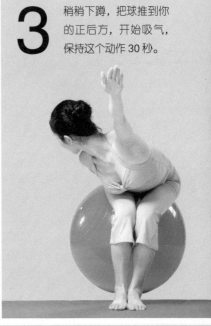

4 正常呼吸，然后放松，左臂向前伸直，与地面平行。眼睛看手尖。

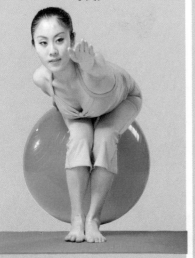

5 慢慢将球移回来。保持蹲姿。

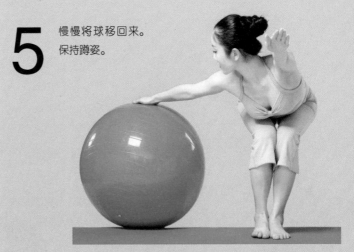

❀提示

很多人在做这个姿势的时候身体容易前倾，双脚分开、重心下移可以帮助你保持身体直立，让你髋关节前部、腹部以及胸部伸展得更好。

6 将球移到正前方。上身与大腿紧紧贴合，双手掌放在球上，半蹲。

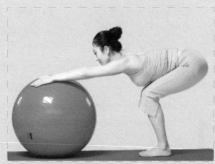

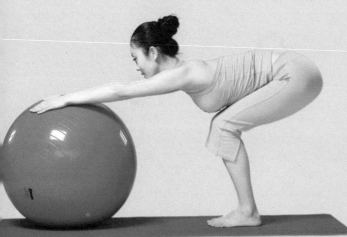

7 慢慢将腿伸直，低头，呼吸，双手缓缓将球移向身体。

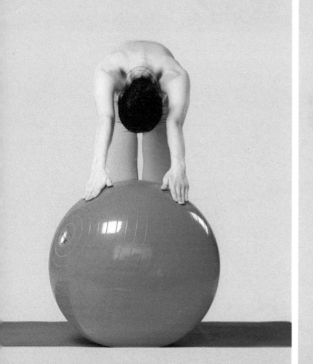

8 将球固定在身前，手臂紧贴身体。直立。动作结束，换边练习，重复4次。

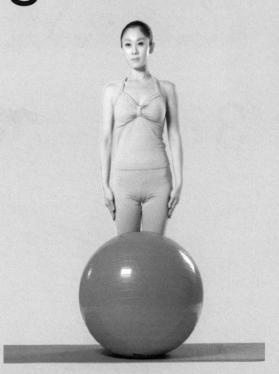

○ 推球三角式组合

功效： 快速消耗腰部多余脂肪，快速改善水桶腰，还能够强健髋部肌肉，同时还能够使你的身体更柔软。同时也拉伸了腿部后侧肌肉和韧带，伸展大腿、小腿、髋关节、膝关节及踝关节，协调下肢，使腿部线条颀长笔直，同时能刺激背部淋巴系统，清除全身毒素，松弛情绪。也可加速脑部血液循环，排除面部毒素，抑止脸部黑色素的产生。

1 双脚分开，吸气，双手扶球站立。

2 将球推到右前方，左手贴紧身体。

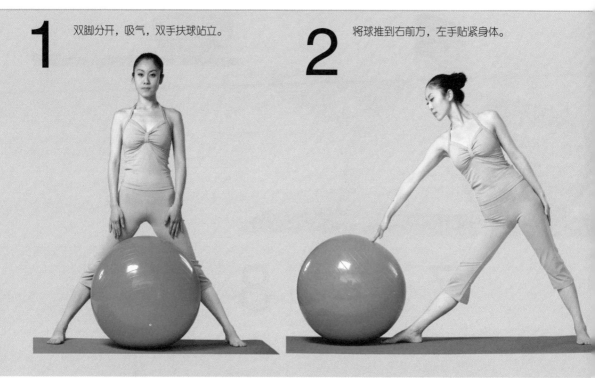

3 拉伸右手，将身体尽量往下压。眼睛看球，呼吸几次。

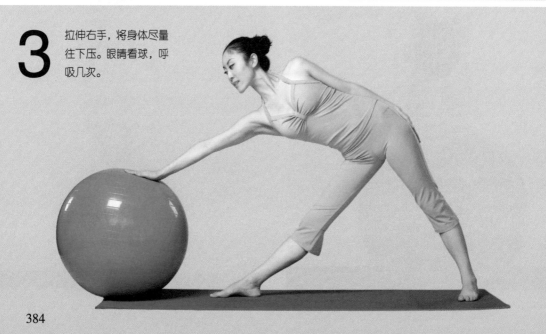

❀ 提示

动作 4 保持右腿与左腿弓在同一直线上，保持腰部左右两侧的均匀伸展。

4

慢慢抬起左手，颈部拉伸，眼睛随着手指的方向移动。

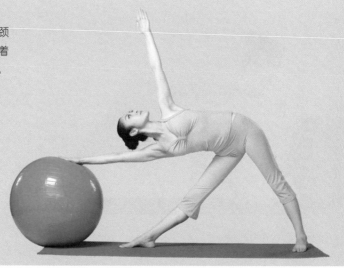

5

将左手从背后扶住右侧大腿。伸展腰部，使身体与地面平行。

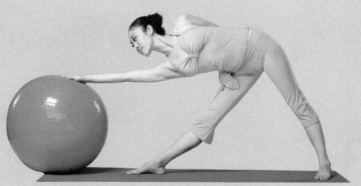

6

抬头，保持双腿紧绷，吸气，伸展脊柱。

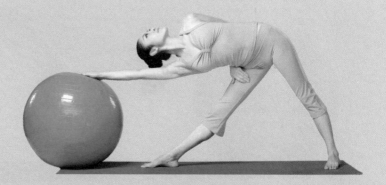

○ 推球战士一式

功效：增强腰腹部肌肉耐力，去除腰腹、背部多余脂肪，拉伸你的胳膊内部肌肉，让你的手臂更加紧致纤细；增强足弓、脚腕、膝部和大腿的力量。提高平衡能力，改善循环系统和淋巴系统的功能，同时还能锻炼你的集中力和思维能力。

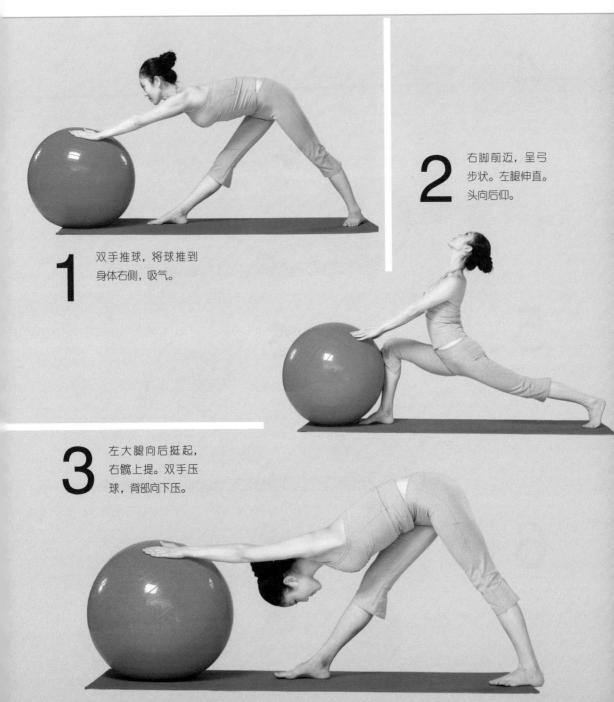

1 双手推球，将球推到身体右侧，吸气。

2 右脚前迈，呈弓步状。左腿伸直。头向后仰。

3 左大腿向后挺起，右髋上提。双手压球，背部向下压。

4 吸气，伸展上半身，慢慢将球移到身体方向。

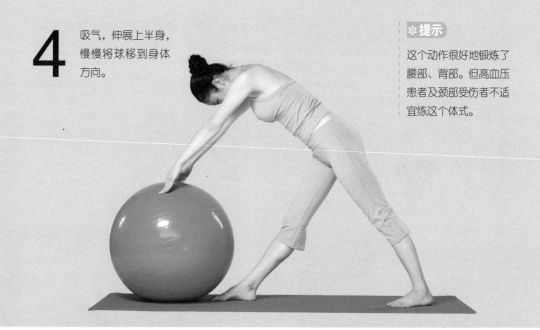

❋ **提示**

这个动作很好地锻炼了腰部、背部。但高血压患者及颈部受伤者不适宜练这个体式。

5 面球，两脚呈一直线，双手撑球，眼睛直视前方。

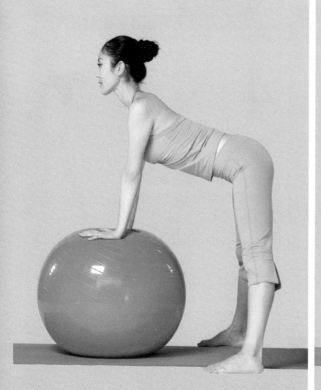

6 将球移到两腿之间，身体直立，保持呼吸几秒钟。动作结束。

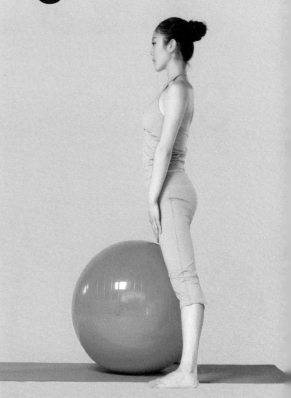

◯ 站姿前推式

功效：让腰腹更加平坦紧实，同时拉伸大腿、手臂的肌肉，美化身体线条；提高专注力，加强身体的平衡能力，刺激消化系统，有助于清除肠道垃圾和毒素。

1 双脚分开一肩宽，双手压球。

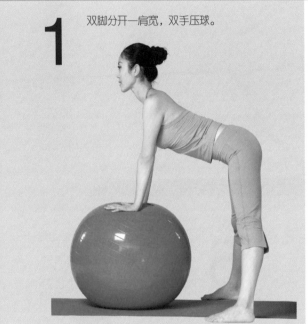

2 推球，尽量向前伸展手臂和腰脊柱，调整呼吸。

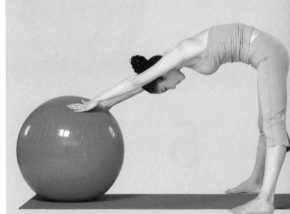

3 尽量把背部向下压，稳定重心，吸气。

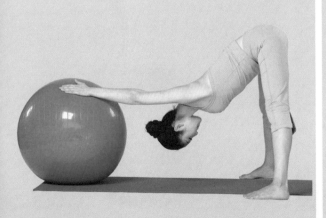

4 还原，重复该动作3~5次。

❋提示

拉伸脊背时，肩膀不要用力，应利用腰背的肌肉力量拉伸身体。

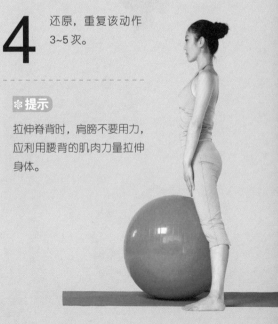

○ 战士二式①

功效: 扩张胸腔，增加肺活量，提高乳房肌肉的支撑力，促进胸腔血液循环；消除腰围区域脂肪，拉伸腰部、肩膀的肌肉韧带；缓解肩部和脊椎的僵硬感，让上身更加具有韧性。

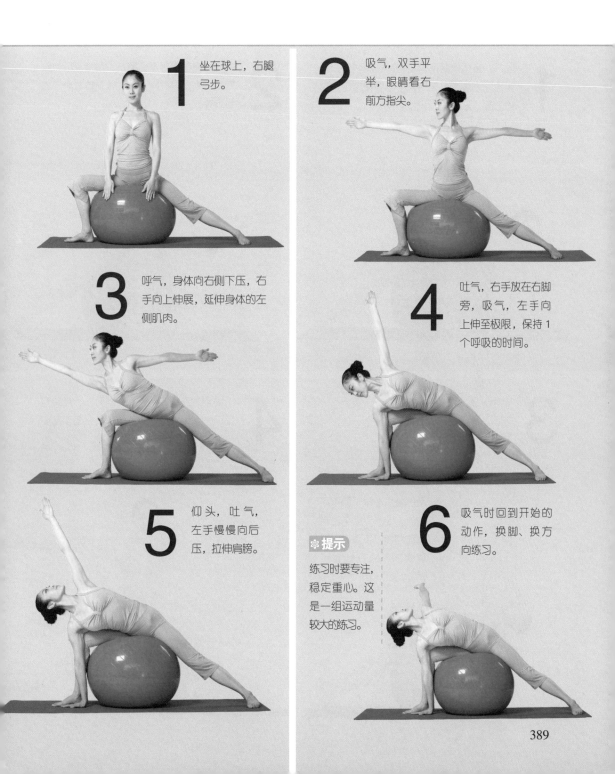

1 坐在球上，右腿弓步。

2 吸气，双手平举，眼睛看右前方指尖。

3 呼气，身体向右侧下压，右手向上伸展，延伸身体的左侧肌肉。

4 吐气，右手放在右脚旁，吸气，左手向上伸至极限，保持1个呼吸的时间。

5 仰头，吐气，左手慢慢向后压，拉伸肩膀。

❀ 提示

练习时要专注，稳定重心。这是一组运动量较大的练习。

6 吸气时回到开始的动作，换脚、换方向练习。

○ 战士二式②

功效：刺激胸部腺体，提高胸大肌的张力和弹性；消除腰部脂肪，使腰部更灵活、有力；使腿部肌肉更加匀称，增强腿部和背部肌肉弹性，同时加强腹部器官；强壮两臂，使人的平衡感增强，注意力更集中。

1 吐气，身体以腰部为支点，转向右侧，右手放在右脚旁，吸气，左手慢慢放下，拉伸旁腰、肩膀。

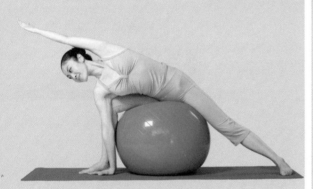

2 吐气，将左手平举，与右手保持平行，头转向前方，眼看向上方，意想看着心灵的最远处。

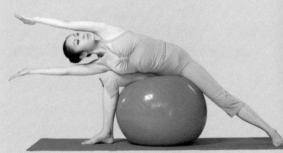

3 呼气，抬右手，与地面成90°。头转向上方，自然呼吸30~60秒。

❀提示

动作重点在腿部动作定位后，注意力集中在向两侧伸展的手臂上，可以想象有人在拽着手臂，舒展身体。

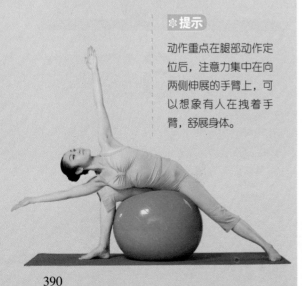

4 上身躯干直立转向中间，同时头、颈转回正前方，保持两臂伸直。呼气，两手臂放下，两腿并拢，放松全身。

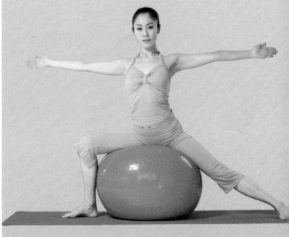

○ 战士二式③

功效： 拉伸上半身两侧肌肉，强健和柔韧脊柱；锻炼胸肌，预防乳房下垂；紧实大腿内侧肌肉，调整你的腿形。

1 双腿呈弓步分开，坐于健身球的顶部。吸气，打开双臂，与肩成水平。

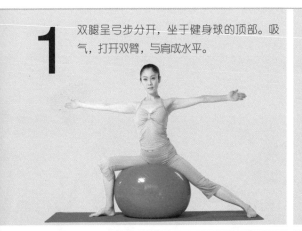

2 呼气，身躯向左侧弯，右手抬高，左手放在膝盖上。

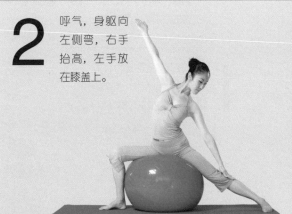

3 吸气，向左下方压腰，左手移至小腿处，保持姿势15秒。

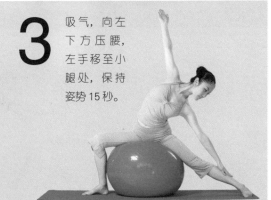

4 将右臂尽量压向左边，面部向上，呼气。

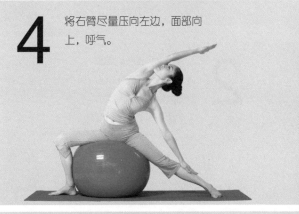

5 吸气，还原起点动作。

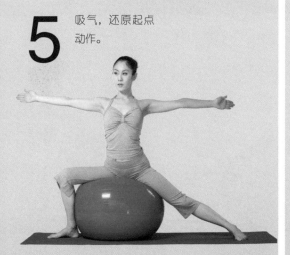

6 放松双臂，缓慢呼吸。换脚重复再做。左右重复2~3遍。

❀提示

瑜伽的初学者做这个动作时上面的肩膀总是会向下倾斜，这样会减少身体两侧肌肉的伸展性，有健身球就会使初学者轻而易举地做到这个姿势。

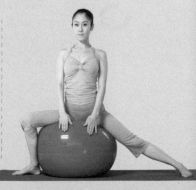

第七节　塑造全身形体的经典组合

○ 回控球式

功效： 增加手臂、腿、背部、臀部以及腹部的肌肉力量，全方位雕塑身体线条；提升身体肌肉的控制力和平衡力。

1 用双臂支撑坐在地上，双手放在臀部两侧，手指向前张开，球放在小腿下。

❀提示

手指张开，按在地板上可以减少手腕受力。

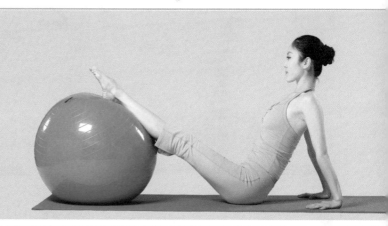

2 吸气，让大腿和手臂伸直，这样可以提升你的臀部，整个身体如同一个桌面。

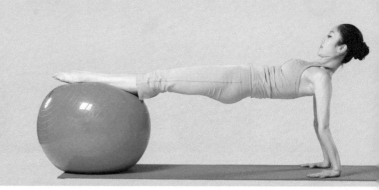

3 呼气，收腹可以将球拉向你，臀部缓慢下坠，让整个身体弯曲。吸气时恢复到开始的姿势，反复练习4次。

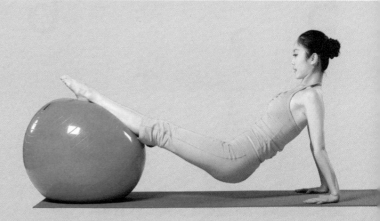

○ 跪姿单腿侧腰
　　伸展式

功效： 可训练侧腹肌和两侧腰肌，提高身体力量和柔韧性；强化腰部功能，增强肾功能和性能力；去除腰部和小腹多余脂肪，美化腰腹部曲线；更能按摩内脏器官，促进消化。

1 平稳呼吸，左膝跪地，右腿向侧边拉伸。右手扶球。

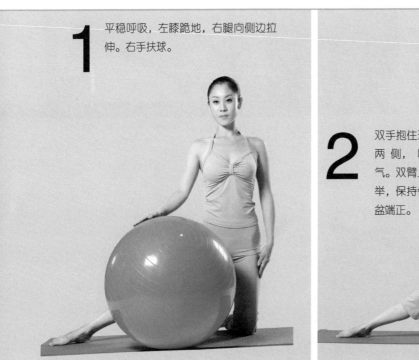

2 双手抱住球两侧，吸气。双臂上举，保持骨盆端正。

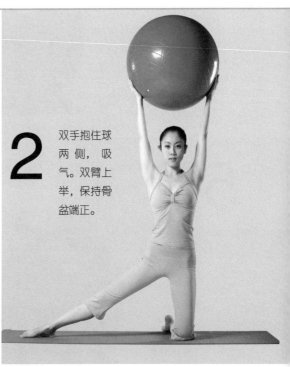

3 呼气，身体向右侧压，保持背部与臀部的平行。保持3次呼吸的时间。延伸腰部与大腿。

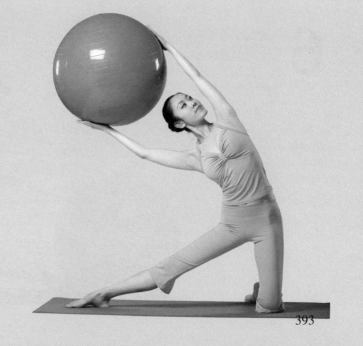

4

头部缓缓向下压，吸气，身体尽量向右边拉伸，双臂扶球向地面按压。左肘向外打开，胸椎向前扩张。保持该动作呼吸三次。

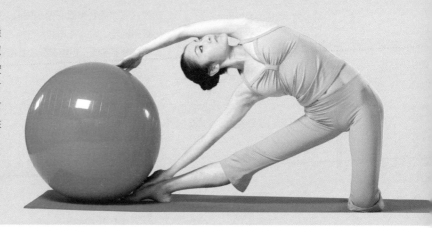

5

慢慢将右手抬起，放在球上，双手手尖并拢。伸展整个肩部。

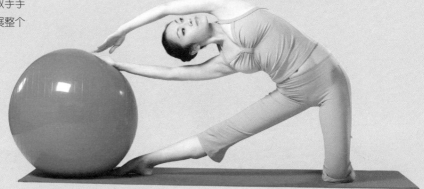

6

右手扶球，左手与身体呈一直线上抬。动作结束，换边练习。

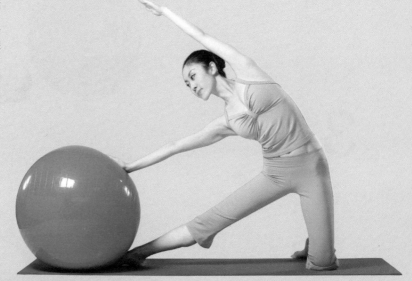

○ 跪姿单腿侧
腰推球式

功效： 该动作能强化腰部功能，增强性功能；去除腰部和小腹多余脂肪，美化腰腹部曲线；更能按摩内脏器官，促进消化。

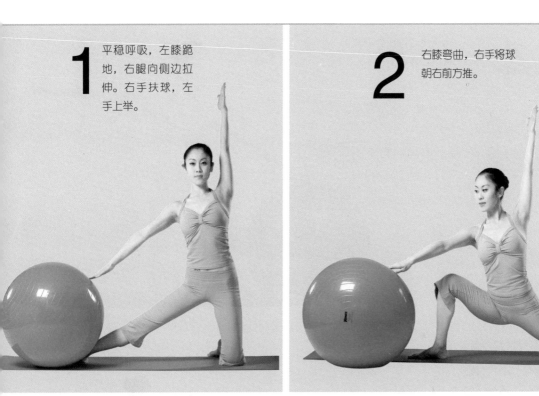

1 平稳呼吸，左膝跪地，右腿向侧边拉伸。右手扶球，左手上举。

2 右膝弯曲，右手将球朝右前方推。

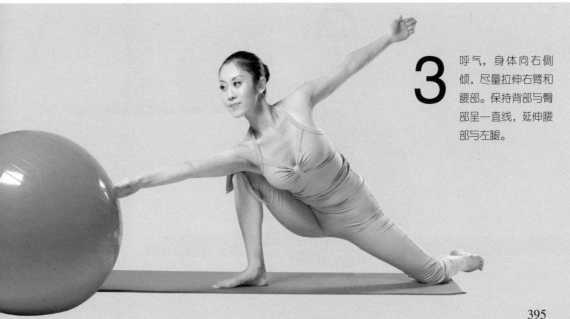

3 呼气，身体向右侧倾，尽量拉伸右臂和腰部。保持背部与臀部呈一直线，延伸腰部与左腿。

❉ **提示**

拉伸时一定要到位，并保持肩膀放松。

4 吸气，慢慢将球回移到身旁。
左臂打开，与肩平行。

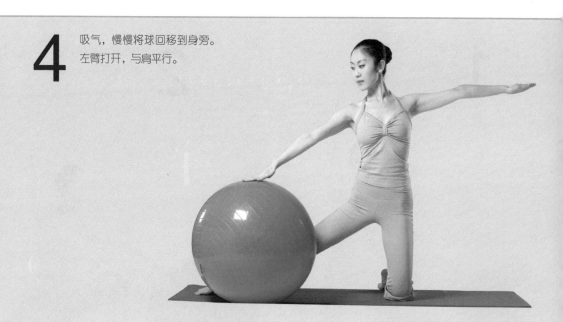

5 呼气，慢慢将臀
部坐于脚掌上，
将双手抬起，放
在球上，双手手
尖并拢。伸展整
个肩部。背部向
前挺。

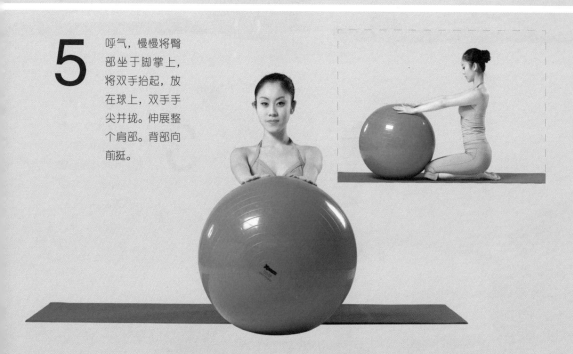

○ 天鹅式

功效：增强背部和颈部张力、伸展背阔肌和胸肌，释放腰腹部多余能量，有助于保持玲珑腰腹部曲线；舒缓背部、颈部肌肉疲劳感。

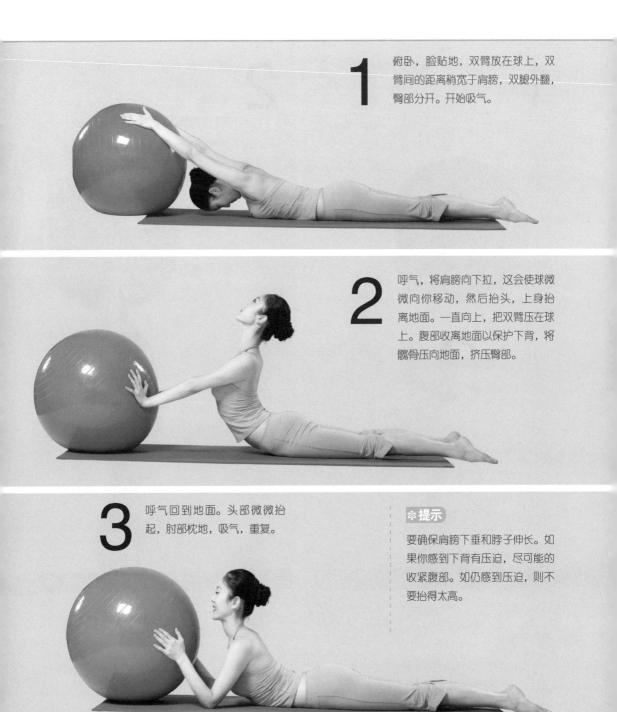

1 俯卧，脸贴地，双臂放在球上，双臂间的距离稍宽于肩膀，双腿外翻，臀部分开。开始吸气。

2 呼气，将肩膀向下拉，这会使球微微向你移动，然后抬头，上身抬离地面。一直向上，把双臂压在球上。腹部收离地面以保护下背，将髋骨压向地面，挤压臀部。

3 呼气回到地面。头部微微抬起，肘部枕地，吸气，重复。

❋提示

要确保肩膀下垂和脖子伸长。如果你感到下背有压迫，尽可能的收紧腹部。如仍感到压迫，则不要抬得太高。

跪姿转腰
细臂式

功效：通过身体的左右扭转来锻炼腰腹肌群，促进腰部脂肪代谢，让腰部线条更明显；锻炼大臂肌肉，消除手臂上肉肉的蝴蝶袖。

1 双腿坐于自己的脚掌上。双手抱住球的两侧。吸气，双臂上举。

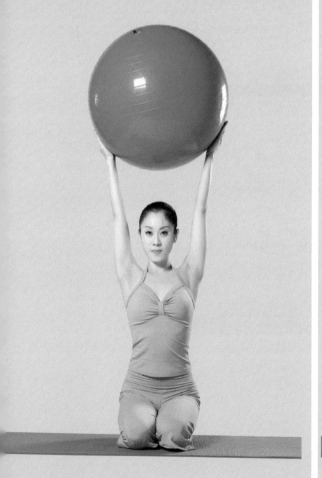

2 呼气，保持坐姿，腰部向右转，头部、手臂随之右转，保持背部和臀部挺直。维持呼吸数次。动作结束，换边练习。重复8次。

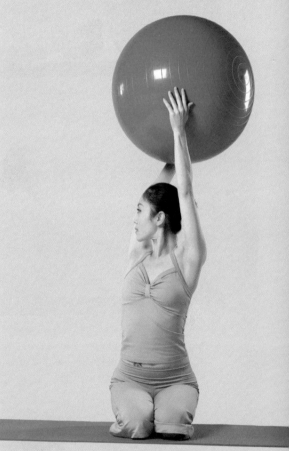

❀提示

上半身注意挺直，转腰时腹部要收紧，肩部要放松。可促进肠胃蠕动，改善肠胃不适。

○ 跪姿踢腿式

功效：增强臀部和腹部肌肉，有助于打造出紧致挺俏的性感臀形和平坦结实的迷人腹肌；学会平衡和控制。促进消化系统的血液循环，缓解坐骨神经痛。

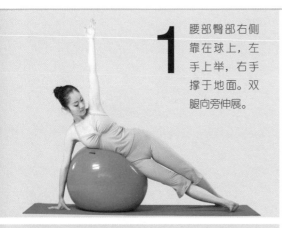

1 腰部臀部右侧靠在球上，左手上举，右手撑于地面。双腿向旁伸展。

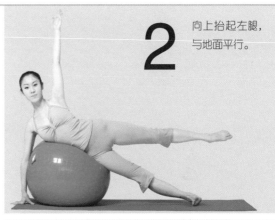

2 向上抬起左腿，与地面平行。

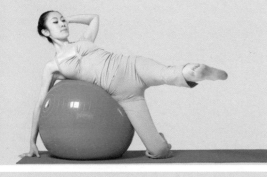

3 吸气，左手枕在后脑勺上。左腿向前踢腿，保持腿部不要弯曲。

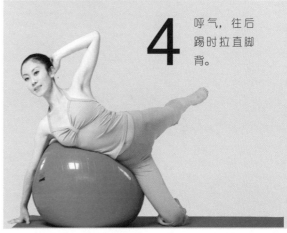

4 呼气，往后踢时拉直脚背。

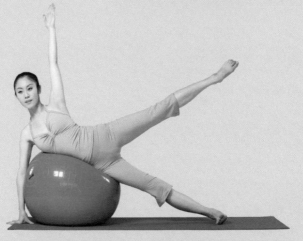

5 左手上举，左腿尽量向上抬高。动作结束。换边练习，重复4遍。

❀**提示**

保持身体稳定，不要踢得太往后，否则背部会拱起。